El libro de la nutrición práctica

Redbook

El libro de la nutrición práctica

Jaume Rosselló

ROBIN
BOOK

Diseño de cubierta: Regina Richling
Diseño de interior: Primo Tempo

ISBN: 978-84-9917-507-2
Depósito legal: B-25.626-2017

Impreso por Sagrafic, Plaza Urquinaona 14, 7º-3ª 08010 Barcelona

Impreso en España - *Printed in Spain*

Sumario

¿Conviene seguir algún tipo de dieta?

«La salud es la unidad que da valor a todos los ceros de la vida».
BERNARD LE BOUVIER

«La comida sana y la comida que da placer no se excluyen mutuamente».
DR. ANDREW WEIL

Vale la pena elegir bien lo que vayamos a comer, porque es uno de los factores antienvejecimiento más importantes que existen y está al alcance de todos. Y no tiene mucho sentido dar por válido un modelo único de dieta, porque existen importantes factores, como el clima, la edad, las condiciones físicas o la actividad, que condicionan el modelo de nutrición que elijamos. Por eso la mejor respuesta a cualquier cuestión sobre las dietas son estos pequeños grandes cambios que podremos ir introduciendo en nuestro estilo de vida. Y que lo que al final decidamos comer no se perciba como una dieta será también garantía de éxito.

¿Cuáles son las proporciones de grasa, carbohidratos y proteínas en una dieta ideal? ¿Hay que cambiar estas proporciones si se desea bajar o aumentar de peso? ¿Existen carbohidratos buenos y malos? ¿Qué carbohidratos deberían predominar en una dieta ideal?

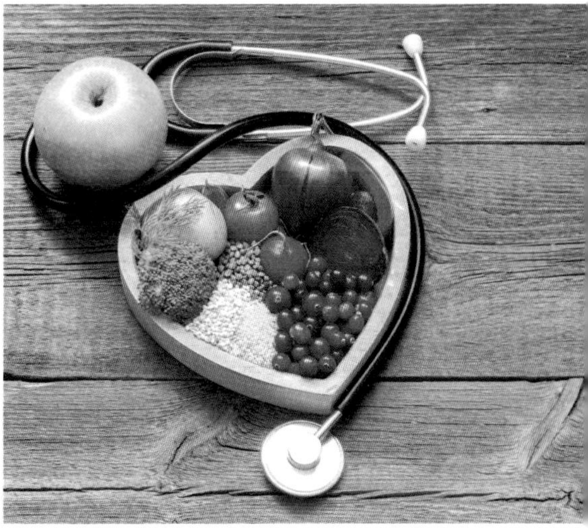

¿Hay grasas buenas y malas? ¿Cuáles son las proporciones de diferentes tipos de grasas en una dieta ideal? ¿Hay fuentes buenas y malas de proteínas? ¿Qué alimentos ricos en proteínas nos convienen, en una dieta ideal?

Pequeños cambios para un estilo de vida

Cualquier persona puede introducir algunos cambios en su forma de comer y de vivir. Pequeños cambios, pero muy eficaces, que redundarán en toda clase de beneficios para su salud, tanto si se trata de un problema de sobrepeso, o de la mayoría de trastornos más comunes, como para disfrutar, como decimos, de larga vida con bienestar.

Así que os presentamos abundante información sobre alimentación natural con la idea de que cada persona pueda personalizar su tipo de alimentación y, de esta forma, el resultado sea muy saludable.

La archiconocida frase hipocrática «Que el alimento sea tu medicina y que la medicina sea tu alimento» nos servirá aquí para recordar el poder curativo de infinidad de alimentos. Nos dirigimos sobre todo a personas sanas que quieran seguirlo estando durante muchos años, pero también, en caso de trastornos, encontraréis infinidad de consejos, trucos, recetas y pautas dietéticas de todo tipo, como en el caso de la diabetes, la celiaquía o el exceso de colesterol nocivo.

Los amantes de las excelencias de la cocina naturista de tipo vegetariano y vegano disfrutarán con las propuestas libres de alimentos de origen animal (sólo se incluye algo de miel, algún huevo o algún lácteo de vez en cuando). En otras palabras, descartamos las carnes y pescados, con lo que las personas que quieran comprobar que con esta forma de comer se sienten mejor, tienen buena oportunidad hacerlo. Recogemos también otras tendencias dietéticas útiles desde el punto de la salud, como la alimentación crudivegana, o las aportaciones de la macrobiótica y la nueva cocina energética. Recordemos, de nuevo con Hipócrates, que «lo que mantiene la salud, también cura la enfermedad».

Cocinar y disfrutar

Las multinacionales de las semillas transgénicas y sus defensores no piensan igual, pero lo cierto es que la buena agricultura no requiere demasiadas complicaciones ni «materia gris». Los alimentos de la agricultura ecológica a veces no son tan grandes ni lustrosos, pero sí son más sabrosos y sanos, libres de tóxicos plaguicidas y de la más que dudosa química de síntesis. Podemos decir lo mismo en el caso de la cocina: el don de cocinar se tiene más o menos, pero son mucho más importantes las ganas y la intención, ya que lo esencial de las técnicas culinarias se aprende pronto y es fácil de poner en práctica. Es el ritmo de vida cotidiano que nos imponemos —incluida cierta pereza y predilección por las multipantallas— lo que suele complicar las cosas.

Las dietas, el «seguir un régimen», no tiene porqué resultar penoso, como si fuera una especie de disciplina rigurosa a base de platos tristes. Bien al contrario, podemos llenar nuestra mesa de sabor, color y alegría con sólo cambiar el chip. Bastará con que en la cocina pongamos un poco más de imaginación, ahora que tenemos tanto donde elegir. Y ya que hemos de comer para vivir, al menos que sea un placer.

Salud y sabor

En los últimos años los grandes cocineros han sofisticado un poco más los platos que llegan a la mesa, lo cual es una expresión más, no siempre acertada, de esa relación comida/placer. Esa renovación de los sabores y presentación de los platos sirve también para la buena cocina dietética ya que, hasta donde sea posible, tiene como premisa el bienestar de los comensales en un sentido holístico, integral y contagiosamente apetecible. Es una propuesta culinaria en donde la propia elección de lo que comemos, lúcida y consciente, produce los mejores efectos placenteros y saludables en cada persona y en su organismo.

No todos los días os encontraréis con las mismas ganas de cocinar. Será el momento de recordar a Sivananda, el célebre maestro de yoga del Himalaya y su archi-

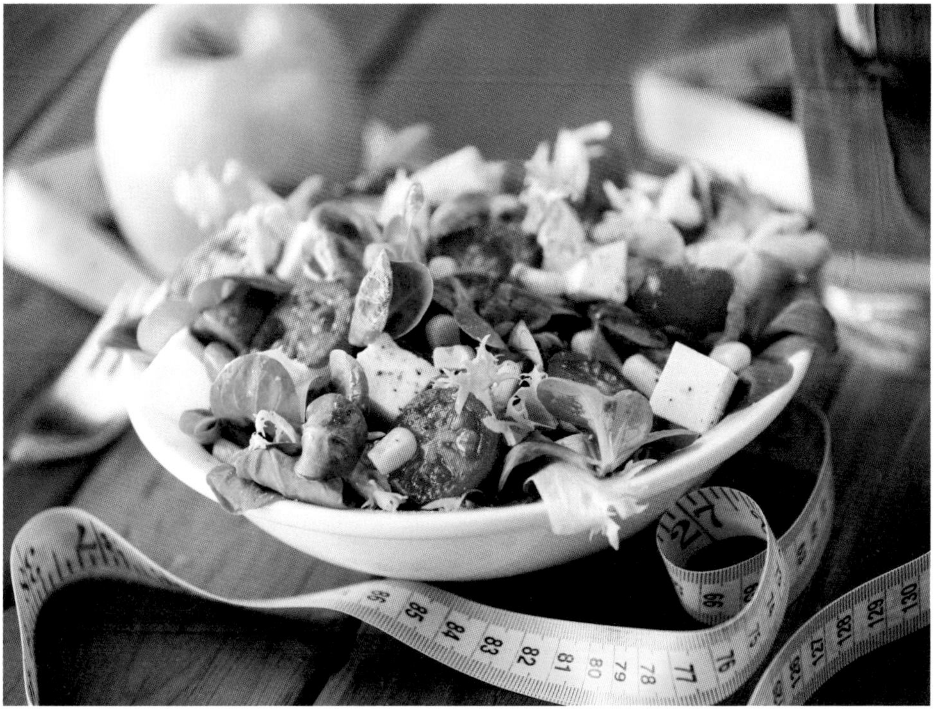

conocido consejo: «un gramo de práctica vale más que toneladas de teoría»; así que reservad para la alimentación un poco de tiempo al día, aplacemos por un momento las otras ocupaciones y dediquemos un poco de atención a lo que, junto al aire y el agua, pasa a formar parte de nosotros mismos; lo que ayudará al organismo a construir su vitalidad y a reponer una parte notable de energías. Se trata de establecer rutinas favorables, como la del frescor de los alimentos que pongamos a la mesa, aunque sea para un solo comensal. Muy pronto comprobaréis que las recompensas valen la pena y merecen el pequeño esfuerzo inicial de cambio que se nos pide.

La comida es determinante para la salud

Lo que comemos refleja y define nuestra identidad personal y cultural. Mejorar la forma de comer es una buena estrategia para controlar la enfermedad y recuperar la salud. Además, seguir una buena dieta no significa padecer sufrimientos y privaciones. Se trata de transformar algunos hábitos poco saludables y de adiestrar al paladar en la degustación de alimentos y sabores mucho más beneficiosos.

Y no se trata sólo de lo que comemos, sino de una forma de vivir que evita las enfermedades y que, en caso de que aparezcan, las tratará con métodos naturales y actuando sobre los síntomas, pero con más atención las causas. Por decirlo de una manera gráfica, siempre que es posible elegiremos plantas medicinales en vez de fármacos. Por eso este estilo de vida resulta poco interesante para ciertos intereses, como los de la industria sanitaria actual. Con todo, las propuestas realistas de acercamiento que se proponen desde la actual medicina integrativa permiten ser optimistas.

Los mejores terapeutas consideran que hay que hablar de una única medicina –la buena, la que cura–, expresada de diferentes maneras. Por eso los tratamientos naturistas no pretenden rivalizar con la medicina convencional. Si alguien se fractura un hueso, o necesita urgentemente una operación de apendicitis, un producto natural no va a resolver el problema. En este caso, el médico nos ayudará. Pero si lo que padecemos es un problema de sobrepeso, de falta de energía o de malestar general, quien lo ha de resolver ante todo es uno mismo. Y precisamente en la alimentación que cada persona decida seguir estará una de las claves más importantes para solucionarlo.

De la curación con ajo y limón a los gluconutrientes

Las propuestas e intuiciones de aquellas grandes personalidades del naturismo de los últimos dos siglos (de Louis Kuhne a Gustav Schlikeysen, de Are Waerland a

Juan Esteve Dulin) se han venido confirmando en los últimos años con la aparición de hallazgos muy útiles, como el de los alimentos ricos en antioxidantes para combatir los radicales libres, responsables del deterioro y envejecimiento celular del organismo. En conjunto, los saludables alimentos antioxidantes se corresponden asombrosamente con los defendidos desde siempre por los naturistas como favorables para la salud.

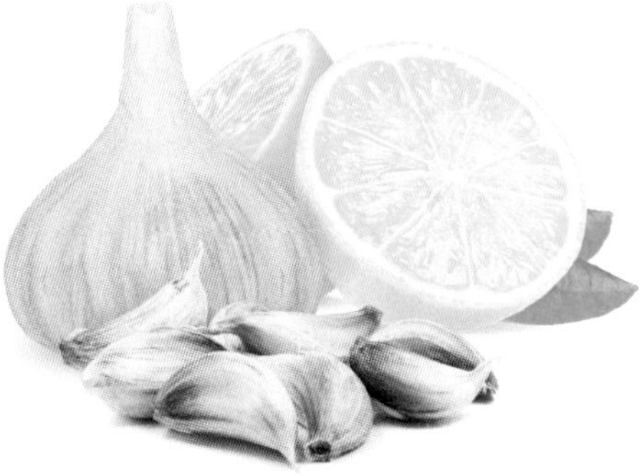

En otras palabras, lo esencial sigue siendo muy sencillo, pero gracias a los avances científicos podemos ser mucho más precisos. Hoy se sabe, por ejemplo, que el organismo necesita por lo menos ocho «gluconutrientes», unos carbohidratos que se empezaron a estudiar a finales del siglo pasado, y que son esenciales para llevar a cabo correctamente muchas de sus funciones. Antes de que se descubriera su importancia, los carbohidratos en general eran considerados simplemente como fuente de energía y nunca se había pensado que tuvieran algún papel importante en el funcionamiento del sistema inmunitario.

Aunque hoy no sea tan fácil disfrutar plenamente de un estilo de vida naturista como el que propusieron aquellos pioneros, todavía es mucho lo que podemos poner en práctica. Las nuevas tendencias y el desarrollismo que desnaturaliza el medio natural han ido aislando bastantes de aquellas alternativas saludables. Por eso, en un planeta con superpoblación, el decrecimiento y la sostenibilidad de la acción humana son plenamente actuales. Y por eso hoy la alimentación impulsa un cambio en nuestras vidas.

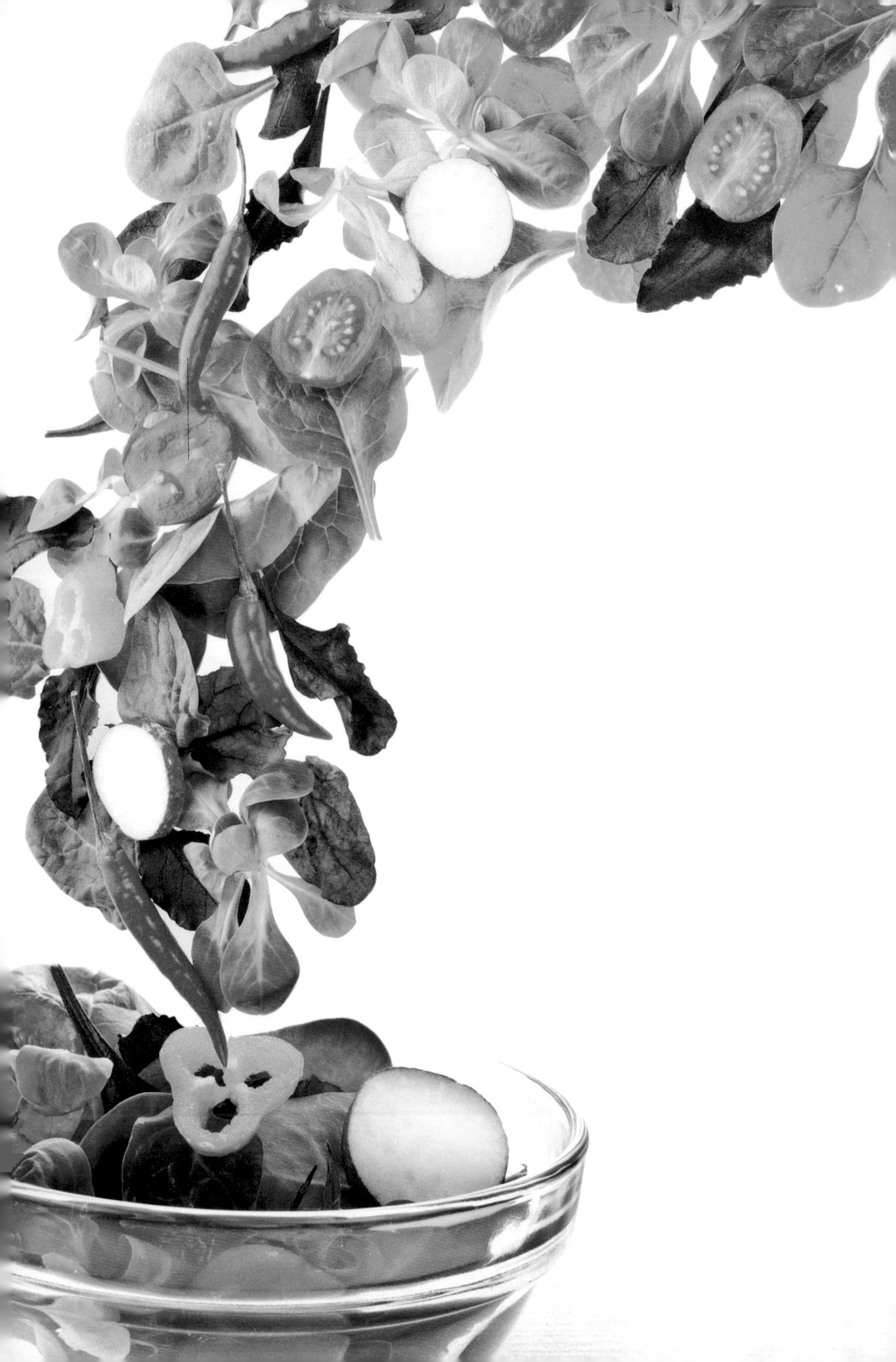

Fuentes de la alimentación sana

Macro y micro nutrientes

Vamos a fijarnos en los alimentos esenciales y su efecto sobre la salud, tanto en el lado preventivo como para la curación de un buen número de enfermedades y trastornos.

A menudo buscamos los beneficios de alimentos o remedios llegados de lejanas tierras, cuando en realidad es mucho más conveniente un estilo de vida más equilibrado y una dieta basada en alimentos frescos, naturales y ecológicos, recién preparada en nuestra cocina. Es entonces cuando alguno de esos alimentos, alguna planta medicinal, algún suplemento o adaptógeno, o algún superalimento más o menos exótico podrá cumplir sobradamente su función estimulante, a modo de revulsivo para que el organismo reaccione.

Una mirada a los macronutrientes

En las últimas décadas, en nuestra cultura occidental se dice que la grasa es mala, y han aparecido abundantes versiones sin grasa (o con poca grasa) de alimentos preparados. Los terapeutas, nutricionistas y dietistas aconsejan disminuir el consumo de grasa para reducir los riesgos de enfermedades cardiacas y de cáncer, para adelgazar y vivir más años.

Además de las carnes y pescados grasos, los alimentos ricos en grasa como la mantequilla y el queso, o los frutos secos, los aguacates y los postres suculentos están ahora en una especie de lista negra, debido a los malos efectos observados sobre la salud y la longevidad. Pero también el hecho de ser «prohibidos» aumenta su atractivo para muchas personas.

Y al mismo tiempo, cada vez más personas han caído bajo el hechizo de un mensaje muy diferente acerca de la dieta y la salud: que los carbohidratos, y no las grasas, son los causantes de todos los males, la causa de la obesidad, la hipertensión, la enfermedad cardiaca, la falta de energía y la depresión. Han adquirido mucha popularidad las dietas pobres en carbohidratos basadas en esta idea, y algunas animan a comer toda la carne, mantequilla, nata y queso que se desee, y los libros de sus promotores (la dieta del Dr. Atkins, el método Montignac, la dieta de Pierre Dukan) son grandes éxitos de ventas.

Dietas. De Atkins a Pritikin

La dieta Atkins fue creada por el cardiólogo neoyorkino doctor Robert Atkins hace algunas décadas y resurge de tanto en tanto, entre otros motivos por ser la versión más conocida en EE.UU. Su equivalente en Europa fue en cierto modo la dieta Montignac, invención de un ejecutivo francés, Michel Montignac, que trabajaba como director de personal en una empresa farmacéutica antes de convertirse en guru de la dieta. Cuando Montignac publicó sus ideas, el sistema médico francés denunció la dieta como «un pasaporte para el ataque al corazón». Atkins fue objeto del mismo desprecio por parte de los médicos estadounidenses, sobre todo de los que defienden dietas muy pobres en grasa.

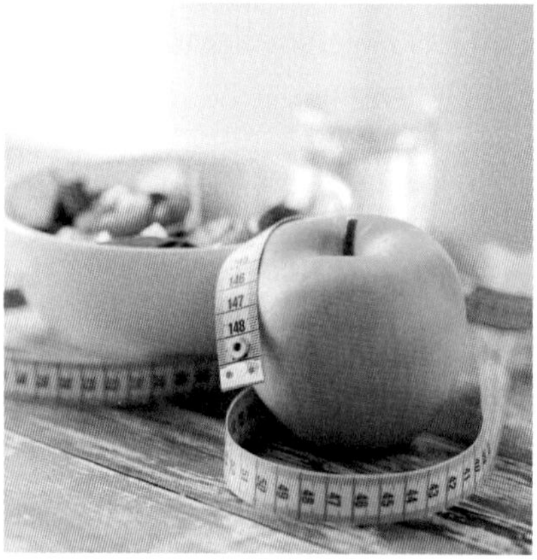

El Instituto Pritikin, creado por del difunto empresario Nathan Pritikin, recomienda dietas que contengan no más del 10% de grasa en el total de calorías a los pacientes de hipertensión, trastornos cardiacos, diabetes del adulto y otras enfermedades crónicas, y con muy buenos resultados. Las comidas Pritikin constan principalmente de cereales (entre otros, pan y pastas), verduras, frutas, y cantidades moderadas de pescado y pollo preparados con poca grasa. El instituto enseña que la grasa es la causa de todos los males y que las ideas de Atkins y Montignac son peligrosas.

En los últimos años, la dieta del Dr. Dukan propone una versión más o menos actualizada de las propuestas del Dr. Atkins.

Dean Ornish

El doctor Dean Omish es un cardiólogo californiano que ha conseguido dar marcha atrás a las enfermedades cardiacas con un programa de comida vegetariana muy pobre en grasa, reducción del estrés y apoyo de grupo. Considera que el doctor

Proporciones ideales de los 4 grupos de alimentos básicos

1) Carbohidratos simples (frutas y verduras frescas, zumos naturales)	**50%**
2) Carbohidratos complejos (pasta y arroz integrales, cereales en general, patatas)	**20-25%**
3) Proteínas vegetales (legumbres, tofu, tempeh, seitán, hamburguesas vegetales)	**15-20%**
4) Grasas naturales (aceites mono insaturados e insaturados, aguacates, semillas sin sal, frutos secos y cremas de frutos secos)	**10-15%**

Atkins es un irresponsable. «Afirmar que los bistecs y los huevos son alimentos para la salud es una forma fabulos de vender libros, pero no lo son», dice. Además, junto a los dietistas ortodoxos, afirma que la mayor parte de los kilos que se bajan con una dieta pobre en carbohidratos y rica en grasa es agua, debido al efecto diurético del metabolismo alterado. Uno de sus pacientes, el ex presidente Clinton, es hoy un vegetariano ilustre, pero eso no le libra de las críticas de los defensores de Atkins.

Dieta de La Zona y los ácidos grasos omega

Existen además muchas otras posturas dietéticas para considerar, como el fenómeno dietético llamado «La Zona». Según el bioquímico Barry Sears, en la dieta de la Zona se presta atención a los tipos de grasas (con los ácidos grasos omega como protagonistas; más sobre ellos en pág. 143) y a los tipos de carbohidratos. Sears insta a sus muchos seguidores a usar el alimento a modo de fármaco para influir en las hormonas que regulan el metabolismo. Afirma que hay grasas buenas y grasas malas, en claro contraste con la postura «la grasa es grasa» de la corriente médica principal. También procura distinguir entre carbohidratos buenos y malos, separándose de quienes lanzan acusaciones a todos los azúcares y féculas. Según Sears, puede considerarse un régimen Atkins modificado: se puede «entrar en la Zona» comiendo manzanas y judías pardas, pero si se comen zanahorias o pasta se sale de ella cayendo en el infierno y condenación metabólicos.

Muy personal

¿Cómo tiene que ser entonces? ¿Una vida sin mantequilla, queso, aceite ni carne, o una sin azúcar, pan, patatas ni pasta? ¿Una dieta «vegetal» que reduce al mínimo o evita el consumo de carne y productos de origen animal, o una dieta carnívora general que se concentre en las grasas y carbohidratos buenos? En el libro mostramos las respuestas más útiles y prácticas que se conocen, y que se pueden resumir en una: las ideas sobre alimentación no pueden generalizarse en única fórmula. Es algo que debe adaptarse a los rasgos y circunstancias de cada persona.

En todo caso encontraréis abundantes consejos y propuestas generalizables que todo el mundo podemos poner en práctica.

Carbohidratos, grasas, proteínas

Grasas, carbohidratos y proteínas son las tres categorías de macronutrientes que el organismo necesita. Estas tres grandes agrupaciones de alimentos satisfacen todas las necesidades calóricas o energéticas del cuerpo; y además, las proteínas suplen los elementos estructurales para el crecimiento y la reparación de los tejidos. Son los «macronutrientes».

Para funcionar normalmente, el cuerpo también necesita otras sustancias, pero en cantidades mucho menores: vitaminas y minerales, oligoelementos y diversos fitoquímicos, es decir, compuestos protectores presentes en las plantas que refuerzan las defensas contra los muchos riesgos de vivir. Llamamos micronutrientes («alimentos pequeños») a todos esos elementos de la dieta.

Los macronutrientes y su lugar en una dieta ideal

Veamos el papel de las grasas, los carbohidratos y las proteínas en la salud y la nutrición humanas para ver si hay respuestas a los tipos de desacuerdo en las dietas, y si es posible reconciliar las decisiones sobre los macronutrientes.

• **Bioquímica.** Muchos pacientes que preguntan al médico qué deben comer para reducir los riesgos de enfermedad o tratar dolencias existentes reciben la respuesta: «No tiene importancia; simplemente coma una dieta equilibrada». Pero la mayoría de los médicos no tienen formación en nutrición. Cuando se pone de relieve este hecho, en las universidades se nos dice que los alumnos reciben instrucción intensiva en bioquímica al inicio de la carrera.

Es cierto que la ciencia de la nutrición comienza con el conocimiento de una bioquímica básica, pero también lo es que saber bioquímica de ninguna manera equivale a comprender la nutrición, y mucho menos a saber cómo es una dieta óptima ni cómo aconsejar a los pacientes acerca de cambios dietéticos para mejorar la salud.

La bioquímica es una asignatura amedrentadora, el mayor obstáculo que han de saltar los estudiantes de medicina en su primer año, puesto que entraña aprenderse de memoria los complejos detalles de muchísimas reacciones químicas que se producen en organismos vivos. Tan pronto como pasan el examen, los alumnos olvidan enseguida esos detalles. Es divertido preguntar a los médicos cuántas veces se aprendieron el ciclo de Krebs, sólo para olvidarlo totalmente.

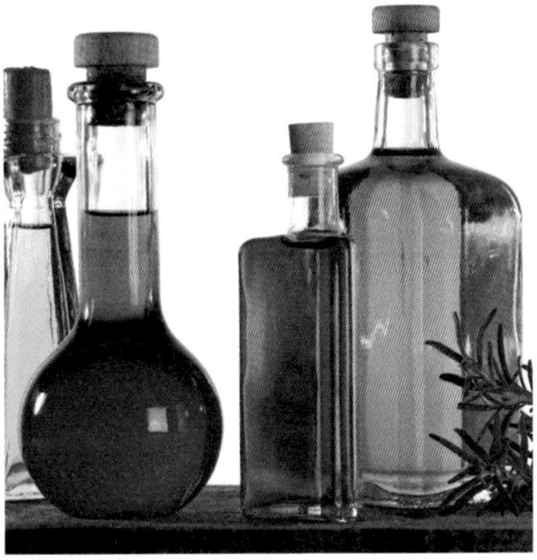

• **El ciclo de Krebs.** Se llama así por el bioquímico alemán y después catedrático de Oxford, sir Hans Adolf Krebs, y es el meollo de las reacciones metabólicas que generan la mayor parte de la energía derivada de los alimentos. Es raro el médico que después recuerde el orden correcto de las conversiones que comprende. Sin embargo, la enseñanza de bioquímica que produce este resultado es lo que suele pasar por instrucción en nutrición en las facultades de medicina.

La bioquímica ofrece una sólida base científica para comprender por qué son necesarios los ácidos grasos «esenciales», es decir, los que el cuerpo necesita pero no puede fabricar y por lo tanto los ha de obtener de la dieta. Pero si esa información queda enterrada bajo una maraña de detalles liosos e inaplicables, los alumnos la olvidan con la misma rapidez con que olvidan el ciclo de Krebs una vez aprobado el examen. Y difícilmente podrán aconsejar sobre dietas y nutrición a sus pacientes.

• **Grasas omega-3.** Los ácidos grasos esenciales omega-3 se encuentran en un limitado número de alimentos, sobre todo en algunos pescados y en las semillas y frutos secos. Los alumnos recordarán haber oído hablar de los omega-3 en bioquímica, y unos cuantos creían recordar su estructura química, pero difícilmente reconocerán su importancia en la nutrición ni sus beneficios para la salud.

El IG (índice glucémico)

Este Índice sirve para medir la velocidad con la que los carbohidratos de los alimentos que comemos afectan el nivel de glucosa en sangre. Cuanto mayor sea este índice para un alimento, más deprisa se transformará en glucosa. Este incremento brusco de glucosa pone al cuerpo en alerta y dispara la producción de insulina. La base de este índice la constituye la glucosa, a la que se ha dado el valor 100 (ver tabla IG pag. 19). A partir de esa base se compara el de otros alimentos. Cuanto menor sea el índice glucémico de un alimento, más lento será el aumento del nivel de glucosa que provoque. Esta lentitud es muy beneficiosa, por ejemplo, en el caso de las personas con diabetes, que han de evitar estas subidas bruscas de glucosa. Cuando comemos algún alimento con un índice glucémico alto, a no ser que las reservas de glucógeno sean bajas en ese momento, muy probablemente se convertirán en grasas por completo, así como la mayoría de los alimentos que se coman a la vez, o se hayan comido algunas horas antes.
Esta es la causa de que engorden tanto los alimentos con un alto contenido de grasa cuando se combinan con alimentos con un índice glucémico alto.

Dos ejemplos. Entre las combinaciones pésimas, a efectos de engordar, encontraremos las hamburguesas y las pizzas. En las hamburguesas (sobre todo si se comen acompañadas del típico refresco de cola), se está combinando la grasa y las proteínas de la carne con el pan (que, por ser –normalmente– muy refinado, posee un IG mayor aún que el pan normal) y, además, con el azúcar del refresco.
Y en las pizzas se combina la grasa y las proteínas de los ingredientes con los carbohidratos de absorción rápida de la base.
Por eso las personas que se alimentan a menudo con pizzas y hamburguesas son las que llegarán a unos niveles de obesidad que eran desconocidos hasta que productos de este tipo se popularizaran de forma generalizada.

Índice glucémico de algunos alimentos

Glucosa	100	Maíz dulce	55
Dátiles	99	Arroz integral	55
Baguette de pan convencional	95	Plátano	54
Zanahorias cocidas	85	Sirope (arce)	54
Miel	87	Boniatos	54
Copos de maíz	82	Zumo de naranja	52
Patatas cocidas	85	Zanahorias crudas	49
Copos de trigo	82	Avena	49
Pan blanco	78	Guisantes	48
Galletas	77	Judías cocidas	48
Pastel de arroz	77	Garbanzos	45
Patatas chips	75	Naranjas	44
Trigo inflado	74	Manzanas	38
Puré de patata	70	Peras	37
Cruasán	67	Leche desnatada	32
Pan integral	69	Garbanzos	33
Piña	66	Lentejas	30
Melón	65	Lentejas	29
Pasas	64	Leche entera	27
Remolacha	64	Cerezas	22
Muesli	56	Yogur desnatado	14
Espagueti	55	Soja	18

Deberíamos evitar o reducir los alimentos con un índice superior a 60 o, al menos, no comerlos combinados con alimentos grasos.

De hecho, estas grasas continúan líquidas a bajas temperaturas y dan la flexibilidad esencial a las membranas celulares (por ejemplo, si los peces de agua fría estuvieran protegidos por la grasa saturada de los animales terrestres estarían tiesos como la madera y no podrían nadar). También son los compuestos a partir de los cuales el cuerpo fabrica hormonas para impedir que la sangre se coagule anormalmente y que la inflamación se descontrole.

La necesidad de ácidos grasos omega-3, en cantidades diarias suficientes para la buena nutrición, debería ser una importante preocupación de los médicos que abogan por dietas muy pobres en grasa. Pero si se siguen evitando los alimentos grasos porque se cree que la grasa alimentaria es la principal causa de la obesidad y la enfermedad, esta insuficiencia va a empeorar. Una mayoría de médicos que en otro tiempo estudiaron acerca de los ácidos grasos esenciales para aprobar el examen, ahora no tienen ningún conocimiento práctico de ellos, y por lo tanto no ven este peligro de las dietas muy pobres en grasa, tan populares en los balnearios de salud, clínicas y centros de rehabilitación cardiaca.

Carbohidratos

El Índice Glucémico

Como decimos, la asignatura de bioquímica no suele incluir tampoco información sobre la verdadera importancia nutricional, o no pone el acento adecuado en ella. Durante años los dietistas han enseñado a distinguir entre carbohidratos simples (azúcares) y carbohidratos complejos (féculas o almidones), y a moderar el consumo de los primeros y aumentar el consumo de los otros.

Los médicos suelen transmitir esta información a los pacientes, pero sin darse cuenta de que se convierte en una distinción sin sentido y un mal consejo. Lo que cuenta es con qué rapidez un determinado alimento rico en carbohidratos se convierte en glucosa y eleva el nivel de azúcar en la sangre, característica que expresa numéricamente el índice glucémico (IG).

En general, los alimentos de elevado índice glucémico estresan al páncreas y en muchas personas favorecen el aumento de peso y la mala distribución de grasas en la sangre y los tejidos. Algunos carbohidratos complejos, las patatas, por ejemplo, tienen un índice glucémico elevado y por lo tanto aumentan el nivel de azúcar en la sangre con más rapidez que algunos simples, como el azúcar de mesa; estas diferencias influyen en los efectos a corto y largo plazo de estos alimentos en nuestra energía y salud.

Sin embargo, todavía hoy apenas se cita el índice glucémico en los libros universitarios de bioquímica, así que no es de extrañar el desconocimiento de este concepto por parte de muchos médicos, que ni siquiera saben usarlo para aconsejar a los pacientes sobre la alimentación en general y los carbohidratos en particular.

Fotosíntesis

¿Cómo usa el cuerpo los carbohidratos, las grasas y las proteínas, cómo obtiene energía de ellos y convierte unos en otros? Veámoslo de manera muy simple, con los mínimos detalles bioquímicos. Se trata de ver el papel de los macronutrientes en el mantenimiento de la vida y la salud.

Toda la energía nutricional, que medimos en calorías, se origina como la energía solar que han captado y almacenado las plantas verdes. Recordemos que se ven verdes porque reflejan la luz de la parte intermedia no usada del espectro visible de la luz. Pues bien, las plantas llevan a cabo esta proeza mediante la fotosíntesis, utilizando la energía de la luz de un extremo (rojo) al otro (azul) del espectro para unir anhídrido carbónico (o dióxido de carbono) de la atmósfera con agua de la tierra y formar moléculas de glucosa, liberando oxígeno al hacerlo.

La glucosa, también llamada dextrosa (en las plantas) y azúcar en la sangre (en los animales), es uno de los carbohidratos más simples, y el alimento más básico para las células, tanto vegetales como animales. Y es el combustible que prefieren usar muchas células para obtener energía.

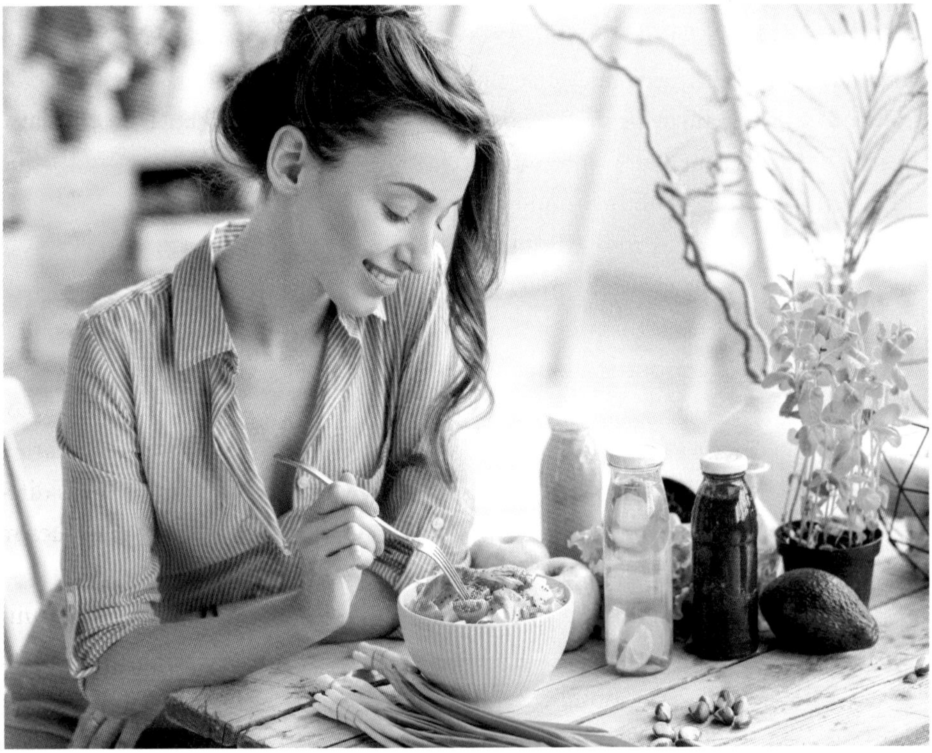

• **Cuando se pone el sol.** Al final del día, sin la luz solar, la fotosíntesis se detiene en las plantas, y la maquinaria celular se concentra en invertir esas reacciones. En el proceso inverso, llamado respiración, las células «queman o metabolizan la glucosa recién producida, combinándola con oxígeno para descomponer la molécula en anhídrido carbónico y agua y captar la energía que estaba almacenada en sus enlaces químicos». En un tubo de ensayo se puede quemar glucosa pura y cristalina y verla desprender calor y luz.

• **ATP.** La respiración celular es un proceso de muchos pasos de quema controlada; los últimos pasos son el famoso y olvidable ciclo de Krebbs que genera energía aprovechable en la forma de un compuesto simple llamado adenosintrifosfato (ATP). El adenosintrifosfato es la moneda metabólica de todas las células, que contiene la mayor parte de la energía en el enlace químico que une al grupo fosfato con el resto de la molécula.

• **Las plantas por la noche.** No hace mucho tiempo, en los hospitales las enfermeras iban, al anochecer, de habitación en habitación quitando las flores y plantas de las mesillas de los enfermos, porque se creía que las plantas vivas robaban oxígeno del aire nocturno. En realidad, igual que los animales, las plantas respiran en todo momento a nivel celular, siempre están usando oxígeno, día y noche, para satisfacer sus necesidades de energía.

La cantidad de oxígeno que quita al aire durante la noche un ramo de flores o una planta en maceta es insignificante comparada con la que usa la persona que duerme en la cama de al lado. Pero la cantidad de oxígeno liberada por una planta durante el proceso de fotosíntesis es importante, y la cantidad total de oxígeno liberada a la atmósfera por la biomasa verde del planeta hace posible la vida a los animales.

Así pues, existe una maravillosa interdependencia entre estos dos reinos biológicos: tanto las plantas como los animales asimilan oxígeno y liberan anhídrido carbónico todo el tiempo mientras queman la energía almacenada. Además, las plantas verdes expuestas a la luz aprovechan el anhídrido carbónico expulsado por los animales a modo de materia inicial para fabricar glucosa, liberando oxígeno durante este proceso. Y, por supuesto, los animales comen plantas (y animales hervíboros) para obtener la energía solar que no pueden captar directamente.

Glucosa para todo

Los tejidos activos de plantas y animales (brotes en crecimiento, hojas, el cerebro) necesitan grandes y constantes cantidades de glucosa, y poseen complejos controles hormonales para regular la distribución y destino del azúcar simple y su contenido de energía solar.

En la obesidad y en la diabetes, el metabolismo de la glucosa está alterado, aunque no está claro qué es causa ni qué es efecto. Si el nivel de glucosa en la sangre baja demasiado (como puede ocurrir si una persona diabética se inyecta demasiada insulina o come demasiado poco), rápidamente se produce cansancio y debilidad, seguidos por pérdida del conocimiento; estos síntomas desaparecen a los pocos segundos después de una inyección intravenosa de una solución glucosa.

El cerebro es igual de dependiente de una provisión constante y regular de glucosa; también necesita una parte desproporcionada de la energía metabólica total del cuerpo, y es, por lo tanto, el principal consumidor de la glucosa de la sangre.

Tipos de carbohidratos

Los carbohidratos son compuestos de carbono, hidrógeno y oxígeno dispuestos en estructuras anillares que se pueden enlazar entre sí por los extremos para formar moléculas más complejas.

- **Monosacáridos.** Los carbohidratos más simples son azúcares de un solo anillo: la glucosa, la fructosa (azúcar de la fruta) y la galactosa (un azúcar de la leche), llamadas colectivamente monosacáridos, es decir azúcares compuestos por un anillo.

- **Disacáridos.** El enlace de dos de estos anillos forma disacáridos, como la maltosa (glucosa más glucosa), producida por los cereales en brote y abundante en la cerveza. La caña de azúcar y la remolacha azucarera fabrican cantidades de otro disacárido muy conocido llamado sucrosa (glucosa más fructosa) o azúcar de mesa. La lactosa, el azúcar principal de la leche, también es un disacárido (glucosa más galactosa).

- **Polisacáridos.** En los años setenta se descubrieron unos carbohidratos conocidos como polisacáridos. Su relevante papel en el organismo es complejo de resumir, pero a efectos de este libro hay que decir que son conocidos también como gluconutrientes (o gliconutrientes, o polisacáridos esenciales). Hasta finales del siglo pasado no se empezaron a estudiar, y en 1996 ya se empezaron a considerar en serio las glucoproteínas.

Antes de que se descubriera su importancia, los carbohidratos en general eran considerados simplemente como una fuente de energía y nunca se había pensado que tuvieran un papel relevante en el organismo, por ejemplo, en el buen funcionamiento del sistema immunitario.

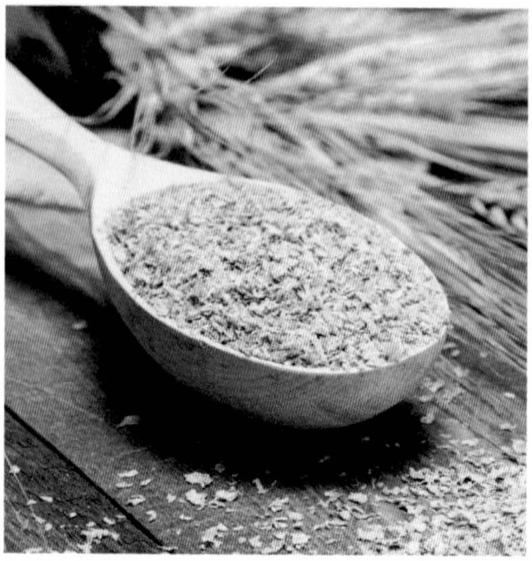

• **Glucoproteínas.** Estos polisacáridos esenciales o gluconutrientes se adhieren a moléculas de proteína en la superficie de las células y forman unas estructuras llamadas glucoproteínas, que son muchas de las proteínas de la membrana celular externa. Y participan en un gran número de funciones, tanto de funcionamiento del organismo como las relacionadas con las enfermedades. Todavía produce cierta fascinación el descubrimiento de los mensajes biológicos que el cuerpo transmite a través de las glucoproteínas, Aunque no se sepa exactamente cómo sucede, lo cierto es que los gluconutrientes adheridos a la membrana celular se consideran «mensajeros» entre células.

Son mensajes de apoyo entre sí, ante las necesidades básicas como la propia nutrición, reparación y protección, o para alertar al sistema inmunitario. Las células utilizan su propio lenguaje para comunicar qué tipo de células son, si están sanas o enfermas, para reconocer otras células y también para reconocer y protegerse de virus, bacterias y microbios.

Se trata de una información de vital importancia para el proceso de la vida misma. Estos carbohidratos se combinan de innumerables maneras para formar cada «palabra». Y si surgen errores en la creación de estas «palabras» pueden aparecer problemas de salud.

Por ejemplo, la manosa. Por su nombre es poco conocida, pero en cambio muchos conocen las excelencias de la planta aloe vera. Pues bien, la manosa es uno de los polisacáridos esenciales presentes en el aloe vera que los investigadores han identificado como importante para la salud, dado su papel activador del sistema inmunitario.

¿Cuántos gluconutrientes se conocen?

Hasta ahora se conocen diez gluconutrientes esenciales: glucosa, galactosa, manosa, xilosa, fucosa, arabinosa, N-acetilglucosamina, N-acetilgalactosamina y el N-Acetil-Neuramínico y ácido deoxinonulosónico.

Dos de los diez gliconutrientes necesarios para la comunicación celular se encuentran ampliamente en la naturaleza, la glucosa y la galactosa. Aunque el organismo puede obtener los restantes a partir de estos dos primeros, el proceso requiere de mucha energía, algunas vitaminas como catalizadores, además de entre nueve y treinta y cuatro operaciones enzimáticas.

La leche materna contiene cinco de los diez gluconutrientes esenciales, y el organismo del bebé posee la capacidad de producir los cinco restantes.

El estrés, las toxinas, la falta de enzimas en el organismo, la sobrecocción de alimentos, el uso excesivo de comida preparada, una nutrición desequilibrada en general y la agricultura convencional con químicos nocivos hacen muy difícil la obtención y conversión de estos nutrientes para garantizar los diez carbohidratos gluconutrientes.

Por otra parte, a las personas intolerantes a la lactosa les falta un enzima digestivo que se necesita para descomponer ese disacárido en sus componentes monosacáridos para el proceso metabólico. Si estas personas beben leche, sufren de malestares digestivos: eructos, ruido de tripas y flatulencia, consecuencias de la digestión bacteriana del azúcar de la leche en el intestino, con abundante producción de gas metano. Una incapacidad similar para descomponer azúcares más complejos ocurre en el caso de las legumbres, y explica también la flatulencia que suele venir después de comerlas.

Fibra

A estos azúcares indigestos suele llamárseles carbohidratos resistentes, porque se resisten a la digestión por nuestro organismo. Una clase de carbohidratos resistentes son, entre otros, las enormes moléculas que forman los componentes estructurales de las plantas; la celulosa, por ejemplo, da dureza y resistencia a las paredes celulares de los vegetales. Estas sustancias las llamamos genéricamente «fibras», y tienen importantes papeles como micronutrientes en la nutrición humana.

Los azúcares son osmóticamente activos, es decir, atraen moléculas de agua a través de membranas porosas como las que envuelven las células. Esta propiedad hace imposible a las plantas y animales almacenar energía en forma de azúcares.

Almacenar energía

Si se acumulara demasiada glucosa en una célula, ésta se hincharía y explotaría rápidamente. Por tanto, para almacenar energía, los organismos deben convertir la glucosa en otra cosa. Las plantas suelen convertir los azúcares en féculas (o almidones), que son moléculas mucho más grandes de carbohidratos, de estructura química diferente, que no atraen agua a través de las membranas celulares, y también son cómodas para almacenar energía para uso futuro.

Los lugares más comunes para almacenar fécula o almidón son las raíces (boniatos o batatas), los tallos subterráneos (patatas), los frutos (calabazas de invierno) y las semillas (legumbres y cereales). Hay dos féculas vegetales principales, la amilosa y la amilopectina. La amilosa está formada por la unión de largas cadenas de anillos de glucosa. En la amilopectina, las cadenas tienen muchas ramificaciones laterales.

Cuando se comen verduras, frutas y cereales feculentos, el cuerpo convierte esos carbohidratos complejos en glucosa para obtener el combustible metabólico, pero las diferentes características estructurales influyen en la velocidad de esa conversión; la amilopectina es mucho más fácil de digerir, porque sus ramificaciones ofrecen mayor superficie a las enzimas para trabajar en ellas.

La rapidez

Se trata de la rapidez con la que los alimentos influyen en nuestro azúcar en la sangre. Esta diferencia es importante, porque es un determinante principal del índice glucémico, que hemos visto. Es decir, la rapidez con que los diversos alimentos feculentos influyen en nuestro nivel de azúcar en la sangre, que a su vez influye en nuestra energía, en nuestra tendencia a engordar y en nuestra salud general.

Por ejemplo, el arroz. La amilopectina es la principal forma de fécula del arroz blanco aglutinado que los chinos y japoneses preparan al vapor y es el tipo de carbohidrato que comen en la mayoría de las comidas. El aromático arroz blanco basmati preparado al vapor tiene un aspecto y un sabor diferentes, los granos quedan sueltos y más secos, porque su fécula o almidón es principalmente amilosa.

Es lógico evitar el arroz blanco porque es un carbohidrato refinado que hace estragos en el nivel de azúcar en la sangre, pero a menudo incluso los expertos ignoran esta diferencia. Aun en el caso de ser «sensible a los carbohidratos» se puede disfrutar de un poco de arroz blanco si se elige una variedad con índice glucémico más bajo, como el arroz basmati (tanto blanco como integral) y se come, en pequeña cantidad, junto con abundantes verduras. (podemos prepararlas muy sabrosas salteadas en un wok).

Los animales pueden convertir la glucosa en su propia forma de almidón o fécula, llamada glucógeno, y almacenarla en el hígado y en los músculos a modo de reserva de energía a corto plazo. Igual que la amilopectina, el glucógeno tiene muchas ramificaciones, lo que favorece su rápida conversión en glucosa.

Si se dejan de comer carbohidratos, el hígado tiene suficiente glucógeno para mantener glucosa en la sangre durante unas cuarenta y ocho horas si se es sedentario, y menos tiempo si se es activo. Si se hace ejercicio vigoroso la reserva de glucógeno se agotará rápidamente.

Cuando se agota, el cuerpo tiene que encontrar otra fuente de glucosa como combustible metabólico. Los atletas de resistencia, como los corredores de maratón, conocen muy bien este punto de agotamiento y representa el intervalo entre el agotamiento total del glucógeno y el cambio metabólico a otra modalidad para quemar proteína y grasa; los atletas lo definen como un enorme bajón de energía disponible, y para ganar tiempo antes de que ocurra, suelen «recargarse de carbohidratos» antes de los eventos deportivos, comiendo por ejemplo grandes cantidades de pasta para almacenar el máximo de glucógeno.

Las grasas

Las plantas y los animales son capaces de condensar aún más la energía convirtiendo la glucosa en grasa para almacenar en reservas para largo plazo. Las grasas son mezclas de ácidos grasos, cadenas de átomos de carbono, la mayoría de ellos enlazados con átomos de hidrógeno, y con un grupo distintivo que contiene oxígeno en un extremo de la cadena, el extremo de acidez débil. Los enlaces carbono-carbono de los ácidos grasos son más energéticos que los de los carbohidratos; en consecuencia, las grasas casi doblan en contenido calórico a los carbohidratos, gramo a gramo.

• **Aceites.** Los aceites son grasas líquidas. La palabra lípidos incluye todas estas sustancias: grasas, aceites, sus componentes ácidos grasos, y los compuestos más complejos que se forman a partir de ellos.

Las plantas suelen almacenar los aceites en las semillas (nueces, semillas de sésamo, maíz), sólo rara vez en los frutos (aceitunas, aguacates), y casi nunca en cantidad en otra parte. Su finalidad en las semillas es proporcionar energía concentrada para el desarrollo del embrión de la generación siguiente.

Almacenamos grasa bajo la piel en la cintura y en todos los lugares conocidos a modo de reserva de energía para el caso de tiempos difíciles, como también para aislar el cuerpo y proteger los órganos vitales. También fabricamos fácilmente grasa a partir de la glucosa, de modo que cualquier alimento que se puede descomponer en glucosa también se puede convertir en grasa.

• **Qué ocurre cuando se reciben calorías de más.** Si el aporte de calorías excede al gasto, el cuerpo almacena el exceso de grasa. A la inversa, siempre que el gasto calórico excede al consumo y se agota el glucógeno en el hígado y los músculos, se movilizan las reservas de grasa para el metabolismo.

La grasa almacenada no se puede convertir en energía con tanta rapidez ni facilidad como el glucógeno. Para obtener energía de la grasa, el cuerpo descompone las moléculas de ácidos grasos en fragmentos de dos carbonos («fragmentos acetato») que las células pueden quemar en sus hornos metabólicos, combinándolos con oxígeno, y produciendo anhídrido carbónico y agua como sustancias de desecho.

No todas las células, pero sí la mayoría, pueden realizar este proceso, llamado oxidación de ácidos grasos. Los músculos son particularmente buenos para hacerlo, de modo que cuando se agota el glucógeno en las células musculares, éstas comienzan a obtener energía de los ácidos grasos. Durante un ayuno prolongado, la mayoría de tejidos usan ácidos grasos como combustible.

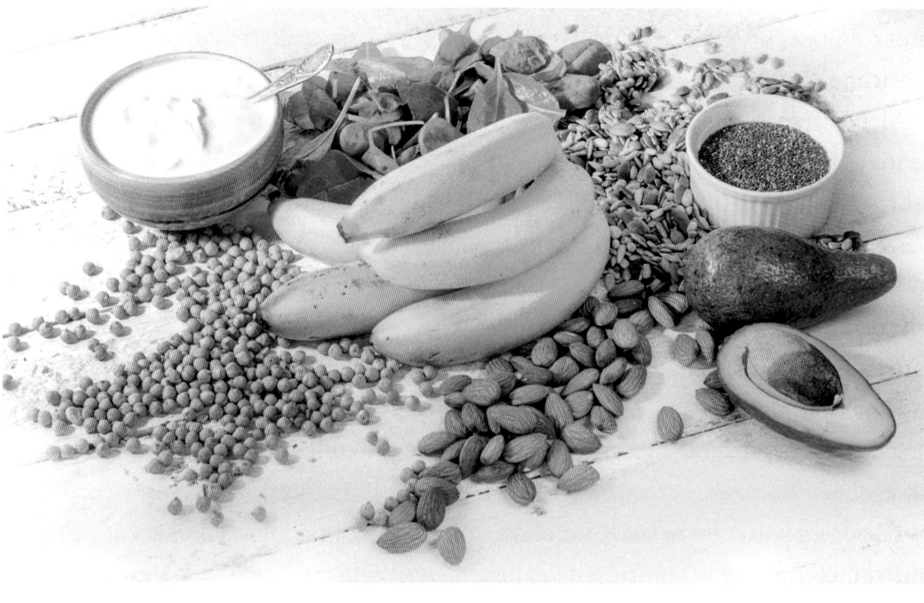

• **En el cerebro.** Pero las células cerebrales, por ejemplo, no pueden satisfacer sus necesidades de energía de los ácidos grasos. Sí que pueden en cambio quemar parte de los productos intermedios de la descomposición de los ácidos grasos que el hígado vierte en el torrente sanguíneo cuando quema grasas. Estas moléculas, llamadas cuerpos cetónicos, adquieren importancia durante la inanición; se acumulan en un nivel suficiente en la sangre para que el cerebro las tome y las utilice como fuente de energía alternativa, situación llamada cetosis.

Las muy especializadas células del cerebro prefieren funcionar, como hemos dicho, con glucosa, el combustible más simple. Pero una realidad importante de la nutrición humana es que, aunque el cuerpo puede convertir fácilmente la glucosa en grasa, no puede volver a convertir la grasa en glucosa. Esta limitación bioquímica básica tiene profundas consecuencias, tanto en las personas que sufren de inanición como en las que siguen dietas que restringen o eliminan el consumo de carbohidratos.

• **Cetosis.** Las personas que experimentan cetosis, en donde el cerebro queda sin fuente de glucosa y se ve obligado a quemar cuerpos cetónicos, suelen decir que experimentan sensación de bienestar y ausencia de hambre.

El doctor Atkins y sus imitadores sugieren que con sus dietas pobres en carbohidratos se logra esa misma situación, que las personas que las siguen entran en estado de cetosis y experimentan menos hambre y mayor energía mental y física en consecuencia. Pero no está nada claro que esto sea así, porque las populares dietas pobres en carbohidratos son muy ricas en proteínas y además el cuerpo sí que puede fabricar glucosa a partir de proteína cuando está privado de sus fuentes naturales.

El popular médico norteamericano Dr. Andrew Weil (tendencia flexitariana), junto a otros terapeutas, consideran que con una dieta tipo Atkins, o Dukan, el cerebro sigue obteniendo su combustible habitual, pero a la larga puede tener efectos perniciosos para la salud.

• **Saturados.** Los ácidos grasos se presentan en tres variedades. En los ácidos grasos saturados, todos los enlaces de carbono que los componen están ocupados, o saturados, por átomos de hidrógeno; que son las moléculas grasas que el cuerpo prefiere descomponer en fragmentos acetatos y quemar para obtener energía, de modo que no es sorprendente que la grasa animal almacenada esté compuesta principalmente por ácidos grasos saturados (tienen una estrecha relación con el colesterol nocivo), que son el importantísimo vínculo entre la dieta y la enfermedad cardiaca).

• **Monoinsaturados.** Los ácidos grasos monoinsaturados tienen una unión en la cadena en que dos átomos de carbono comparten dos enlaces entre ellos en lugar de uno. Este doble enlace es un punto de tensión en la cadena del ácido graso, que afecta a su forma y a su naturaleza química. Los ácidos grasos monoinsaturados están presentes en los aceites de muchos frutos secos y semillas, y también dominan en el perfil graso del aceite de oliva y de los aguacates. Nuestra grasa corporal también contiene ácidos grasos monoinsaturados, y el cuerpo puede quemarlos para obtener energía.

• **Poliinsaturados.** Los ácidos grasos poliinsaturados poseen dos o más enlaces dobles, y predominan en los aceites obtenidos de semillas de cártamo, girasol, sésamo, maíz y soja. El cuerpo también puede convertir algunos en saturados para obtener energía, pero tienen una utilidad especial importante.

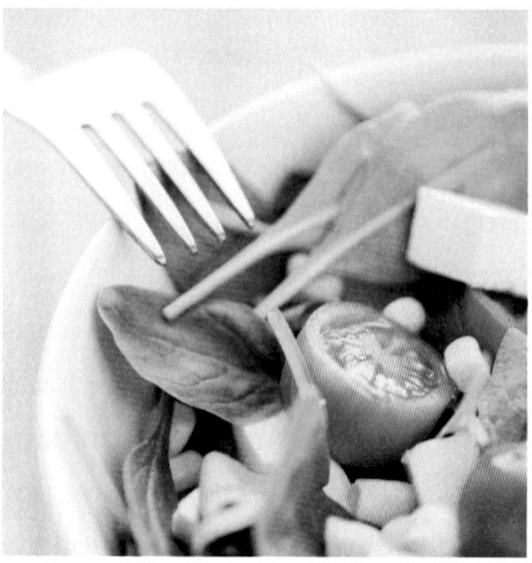

El cuerpo incorpora los ácidos grasos poliinsaturados a las membranas celulares y a los orgánulos intracelulares («órganos pequeños», como las mitocondrias y los ribosomas, que están dentro de las células), aprovechando su flexibilidad y su virtud de repeler el agua para sostener y proteger el contenido acuoso de esas estructuras. El cuerpo también sintetiza hormonas importantes a partir de ácidos grasos poliinsaturados, entre ellas las hormonas esteroideas y las prostaglandinas.

Todas las grasas son mezclas de ácidos grasos, y es posible concretar el porcentaje de cada una de las tres variedades. Por ejemplo, el aceite de oliva contiene un 14% de ácidos grasos saturados, un 77% de monoinsaturados, y un 9% de poliinsaturados, y por lo tanto se clasifica como aceite monoinsaturado. En la grasa de carne vacuna, el porcentaje es del 51% de ácidos grasos saturados, 44% de monoinsaturados y 5% de poliinsaturados, lo cual la hace predominantemente grasa saturada.

Las grasas saturadas tienden a ser sólidas a temperatura ambiente. Los aceites vegetales poliinsaturados continúan líquidos a temperaturas bajas, y los monoinsaturados están en un punto medio.

Proteínas

Para producir el tercer tipo de macronutrientes, las proteínas, las plantas combinan azúcares simples, con nitrógeno del aire o de la tierra, formando aminoácidos, que son las unidades estructurales de estos compuestos. Las proteínas son mucho más grandes y más complejas que los carbohidratos y las grasas, tienen formas tridimensionales intrincadas y distintivas, y cada organismo tiene proteínas únicas que establecen su identidad biológica, además de otras que son comunes a muchas formas de vida.

Para decidir si las sustancias con que se encuentra pertenecen o no al cuerpo, el sistema inmunitario presta atención principalmente a la química proteínica; son las proteínas únicas de un organismo las que determinan lo que es propio o «yo» y lo que es extraño o «no yo». Las proteínas constituyen la mayor parte del peso corporal que no es agua.

Aminoácidos esenciales

Los aminoácidos son las unidades químicas o "bloques de construcción" del cuerpo que forman las proteínas. Las sustancias proteicas construidas gracias a estos aminoácidos forman los músculos, tendones, órganos, glándulas, las uñas y el pelo.

Dicho de otro modo, los animales descomponen las proteínas que consumen en sus aminoácidos constitutivos y luego reorganizan esas unidades estructurales convirtiéndolas en las moléculas de proteínas que necesitan para el crecimiento y la reparación. Y pueden también sintetizar muchos aminoácidos, pero no todos. En los seres humanos, diez aminoácidos son «esenciales», es decir, el organismo no los puede sintetizar y deben obtenerse en la dieta para que el cuerpo fabrique las proteínas que necesita. Sin ellos, se produce rápidamente una insuficiencia proteínica y desnutrición, porque el cuerpo no puede almacenar nitrógeno ni aminoácidos del mismo modo como almacena carbohidratos y grasa.

Podemos imaginar los aminoácidos (hay veinte que componen todas las proteínas animales) como las letras que forman una gran variedad y número de diferentes «palabras» proteicas. Los aminoácidos esenciales son:

• **Histidina.** Este aminoácido se encuentra abundantemente en la hemoglobina y se utiliza en el tratamiento de la artritis reumatoide, alergias, úlceras y anemia. Es esencial para el crecimiento y la reparación de los tejidos. La histidina también es importante para el mantenimiento de las vainas de mielina que protegen las células nerviosas, es necesaria para la producción tanto de glóbulos rojos y blancos en la sangre, protege al organismo de los daños por radiación, reduce la presión arterial, ayuda en la eliminación de metales pesados del cuerpo y ayuda a mejorar la líbido.

• **Isoleucina.** La isoleucina es necesaria para la formación de hemoglobina, estabiliza y regula el azúcar en la sangre y los niveles de energía. Este aminoácido es valioso para los deportistas porque ayuda a la curación y la reparación del tejido muscular, piel y huesos.

• **Leucina.** La leucina interactúa con los aminoácidos isoleucina y valina para promover la cicatrización del tejido muscular, la piel y los huesos y se recomienda para quienes se recuperan de la cirugía. También reduce los niveles de azúcar en la sangre y ayuda a aumentar la producción de la hormona del crecimiento.

• **Lisina.** Garantiza la absorción adecuada de calcio y mantiene el equilibrio de nitrógeno en los adultos. Entre otras acciones, la lisina ayuda a formar colágeno que constituye el cartílago y tejido conectivo y también a la producción de anticuerpos para luchar contra los brotes de herpes labial.

• **Metionina.** Es un antioxidante de gran alcance y una buena fuente de azufre, lo que evita trastornos del cabello, piel y uñas, ayuda a la descomposición de las grasas, ayudando así a prevenir la acumulación de grasa en el hígado y las arterias, que pueden obstruir el flujo sanguíneo a el cerebro, el corazón y los riñones. Ayuda a desintoxicar agentes nocivos como el plomo y otros metales pesados, a disminuir la debilidad muscular, a evitar el cabello quebradizo y protege contra los efectos de las radiaciones. Es útil a las personas que sufren de esquizofrenia (ayuda a reducir el exceso de histamina) y promueve la excreción de estrógenos, por lo que resulta beneficiosa para las mujeres que toman anticonceptivos orales.

• **Fenilalanina.** El cerebro la utiliza para producir noradrenalina, una sustancia que transmite señales entre las células nerviosas cerebrales, promueve el estado de alerta y la vitalidad. La fenilalanina eleva el estado de ánimo, disminuye el dolor, ayuda a la memoria y el aprendizaje, y se utiliza para tratar la artritis, depresión, calambres menstruales, las jaquecas, la obesidad, la enfermedad de Parkinson y la esquizofrenia.

• **Treonina.** Ayuda a mantener la cantidad adecuada de proteínas en el organismo; es también importante para la formación de colágeno, elastina y esmalte de los dientes y, en combinación con el ácido aspártico y la metionina, ayuda al hígado en sus funciones.

• **Triptófano.** Es un relajante natural, ayuda a aliviar el insomnio induciendo el sueño normal, reduce la ansiedad y la depresión y estabiliza el estado de ánimo. También ayuda al sistema inmunológico y en el tratamiento de la migraña. En caso de control de peso reduce el apetito, y finalmente aumenta la liberación de hormonas de crecimiento y ayuda a controlar la hiperactividad en los niños.

• **Valina.** Es necesaria para el metabolismo muscular y para la coordinación, la reparación de tejidos y el mantenimiento del equilibrio de nitrógeno en el organismo. Este aminoácido es útil en el tratamiento de enfermedades del hígado y la vesícula biliar, promueve el vigor mental y la tranquilidad emocional.

• **Alanina.** Desempeña un papel importante en la transferencia de nitrógeno de los tejidos periféricos hacia el hígado, ayuda en el metabolismo de la glucosa, un carbohidrato simple que el cuerpo utiliza como energía, protege contra la acumulación de sustancias tóxicas que se liberan en las células musculares cuando la proteína muscular descompone rápidamente para satisfacer las necesidades de energía, como lo que sucede con el ejercicio aeróbico, fortalece el sistema inmunológico mediante la producción de anticuerpos.

Aminoácidos no esenciales

Son los que pueden ser sintetizados en el organismo a partir de otras sustancias.

• **Arginina.** Se califica la arginina de "viagra natural" por su acción beneficiosa para la producción de esperma y el aumento del flujo sanguíneo hacia el miembro viril. Refuerza el sistema inmunológico, aumenta el tamaño y la actividad de la glándula timo y las células T. Ayuda a la desintoxicación del hígado neutralizando el amoniaco, reduce los efectos de toxicidad crónica del alcohol, ayuda en caso de pérdida de peso, ya que facilita un aumento de masa muscular y una reducción de grasa corporal. Ayuda a la liberación de hormonas de crecimiento y es un componente importante del colágeno, beneficioso para la artritis y trastornos del tejido conectivo. Ayuda también a estimular el páncreas para que libere insulina.

• **Ácido aspártico.** El ácido aspártico aumenta la resistencia y es bueno para la fatiga crónica y la depresión, rejuvenece la actividad celular, la formación de células y el metabolismo —da una apariencia más joven—, protege el hígado, ayudando a la expulsión de amoniaco y se combina con otros aminoácidos para formar moléculas que absorben y eliminan las toxinas de la circulación sanguínea. Este aminoácido también ayuda a facilitar la circulación de ciertos minerales a través de la mucosa intestinal, en la sangre y las células y ayuda a la función del ARN y ADN, que son portadores de información genética.

• **Cisteína.** Este aminoácido funciona como un antioxidante de gran alcance en la desintoxicación. Protege el cuerpo contra el daño por radiación, protege el hígado y el cerebro de los daños causados por el alcohol, las drogas y los compuestos tóxicos del humo de los cigarrillos. Se ha utilizado para tratar la artritis reumatoide y el endurecimiento de las arterias. También ayuda a la recuperación de quemaduras graves y cirugía, promueve la quema de grasa y la formación de músculos y retrasa el proceso de envejecimiento. La piel y el cabello están compuestos por entre el 10% y el 14% de cisteína.

• **Ácido glutámico.** El ácido glutámico actúa como un neurotransmisor activador del sistema nervioso central, el cerebro y la médula espinal. Es un aminoácido importante en el metabolismo de azúcares y grasas, ayuda en el transporte de potasio en el líquido cefalorraquídeo, actúa como combustible para el cerebro, ayuda a corregir los trastornos de personalidad, y es utilizado en el tratamiento de la epilepsia, retraso mental, distrofia muscular y úlceras.

• **Glutamina.** Es el aminoácido más abundante en los músculos. La glutamina ayuda a construir y mantener el tejido muscular, ayuda a prevenir el desgaste muscular que puede acompañar a un reposo prolongado en cama o enfermedades como el cáncer y el SIDA. Es un «combustible de cerebros» que aumenta la función cerebral y la actividad mental, ayuda a mantener el equilibrio del ácido alcalino en el cuerpo, promueve un sistema digestivo saludable, reduce el tiempo de curación de las úlceras y alivia la fatiga, la depresión y la impotencia, disminuye los antojos de azúcar y el deseo de alcohol y ha sido usado recientemente en el tratamiento de la esquizofrenia y la demencia.

• **Glicina.** La glicina retarda la degeneración muscular, mejora el almacenamiento de glucógeno, liberando así a la glucosa para las necesidades de energía, promueve una próstata sana, el sistema nervioso central y el sistema inmunológico. Es un aminoácido útil para reparar tejidos dañados, ayudando a su curación.

• **Ornitina.** Este aminoácido ayuda a pedir la liberación de hormonas de crecimiento, lo que ayuda a metabolizar la grasa corporal (el efecto aumenta si se combina con arginina y carnitina). También es necesario para un sistema inmunológico saludable, desintoxica el amoniaco, ayuda a la regeneración del hígado y estimula la secreción de insulina. La ornitina también ayuda a que la insulina funcione como una hormona anabólica en la construcción muscular.

• **Prolina.** Mejora la textura de la piel, ayuda a la producción de colágeno y a reducir su pérdida a lo largo del proceso de envejecimiento. Además, la prolina ayuda en la cicatrización del cartílago y el fortalecimiento de las articulaciones, los tendones y los músculos del corazón. Trabaja con la vitamina C para ayudar a mantener sanos los tejidos conectivos.

• **Serina.** Este aminoácido es necesario para el correcto metabolismo de las grasas y ácidos grasos, el crecimiento del músculo, y el mantenimiento de un sistema inmunológico saludable. La serina forma parte de las vainas de mielina protectora que cubre las fibras nerviosas, es importante para el funcionamiento del ARN y ADN y la formación de células y ayuda a la producción de inmunoglobulinas y anticuerpos.

• **Taurina.** La taurina fortalece el músculo cardíaco, mejora la visión, y ayuda a prevenir la degeneración macular, es el componente clave de la bilis, necesaria para la digestión de las grasas. Es útil para las personas con aterosclerosis, trastornos del corazón, hipertensión o hipoglucemia. Es un aminoácido vital para la utilización adecuada de sodio, potasio, calcio y magnesio, ayuda a prevenir el desarrollo de arritmias cardiacas potencialmente peligrosas. La taurina se ha utilizado para tratar la ansiedad, epilepsia, hiperactividad, mal funcionamiento cerebral y convulsiones.

• **Tirosina.** Es un aminoácido importante para el metabolismo general. La tirosina es un precursor de la adrenalina y la dopamina, que regulan el estado de ánimo. Estimula el metabolismo y el sistema nervioso, actúa como un elevador del humor, suprime el apetito y ayuda a reducir la grasa corporal. También ayuda en la producción de melanina (el pigmento responsable del color del pelo y la piel) y en las funciones de las glándulas suprarrenales, tiroides y la pituitaria. Se ha utilizado para ayudar en caso de fatiga crónica, narcolepsia, ansiedad, depresión, reducción de la líbido, alergias y dolor de cabeza.

Colágeno y elastina

Las células contienen diminutas fábricas de proteínas (los ribosomas) que reciben instrucciones codificadas del ADN, que está en el núcleo de la célula, para que enlace aminoácidos en largas cadenas. Una vez completas, estas cadenas adoptan complicadas estructuras enroscadas y retorcidas, determinadas por las características químicas y eléctricas.

La utilidad de las proteínas en el cuerpo depende de estas formas tridimensionales distintivas. Por ejemplo, la actina y la miosina, que son las proteínas que componen las fibras musculares, tienen formas únicas que les permiten deslizarse unas sobre otras en reacción a las señales de los nervios, produciendo la contracción muscular; el colágeno y la elastina dan a la piel sus extraordinarias cualidades de resistencia y flexibilidad.

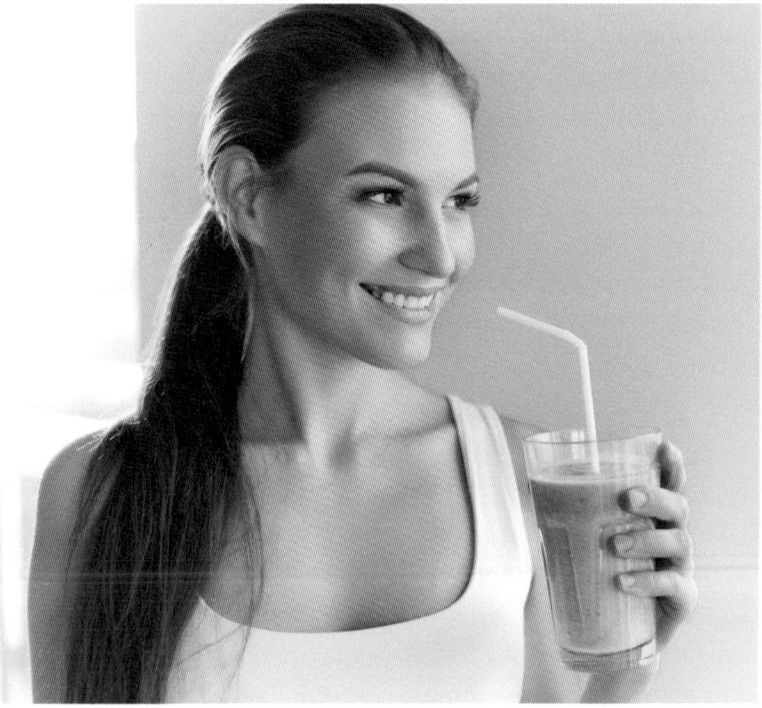

Enzimas

Otra categoría importante son las enzimas, que son moléculas proteínicas especializadas para controlar infinidad de reacciones bioquímicas. De ellas depende la alquimia mediante la cual las plantas y los animales transforman el producto básico de la fotosíntesis, la glucosa, en una gama de azúcares, almidones o féculas, grasas y proteínas. Según las necesidades del organismo, convierten azúcares en féculas, féculas en glucosa, azúcares en grasas, grasas en fragmentos acetatos para quemar como combustible, fragmentos acetato en colesterol, azúcares en proteínas y proteínas en azúcares. Las enzimas son las responsables de todas estas reacciones.

Muchas de estas conversiones son iguales en plantas y animales; la principal diferencia está en que las plantas pueden fabricar glucosa a partir de anhídrido carbónico, agua y luz del sol, y pueden fabricar aminoácidos y proteínas a partir de azúcares simples y nitrógeno de la tierra.

• **Catalizadores.** Las enzimas catalizan las reacciones químicas de la vida, es decir, aceleran las velocidades con las que dichas reacciones alcanzan el equilibrio, pero no cambian en el proceso. Las enzimas son necesarias porque, dejadas a su aire, las reacciones no se producirían con la suficiente rapidez para sustentar la vida. Los químicos pueden acelerar reacciones perezosas sometiéndolas a elevadas temperaturas y presiones y creando condiciones extremas de acidez o alcalinidad (pH).

También pueden añadir catalizadores químicos a las reacciones, pero éstas también suelen funcionar mejor en condiciones físicas muy alejadas de las de las células, que viven en temperaturas relativamente bajas, a la presión atmosférica, y en un pH casi neutro. A diferencia de esto, las enzimas de las células son capaces de catalizar reacciones en las moderadas condiciones de la vida, y de hacerlo con mucha mayor eficiencia que sus homólogos inorgánicos. Se podrían considerar como máquinas moleculares extraordinariamente complejas y eficientes.

• **¿Cómo funcionan?** La respuesta tiene que ver con sus configuraciones tridimensionales, que les dan la capacidad de ligarse con gran especificidad a otras moléculas (sustratos), y acelerar su tendencia a reaccionar. Las enzimas poseen diversos mecanismos mediante los cuales producen cambios en los enlaces de sustratos. En términos prácticos, funcionan como máquinas ingeniosas que alteran las moléculas de los sustratos: separándolos, juntándolos, recortándoles determinadas partes, añadiéndoles otros, y todo esto con una precisión y velocidad pasmosas.

Por ejemplo, en el caso de intolerancia a la lactosa, el problema es la falta de la enzima lactasa (o un defecto en ella, si la hay). Si el cuerpo produce lactasa pero con una configuración ligeramente distinta a la normal, esta enzima no es capaz de ligarse a las moléculas de azúcar de la leche para catalizar su digestión y convertirlas en sus componentes monosacáridos glucosa y galactosa.

Receptores

Otra categoría importante de proteínas del cuerpo son los receptores. Como las enzimas, son moléculas diseñadas para enlazar de forma especifica con otras moléculas, pero a diferencia de las enzimas, que aceleran las reacciones bioquímicas, su función es llevar información entre y dentro de las células. Existen muchos receptores dentro de las membranas lípidas que envuelven las células. Por ejemplo, en la superficie de la mayoría de las células hay receptores de insulina.

Insulina

Cuando el páncreas secreta la hormona insulina en la sangre, ésta se liga a receptores de insulina, y el cambio en la configuración del receptor activa otros cambios en la célula que permiten a la glucosa entrar en la célula e iniciar las reacciones de oxidación para producir energía.

La insuficiencia o pérdida de receptores de insulina es el correspondiente bioquímico de la resistencia a la insulina, que en su forma extrema es la causa inmediata de la diabetes del tipo II (no dependiente de insulina, y que se está generalizando en una parte de la población). En esta enfermedad, el páncreas fabrica insulina, pero las células no pueden reaccionar ante ella porque su sensibilidad a la insulina está disminuida.

En consecuencia, el nivel de azúcar en la sangre es persistentemente elevado, y toda la economía energética del cuerpo queda trastornada.

Metabolismo de las proteínas

No podemos ofrecer un catálogo exhaustivo de los usos de las proteínas en el cuerpo, son pequeños ejemplos para dar una idea de sus principales papeles en el mantenimiento de la vida. También es importante saber que, si la dieta proporciona más proteínas que las que el cuerpo necesita para crecer, mantenerse y repararse, el exceso va al horno metabólico para combustible. La digestión descompone las proteínas de los alimentos en sus aminoácidos constitutivos, y muchos de los aminoácidos se convierten fácilmente en glucosa, que se puede quemar, convertir en glucógeno o en grasa para almacenar, según sean las necesidades energéticas.

• **Amoníaco.** El metabolismo de las proteínas como fuente de energía es muy distinto al de las grasas y los carbohidratos, debido a su contenido de nitrógeno.

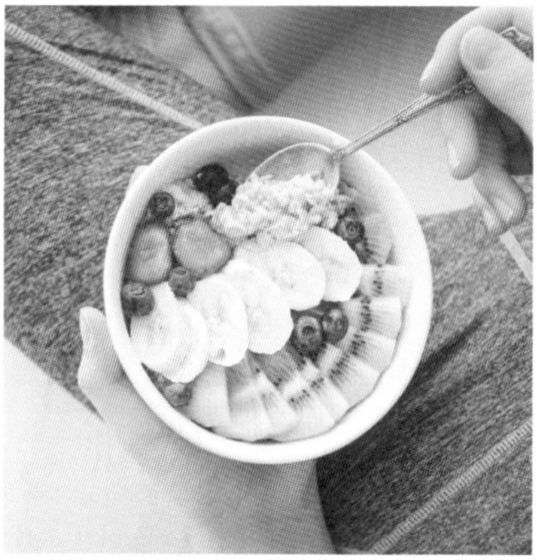

Las grasas y los carbohidratos son combustibles de quema limpia: sólo liberan anhídrido carbónico y agua como subproductos finales de la oxidación. Las proteínas dejan además un residuo de amoniaco, compuesto simple de nitrógeno e hidrógeno que muchos conocemos por su utilidad como agente de limpieza o fertilizante.

Pero el amoniaco es muy tóxico, sobre todo para las células cerebrales, y su producción en el proceso de oxidar los aminoácidos combustibles crea al cuerpo un importante problema de eliminación. Hay que tenerlo en cuenta a la hora de tomar nuestra determinación sobre cuánta proteína —y de qué tipo— debe contener la dieta ideal.

Entonces, ¿y las dietas?

Si bien el cuerpo prácticamente no puede obtener glucosa a partir de la grasa, sí puede fabricarla a partir de proteínas. Muchos aminoácidos sirven de sustrato para la síntesis de la glucosa en el hígado, proceso llamado gluconeogénesis, del griego «crear glucosa de la nada». Durante la inanición o privación de alimento, la demanda de glucosa por parte del cerebro obliga al cuerpo a sacrificar su tejido muscular para permitir la gluconeogénesis, de modo que el adelgazamiento que se produce entonces representa no solamente el metabolismo de grasa almacenada sino también pérdida de masa corporal magra.

La posibilidad de que esto también ocurra con dietas pobres en carbohidratos es causa de preocupación; aun en el caso de que las personas que siguen estas dietas coman mucha proteína, la ausencia de carbohidratos en la comida podría inducir al cuerpo a recurrir a su tejido muscular para proporcionar los aminoácidos para la gluconeogénesis necesaria para alimentar al cerebro.

En resumen

Carbohidratos y glucosa

- Los carbohidratos (azúcares y féculas) se utilizan principalmente para la producción de energía mediante su conversión en glucosa y sus oxidaciones; son combustibles fácilmente utilizables y de quema limpia.
- La glucosa se puede quemar inmediatamente, convertirse en fécula animal (glucógeno) para almacenarla por corto tiempo en el hígado y los músculos, o convertirse en ácidos grasos para almacenarla largo tiempo.
- El cuerpo se puede adaptar a una amplia variedad en cantidad en el consumo de carbohidratos, pero a la larga, un consumo excesivo puede ser causa de demasiado almacenamiento de grasa, mientras que un consumo demasiado reducido puede precipitar la cetosis, camino alternativo de producción de energía que a la larga podría ser nocivo para la salud.
- Todos los tejidos del cuerpo pueden utilizar glucosa como combustible, muchos la prefieren, y algunos, como el cerebro, la utilizan exclusivamente, excepto en circunstancias especiales (como la inanición).
- Diferentes alimentos hidratocarbónicos se digieren y convierten en glucosa con mayor o menor rapidez (según el índice glucémico), lo que exige al páncreas producir mayor o menor cantidad de insulina para regular la velocidad de aumento de glucosa en la sangre. Tanto en la diabetes como en la obesidad, está alterado el metabolismo de los carbohidratos.

Grasas

- Las grasas (o lípidos, es lo mismo) y los aceites son reservas de energía a largo plazo. Compuestas por ácidos grasos (moléculas que contienen más energía que los carbohidratos), son igualmente combustibles de quema limpia, pero no tan fácilmente utilizables. Además de proporcionar una forma de almacenamiento de energía, los lípidos componen las membranas celulares y sirven de sustrato para la síntesis de las hormonas.
- Los ácidos grasos están presentes en formas saturadas, monoinsaturadas y poliinsaturadas, y la categoría que predomina en una determinada grasa o aceite es la que determina sus características físicas y químicas.
- El cuerpo quema los ácidos grasos saturados y los monoinsaturados como combustibles, pero utiliza los poliinsaturados como componentes de las membranas

celulares y sustratos hormonales. Algunos ácidos grasos poliinsaturados son esenciales; es necesario obtenerlos de la dieta, sino la consecuencia es la enfermedad.
• Muchas células pueden utilizar ácidos grasos como fuentes de energía, pero algunas no (las del cerebro); éstas últimas pueden utilizar productos de descomposición intermedia de la oxidación de los ácidos grasos (cuerpos cetónicos), producidos por el hígado cuando no hay carbohidratos disponibles. Aunque el cuerpo convierte fácilmente la glucosa en ácidos grasos, no puede realizar el proceso inverso y fabricar glucosa a partir de ácidos grasos.
• En la mayoría de personas, el consumo excesivo de grasa lleva a un exceso de grasa almacenada en el cuerpo y a un exceso de lípidos en circulación por la sangre, y ambas cosas pueden ser nocivas para la salud (la grasa alimentaria se convierte en grasa corporal almacenada con más eficiencia que los carbohidratos).

El consumo insuficiente de grasa aumenta el riesgo de insuficiencia de ácidos grasos esenciales, con muchas consecuencias nocivas para la salud.

Proteínas

• Las proteínas, a diferencia de los carbohidratos y las grasas, contienen nitrógeno además de carbono, hidrógeno y oxígeno. Las moléculas proteicas están hechas de cadenas de aminoácidos que adoptan configuraciones tridimensionales específicas; esas formas determinan sus funciones.
• El cuerpo necesita un consumo regular de proteínas para crecer, mantenerse y repararse. Las proteínas forman gran parte de la estructura del cuerpo (músculos, piel, entre otras cosas), como también de su aparato regulador (enzimas, receptores). Todas las proteínas del cuerpo se forman a partir de veinte aminoácidos diferentes, de los cuales diez son esenciales y debe suplirlos la dieta continuadamente, ya que el cuerpo no puede almacenar aminoácidos libres ni nitrógeno. El cuerpo fabrica los diez aminoácidos no esenciales a partir de glucosa, y puede obtener glucosa de un buen número de aminoácidos.
• Si la dieta contiene más proteínas que las que el cuerpo necesita para crecer, mantenerse y repararse, el exceso lo utiliza como combustible, pero la proteína no es un combustible de quema limpia, porque el residuo con nitrógeno que deja en forma de amoniaco es tóxico y debe ser eliminado.
• Cuando el hígado está privado de glucosa procedente de carbohidratos, puede fabricarla a partir de proteínas (gluconeogénesis) utilizando tejido muscular. El consumo excesivo de proteínas podría aumentar el trabajo del aparato digestivo e

impone una carga especial de trabajo al hígado y los riñones. El consumo insuficiente de proteínas es causa común de desnutrición, debilidad, mayor propensión a enfermedades y muerte prematura en muchos países en vías de desarrollo.

• Para los que hayan decidido sustituir poco a poco sus fuentes animales de proteínas recordaremos que comer tofu, frutos secos y semillas, arroz o legumbres es una buena manera de fijar proteínas de forma sencilla. Las algas, que podemos añadir en ensaladas y sopas, también nos ayudan a que el organismo aproveche mejor esos alimentos ricos en proteínas.

La «verdad» en dietética

En dietética conviene tener en cuenta que, al igual que no todos los alimentos sientan igual de bien a todo el mundo, no todas las formas de comer tienen por qué ser forzosamente igual de válidas para todos. Por ejemplo, los ajos y las cebollas, que tan bien actúan en un régimen naturista y son un valioso alimento para una amplia mayoría, se desaconsejan por parte de los yoguis por ser rajásicos (excitantes) y con tendencia a obstruir canales de energía sutil. En cambio, en la alimentación yóguica se recomiendan los lácteos, que a su vez están «prohibidos» en la macrobiótica, unos lácteos (yogur, kéfir, quesos...) que, por otra parte, son protagonistas en la alimentación vegetariana clásica de países nórdicos y centroeuropeos.

Es fácil caer en filias y fobias con los alimentos. Por no hablar de la tentación de caer en competiciones, con uno mismo o con los demás, en el momento en que alguien decide un seguimiento radical (más o menos radical) de una forma de alimentación. Por eso es aconsejable introducir los cambios que queramos hacer en nuestra dieta poco a poco, e ir comprobando los efectos beneficiosos en el organismo. Insistimos: «los cambios demasiado rápidos no suelen funcionar».

Ecológicos, orgánicos, o bio

Elegiremos los ingredientes lo más naturales posible. Parece una obviedad, pero vivimos momentos de comida preparada: congelados, conservas, platos precocinados, bandejas envasadas en «atmósfera controlada»... Cuyos efectos menos deseables terminan por notarse al cabo de mucho tiempo. Por eso hay que volver a lo natural.

Aunque en grandes superficies ya es posible encontrar bastantes ingredientes ecológicos, e incluso algunos dietéticos, desde muesli a leches vegetales, muchos de ellos los encontraremos en tiendas de herbodietética —las que ofrecen productos frescos de la agricultura ecológica u «orgánica—, que es el nombre con el que se conoce en toda América y en las zonas de cultura anglosajona. O bien con el nombre de «biológica», que es la palabra con la que se ha popularizado en Francia y otros países europeos. Productos *ecológicos*, *orgánicos* o *biológicos*: diferentes palabras que indican lo mismo.

• **Agricultura biodinámica.** Los alimentos de la agricultura biodinámica son ecológicos, y además siguen las pautas de la antroposofía, un camino de conocimiento fruto de la visión de Rudolf Steiner. Los agricultores que la practican hacen, por ejemplo, un seguimiento de los ciclos lunares a la hora de plantar o de cosechar, o bien utilizan abonos a base de determinados minerales. Encontraremos la mayoría de esos alimentos con el aval «Demeter».

• **Hortalizas de raíz y la piel de los cítricos.** Todos los alimentos deben ser, en lo posible, de cultivo ecológico. Es importante para las hortalizas de raíz como la zanahoria, y es imprescindible en algunos casos, como el del apio (de no ser así contiene muchos restos nocivos) y las naranjas y limones, en cuya piel se concentran restos de plaguicidas y ceras conservantes. No usaremos jamás la ralladura de la piel de naranjas o limones que no sean ecológicos.

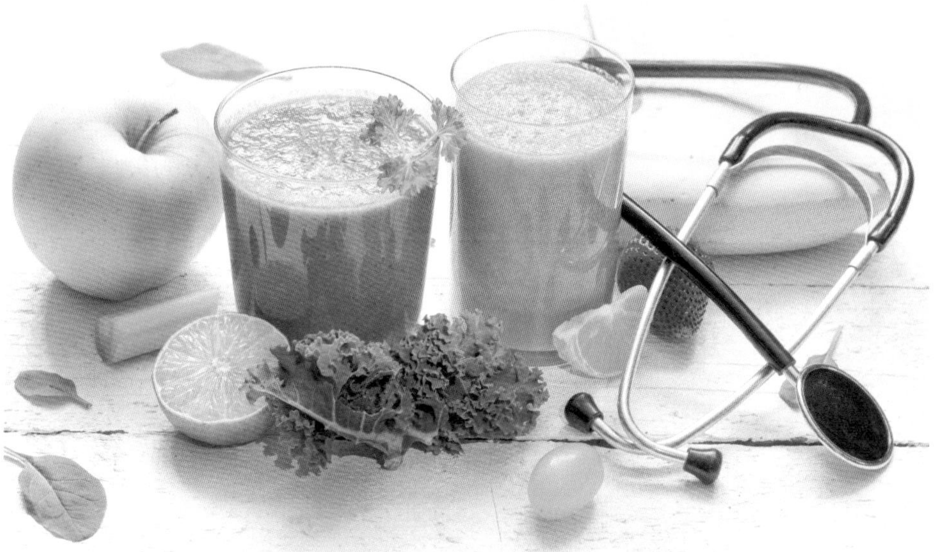

• **Fruta madura.** Recordemos una y otra vez la importancia de comer frutas recolectadas en su punto de madurez, aunque esto signifique hacer la compra dos o tres veces por semana. La fruta ha de madurar en el árbol para que obtengamos todas sus propiedades, de lo contrario no comeremos fruta, sino madera. ¡En el frigorífico no madura!, y si se ablanda es por otros motivos. Por suerte los mejores agricultores ya se están dando cuenta de ello.

• **Huevos y lácteos.** Hoy en día es cada vez más fácil sustituir los huevos en la dieta personal, pero los que los incluyan en su alimentación los elegirán siempre bio, es decir, de la agricultura o ganadería ecológicas. Es importante tanto para nuestra salud como para la salud y bienestar de las gallinas criadas en libertad y alimentadas con grano. El resto de huevos, procedentes de gallinas encerradas en jaulas en condiciones escalofriantes, pronto será prohibido en toda Europa.

Sustituir los lácteos por licuados vegetales de cereales —«leche vegetal»— es mucho más fácil que antes. Incluso la crema de leche puede sustituirse por crema de soja. La reducción o eliminación de la leche y los huevos en la dieta es una decisión personal. Existen poderosos motivos nutricionales y de salud para dejar de beber leche, sobre todo en personas adultas. Más allá de cualquier argumento médico, lo cierto es que una gran cantidad de pesonas adultas se sienten mejor sin tomar leche o lácteos.

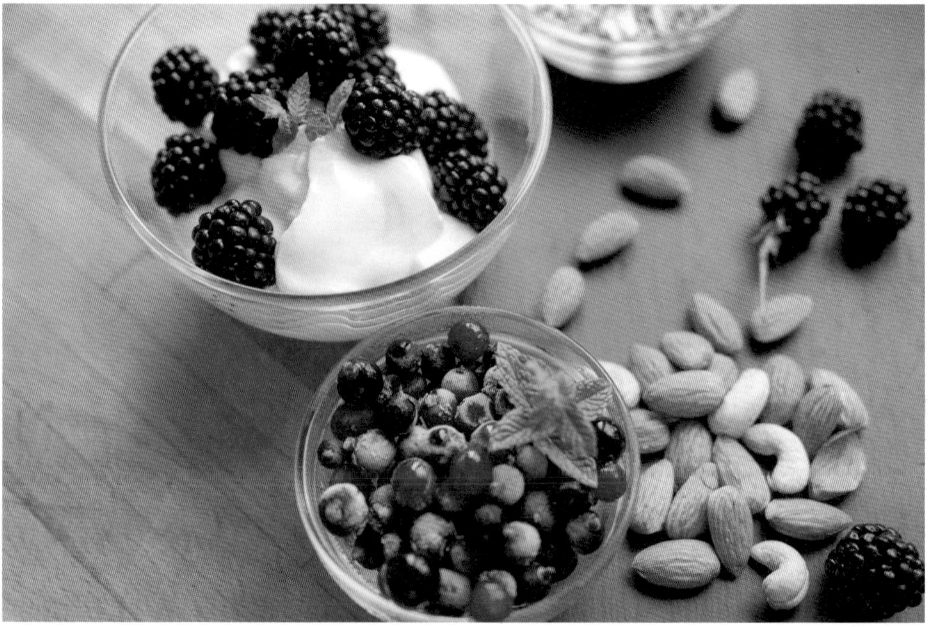

Los 10 alimentos más....

Junto con las proporciones ideales de los 4 grupos de alimentos básicos que hemos visto antes, ofrccemos unas listas relacionadas con el efecto energético de los alimentos en el organismo, así como la influencia de algunas vitaminas en el estado de ánimo. Corresponden a los estudios del médico naturista norteamericano Dr. Barnet Meltzer. Una parte de sus investigaciones se centran en la energía que el organismo ha de emplear para la asimilación de cada alimento.

Los más energéticos

1. Alga espirulina.
2. Cítricos.
3. Brécol y verduras crucíferas.
4. Jalea real.
5. Patatas asadas.
6. Setas reishi y shitake.
7. Batidos de frutas.
8. Pan integral de 5 cereales.
9. Hamburguesas vegetales.
10. Tempeh.

Los más extenuantes

Su asimilación genera más fatiga en el organismo (alto contenido graso, generación de mayor mucosidad, etc.)

1. Huevos.
2. Leche y lácteos.
3. Chocolates y dulces.
4. Pan blanco y mantequilla.
5. Carnes de vacuno y porcino.
6. Langosta y otros mariscos.
7. Fruta enlatada.
8. Pollo frito.
9. Patatas chips, frutos secos y galletas saladas.
10. Alcohol.

Los más afrodisíacos

1. Apio y tomate.
2. Espárragos y alcachofas.
3. Aguacate.
4. Cebollas.
5. Almendras.
6. Semillas de girasol y de calabaza.
7. Lechuga romana.
8. Pan integral.
9. Fruta fresca y frutos secos.
10. Especias, guindilla y hierbas aromáticas.

Los más ricos en zinc

1. Almendras.
2. Nueces de Brasil (coquitos).
3. Guisantes.
4. Judías de lima (garrofón).
5. Avena.
6. Cacahuetes.
7. Pacanas (nueces de pecan).
8. Semillas de calabaza.
9. Guisantes secos.
10. Cereales integrales.

Los más ricos en triptófano

El triptófano es un aminoácido precursor de la serotonina, un importante neurotransmisor capaz de levantar el estado de ánimo.

1. Brotes germinados de alfalfa.
2. Remolacha.
3. Brécol.
4. Zanahorias.
5. Coliflor.
6. Apio.
7. Endibias.
8. Espinacas.
9. Alimentos derivados de la soja.
10. Berros.

Los más ricos en tirosina

La tirosina es un aminoácido que estimula la glándula tiroides y, ligeramente, las glándulas suprarrenales. También contribuye a equilibrar los azúcares en la sangre. Como el triptófano, contribuye a contrarrestar la depresión.

1. Almendras y crema de almendras.
2. Manzanas.
3. Espárragos.
4. Aguacates.
5. Zanahorias.
6. Crema de cacahuete.
7. Lechuga romana.
8. Espinacas.
9. Alimentos derivados de la soja.
10. Sandía.

■ «Somos lo que comemos»

El campo en casa. Cocina natural y cocina vegetariana

La demanda de alimentos saludables y la popularización de nuevas fuentes de proteínas es cada vez mayor y quien prueba los deliciosos sabores de la cocina vegetariana, quiere seguir disfrutandolos. Tanto si se trata de algas como de increíbles recetas a base de crudos, son propuestas de un estilo de vida más natural que se incorpora poco a poco a los recetarios más exigentes, tanto de la alta cocina como en la comida de cada día.

El interés por la alimentación ecológica nos mueve a todos a recuperar alimentos naturales, libres de química nociva y de los peligrosos aditivos de la industria.

«Somos lo que comemos»

Esta expresión, que nació a finales de la década de 1970 en Norteamérica, ha hecho fortuna; hoy en día disponemos de unos cuantos miles de páginas web, bastantes libros y abundantes documentales con la afirmación «somos lo que comemos». Lo que parecía hasta hace poco casi una broma se ha convertido en algo serio porque se está demostrando de forma abrumados que existe una relación estrecha entre la alimentación y la salud, entre lo que comemos y el resultado, tanto en el organismo como en la propia personalidad. Aunque no sólo somos lo que comemos, podemos encontrar respuestas observando lo que sentimos en lo más profundo de nosotros mismos.

La decisión de no comer carne se hace por evidentes cuestiones de salud o éticas, de respeto a los animales y al entorno, porque no parece demasiado inteligente la obsesión por comer carne: se gastan 8 kg de cereal para producir 1 solo kg de carne de vaca.

Para producir 1 kilo de trigo se necesitan 120 litros de agua.

Para producir 1 kilo de carne, 3.700 litros.

Y cada año se comen en España 70 kg de carne por persona. Así que, en vez de plantear la pregunta «¿Por qué ser vegetariano?», podemos dejar los argumentos por un momento y preguntarnos: «¿Por qué ser carnívoro?»

¿Somos carnívoros o no?

El ser humano no es carnívoro. Los carnívoros como los leones, tigres... están diseñados y tienen una serie de características que les hacen estar preparados para cazar y comer carne.

Carnívoros

1. Provistos de garras, zarpas.
2. Colmillos delanteros afilados y puntiagudos para cazar y desgarrar la carne.
3. Sus ojos pueden ver en la noche para cazar.
4. No tienen poros en la piel y transpiran por la lengua para refrescar el cuerpo.
5. Tienen pequeñas glándulas salivares, que no son necesarias para preparar la digestión de granos y frutas.
6. Sus tractos intestinales son muy cortos. Pueden procesar la carne muy rápidamente y eliminarla antes de que se pudra.
7. La saliva es ácida y no tienen enzima ptialina.
8. Poseen ácido clorhídrico muy concentrado para digerir huesos y carne dura de animal.
9. Carecen de muelas posteriores para triturar alimentos.

Herbívoros

1. No tienen garras.
2. Dientes delanteros no afilados ni puntiagudos.
3. No ven en la oscuridad.
4. Transpiran a través de millones de poros cutáneos.
5. Glándulas salivares bien desarrolladas, necesarias para preparar la digestión de granos y frutas.
6. Sistema intestinal muy largo. La lenta putrefacción de frutas y crudos permite que atraviesen el cuerpo más lentamente.
7. Saliva alcalina y con ptialina para preparar la digestión del cereal.
8. Concentración de ácido 10 veces menos fuerte.
9. Muelas posteriores para triturar los alimentos.

Humanos
1. No tenemos garras.
2. Dientes delanteros no afilados ni puntiagudos.
3. No vemos en la oscuridad.
4. Transpiramos a través de millones de poros cutáneos.
5, 6, 7, 8 y 9. Lo mismo que los herbívoros.

Comer carne es algo que hoy parece inexplicable, una falsa «necesidad» que sólo se explicaría por la rutina de las costumbres. El tabú de la carne, para los que la comen, sigue muy arraigado. Por eso es importante la educación, de forma que favorezca todos estos hábitos saludables.

La alimentación y el arte de cocinar deberían formar parte de las asignaturas importantes en la escuela. Junto con la horticultura, esperamos ver pronto en las aulas esta parte del aprendizaje vital tan importante. ¡El mundo necesita más cocineros! y, si puede ser con criterios saludables, mucho mejor.

Para que el planeta sea un jardín

A lo largo del siglo pasado, para reconocer a las personas que no comían carne se utilizaban bastantes palabras: se hablaba de «vegetalianos» (por la palabra «vegetal»), o de «frugívoros» (alimentación a base de frutas), de «lacto-ovo-vegetarianos» (vegetarianos que comen lácteos y huevos) de «lacto-vegetarianos» (sin los huevos), de «crudivoristas» (por lo general vegetarianos), o de «higienistas» (centrados en la salud, con ayunos y dietas estrictas). El término «vegetariano», en el sentido que hoy lo conocemos, es de 1842; pero la alimentación incruenta, sin carne de origen animal, es algo natural y anterior al fuego.

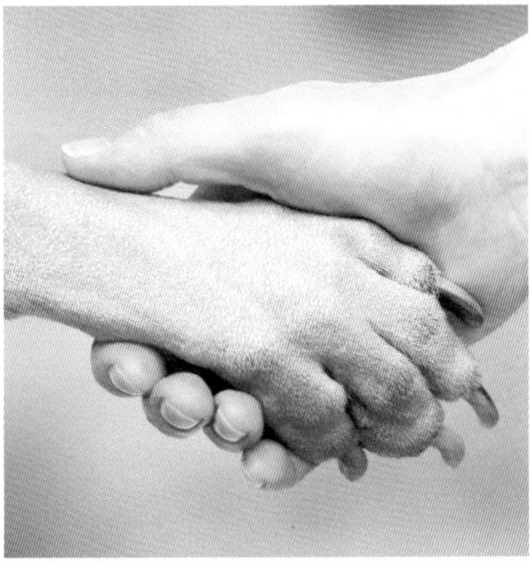

Existen registros de miles de años de antigüedad en China, India y otros lugares en donde se practica desde que se tiene memoria.

En la década de 1960 se inició la popularidad de la macrobiótica en Occidente. Entre sus aportaciones está la divulgación de nuevas proteínas, como los derivados de la soja y el seitán de trigo, que han contribuido a una mayor difusión del vegetarianismo. Los macrobióticos aceptan la ingesta de pescado de vez en cuando (una vez al mes, por ejemplo), pero existe una corriente importante de sus seguidores que son vegetarianos.

Veganos

En los últimos 50 años, el vegetarianismo experimentó un gran auge en países como Gran Bretaña. Algunos abusos en el lenguaje, con la aparición de «pesco-vegetarianos» (con pescado) propiciarían la aparición del movimiento vegano, que rechaza todo tipo de explotación animal. Eso incluye carne y pescado, huevos, lácteos, la miel… y también el uso de pieles en abrigos y de cuero (tapizados, zapatos, cinturones, bolsos…).

La palabra procede del inglés («vegan», contracción de «veg-etari-an»), y el movimiento vegano se inició en 1944 por Donald Watson y un grupo de amigos. Gary Francione, uno de los grandes teóricos de los derechos de los animales, afirma que «el derecho fundamental que todos los animales merecemos es el de no ser considerados propiedades». En el veganismo se defiende un respeto absoluto hacia los «animales no humanos».

Los restaurantes veganos ofrecen unas recetas deliciosas, si bien algunos seguidores aceptan el café o bebidas alcohólicas en su dieta (dicho de otro modo, pueden establecer prioridades éticas sobre las prioridades de salud). Recordemos que los granos de uva contienen resveratrol, un gran antioxidante, y el vino –sobre todo el vino tinto– es rico también en beneficiosos taninos antioxidantes; pero conviene no olvidar la presencia de alcohol y sus otros efectos —nocivos— sobre la salud.

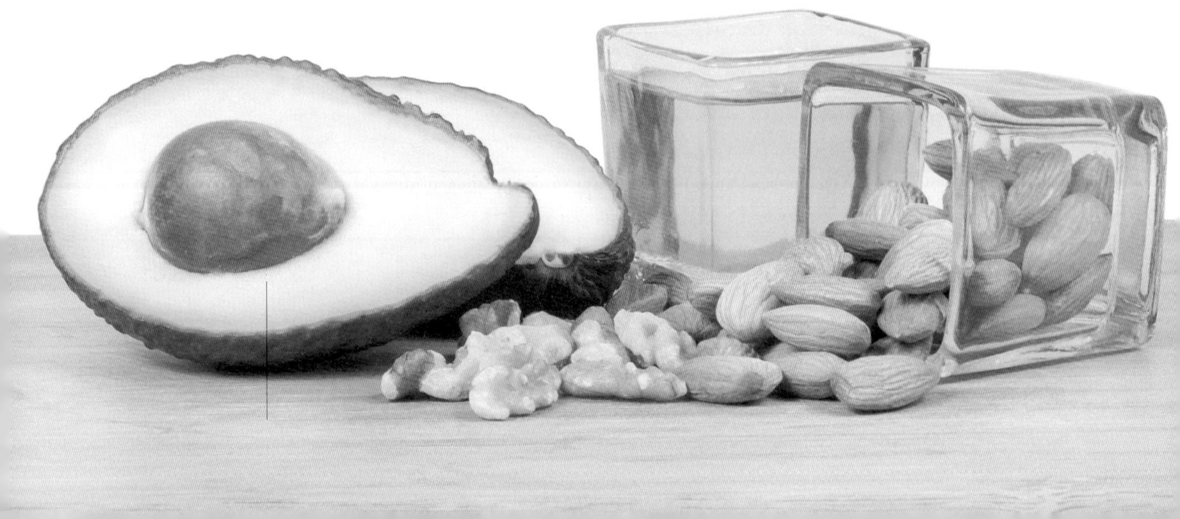

Flexitarianos

En los últimos años, el extraordinario auge relacionado con la comida saludable anima a muchas personas a probar la alimentación sin carne ni pescado. Sin embargo, los hábitos adquiridos desde la infancia pesan demasiado y a menudo se quedan en un intento. Vale la pena tener en cuenta dos ideas para tener éxito con los cambios. Una, que los cambios rápidos y radicales nunca suelen durar demasiado. La otra es la posibilidad de seguir una alimentación vegetariana, que pueda incluir algo de carne o de pescado muy de vez en cuando. Se trata de las personas «flexivegetarianas».

Naturistas-vegetarianos

El ideario naturista-vegetariano se viene siguiendo en España desde hace más de cien años. A diferencia de otros países, en los que la palabra «naturismo» sirve para designar el nudismo como estilo de vida, aquí, sin descartarlo, sirve para reunir también una serie de prácticas afines, desde el rechazo a la obligatoriedad de las vacunas hasta la defensa de tratamientos naturales, como la hidroterapia. Es, en definitiva, una forma de vivir.

Deseos y sabores

El deseo de comer es muy difícil de controlar. Puede decirse que el comer en exceso es una deformación del deseo de ser amado. Queremos ser plenamente felices, pero lamentablemente, seguimos llenándonos de alimentos que terminan contagiándonos todo tipo de trastornos. El deseo del amor o la búsqueda del amor suelen transformarse en un deseo compulsivo de estar saciado. Pero como dicen los yoguis, la verdadera felicidad consiste en llenarnos de nuestra propia dicha, y para llegar a esto primero hay que ganar, entre otras cosas, la batalla del comer.

Queremos invitaros a recuperar el paladar y a recuperar los aromas embriagadores que se desprenden cuando abrimos un simple bote de copos de avena y otros cereales de los de verdad, o bien al preparar un sencillo plato de gofio canario.

Más salud sin grasas animales

En los últimos años se vienen publicando estudios epidemiológicos y clínicos que muestran cómo los ovo-lacto-vegetarianos son personas más saludables que los que comen carne, y los veganos lo son más que los ovo-lacto-vegetarianos.

Otros estudios muestran que, al evitar la grasa animal —asociada al cáncer con rotundos informes publicados por la Organización Mundial de la Salud— y consumir mucha fibra y vitaminas, los vegetarianos disfrutan de mejor salud con el paso de los años.

Los análisis de sangre en vegetarianos muestran un nivel más elevado de leucocitos especializados en eliminar células cancerosas.

La carne es la fuente principal de grasa saturada y la fuente principal y más importante de presencia de colesterol nocivo en la dieta, así que al evitar estos productos de alto riesgo se previenen enfermedades cardíacas. Además, otro estudio mostró que una dieta vegetariana, pobre en grasas y rica en fibra, unida a determinados cambios en el estilo de vida, como el ejercicio y el dejar de fumar, puede revertir los procesos de arteriosclerosis, diabetes o hipertensión.

Recordemos finalmente que hoy existen abundantes estudios que demuestran los beneficios para la salud de la dieta vegetariana. Hasta el punto que las pirámides de la alimentación recomendable, tan populares en Norteamérica, han sido corregidas por las autoridades sanitarias hasta seis veces en los últimos quince años. Todas las correcciones dirigidas cada vez más hacia una alimentación más sana y con clara tendencia vegetariana.

Alimentos crudos y alimentos cocidos

Los alimentos crudos han nutrido a la Humanidad desde sus orígenes, y una creciente cantidad de personas, incluidos algunos especialistas en nutrición y medicina, avalan sus magníficas propiedades y su incidencia directa en la salud.

Si decidimos ingerir un alimento crudo, lo podemos hacer de la forma más simple: tomando una fruta del árbol y comiéndola directamente. Si esta fruta ha sido cultivada de forma ecológica, respetando sus ciclos naturales y entorno, y se ha recogido en su punto óptimo de maduración, obtendremos un aporte de energía directa, solar, activadora de procesos esenciales en el organismo; un alimento que proporciona su mejor aroma y sabor, y con todas sus propiedades nutritivas.

La sensualidad añadida que se experimenta al comer un alimento así nos permite disfrutar, a cada instante y con todos los sentidos, de una sinfonía de sabores: pura ambrosía. Y con grandes beneficios para la salud, porque no se destruyen sus valiosos minerales, enzimas, oligoelementos, vitaminas y antioxidantes.

Leucocitosis: crudos, cocidos y proteínas

Cuando comenzamos a comer, nuestro organismo puede reconocer un alimento crudo de otro cocido... y actuar en consecuencia. En 1846 se descubriría clínicamente la leucocitosis, calificada como algo normal, que forma parte de la actividad del organismo y que define el número excesivo de glóbulos blancos en la sangre. Se ha comprobado que todas las personas la padecen, debido a la digestión de alimentos cocinados que tienden a intoxicar el organismo. Sin embargo, poco más de un siglo después sabemos que el alimento en su forma natural, no cocinado, no origina este síntoma. «El alimento cocinado genera en el organismo cierta cantidad de "anomalía" que, si no se elimina correctamente y permanece demasiado tiempo en el tubo digestivo, por falta de fibra o de malas combinaciones, dará lugar a un proceso de putrefacción que favorecerá la formación de venenos tóxicos».
En nuestra cultura estamos habituados a considerar necesario el aporte de proteínas de origen animal, pero la naturaleza nos ofrece los aminoácidos esenciales para la formación de proteínas con la combinación de vegetales como las nueces, almendras, avellanas, pistachos, semillas germinadas, levadura de cerveza, etc. Hoy sabemos también que la combinación de cereales y legumbres aumenta el valor proteico que poseen por separado. Obtener proteínas no debería preocuparnos tanto: sus huellas se encuentran en todos los alimentos en las cantidades necesarias. Además, los regímenes altamente proteicos conducen a problemas de salud. Si no nos vamos a alimentar solo de crudos, al menos sí que podemos incorporar mayor cantidad de verduras frescas, fruta y frutos secos a la dieta habitual. ¡Nos sentiremos mejor y con más vitalidad!

El calor y los alimentos

El régimen crudo contribuye a la regeneración de las mucosas y glándulas digestivas; por eso es importante empezar todas las comidas con una buena proporción de alimentos crudos («materia viviente»), todavía muy ricos en fermentos naturales. Las ensaladas crudas son un buen ejemplo de ello.

Los fermentos de los alimentos crudos, al ser muy ávidos de oxígeno, lo absorben del canal intestinal, produciendo así un medio anaerobio (carente de oxígeno) fundamental para el normal desarrollo de la flora intestinal e indispensable para la salud. Por ejemplo, la microflora de la superficie de las hojas de ensalada y de las hierbas aromáticas frescas refuerza la flora simbiótica de las mucosas del intestino.

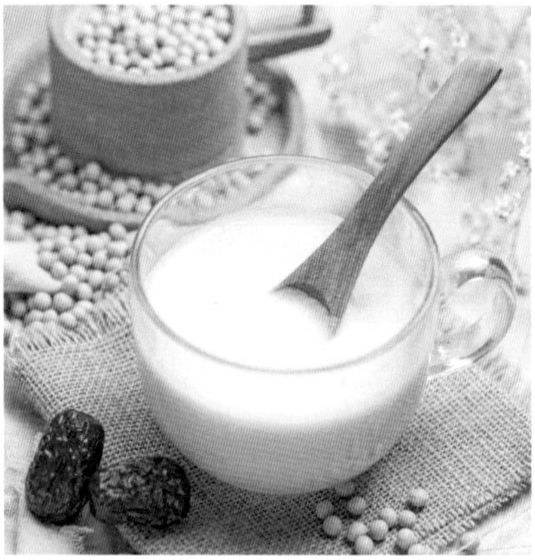

Los alimentos experimentan profundos cambios bajo la acción del calor, como la pérdida del sabor natural y del aroma. Se da, asimismo, una pérdida de vitaminas y minerales (vitamina A en presencia de oxígeno, vitamina C y ácido fólico); y también se destruyen fermentos con importantes funciones en la nutrición, sobre todo de frutas y hortalizas.

Por otra parte, se produce una autodigestión de los alimentos que ingerimos, lo cual es un alivio para las glándulas digestivas, que en una comida normal llegan a segregar más de 8 litros de jugos digestivos. Además, se dan cambios en la membrana celular (estado coloidal) y su contenido, así como una desnaturalización de las proteínas, que se vuelven más digeribles.

En personas que se nutren de alimentos cocidos casi en exclusiva se suele observar una gran pobreza de fermentos en su sangre y tejidos, lo que favorece numerosos desórdenes de carácter degenerativo y de envejecimiento prematuro.

Un buen equilibrio entre alimentos crudos y cocinados suele ser la opción más generalizada y aceptada.

Bircher-Benner

Por todo ello, no es de extrañar que el célebre médico naturista Maximilian Oskar Bircher-Benner (1867-1939) considerase que la cantidad de alimentos crudos debe ser igual en peso, en cada comida, a la de alimentos cocidos. Ya en 1895 pudo observar con sorpresa una acción medicinal superior en los alimentos vegetales crudos. Sin embargo, cuando expuso su tesis en la Sociedad de Médicos de Zurich, se le dijo que había abandonado los límites de la ciencia. Lejos de desanimarse, Bircher-Benner siguió recomendando a todo el mundo vegetales crudos (junto con otros alimentos cocidos), como un recurso esencial para recuperar y mantener la salud.

Además, con el empleo del calor (cocción, asado, etc.) tenemos también el inconveniente de que se pierde masticación. Pero no todo es malo, porque así lograremos que unos cuantos alimentos vegetales sean comestibles. Además, hay alimentos que precisan cocción porque en crudo poseen sustancias tóxicas que se destruyen con el calor como algunos tipos de alubias, la soja, o las patatas germinadas o demasiado verdes, que en estado crudo contienen un alcaloide nocivo (solanina). De las patatas cocidas el organismo aprovecha un 90%, mientras que, si se comiesen crudas, no podría aprovechar nada.

Cocina cruda vegetariana. Los alimentos esenciales

La cocina cruda vegetariana («crudivegana») se basa principalmente en el consumo de frutas, verduras, frutas desecadas, frutos secos, semillas y granos germinados, algas, setas, hierbas aromáticas y especias. Otros componentes significativos son la fibra, que estimula el peristaltismo intestinal y ayuda a evitar el estreñimiento, y el agua, que es la mejor opción para ayudar a cubrir las necesidades diarias de líquidos.

Además, los beneficiosos antioxidantes de la gran mayoría de alimentos crudos nos ayudan a retrasar el envejecimiento. Podemos utilizar todos estos ingredientes junto a técnicas culinarias que nos ayudan a distinguir y apreciar mucho más la pureza, el aroma y el color de cada uno de ellos, al tiempo que gozamos de todo el conjunto. Es otro de los motivos por los que la cocina vegetariana cruda está llamando tanto la atención de los mejores chefs del mundo.

Estos alimentos aportan carbohidratos, proteínas y grasas. Los primeros son de fácil asimilación y nos proporcionan energía; las proteínas vegetales no están desnaturalizadas por la acción del calor y nuestro cuerpo las asimilará muy bien, y la mayoría de las grasas no están oxidadas, por lo que son mucho más saludables.

Además, poseen abundantes vitaminas, minerales, fibras, fitonutrientes y, sobre todo, enzimas.

Enzimas y temperatura

Como hemos visto, las enzimas juegan un papel fundamental en el proceso digestivo por su función catalizadora de todas las reacciones bioquímicas del metabolismo. Pero si se encuentran con temperaturas superiores a los 40 ºC, se empiezan a destruir y no pueden aprovecharse sus magníficas propiedades, lo cual es otro motivo para consumir alimentos crudos.

Consejos sobre la cocción de alimentos

• Pensando en la salud, deberemos tender a una cocción de los alimentos imprescindibles (ver pág. 194). Emplearemos la mínima temperatura posible, sin calentar demasiado los alimentos, ni durante mucho tiempo.
• Se considera igualmente que calentar a altas temperaturas, pero durante un corto espacio de tiempo, es menos perjudicial.
• Ahorrar el máximo posible de fuego, agua y sal.
• Cuanto mayores sean las pérdidas por el calentamiento a que se someten los alimentos, tanto mayor deberá ser la cantidad de alimentos crudos a incluir, para que tiendan a equilibrarlas.
• No se recalentarán los alimentos ya cocidos. Además, es muy poco recomendable mantenerlos calientes durante largo tiempo (como en el caso de los caldos y sopas en algunos restaurantes).
• Se desaconseja por completo el uso de hornos microondas.
• Hay que eliminar cualquier recipiente que contenga plomo de la cocina. Las mejores ollas y vasijas para cocinar son las de acero inoxidable, níquel, porcelana dura y vidrio resistente al fuego.

Cocinar con leña y en recipientes de barro

Existen otras tendencias dietéticas (como la macrobiótica, la cocina china o la cocina energética) y otros autores (como el profesor R. Hauschka), que defienden tiempos de cocción prolongados. Se fundamentan en bases tradicionales y en experimentos prácticos. Es bastante conocido un experimento con semillas germinadas que se hizo para determinar la «cualidad vital» de los alimentos, según el combustible y el material del utensilio de cocción. Hauschka hirvió agua destilada en diversos recipientes y con diferentes fuentes de calor. Con ella hizo germinar unas semillas, y la longitud del brote dio esta clasificación, de mayor a menor calidad final:

• **Para los materiales de los recipientes:** 1) oro; 2) barro; 3) porcelana; 4) esmalte; 5) vidrio; 6) cobre; 7) estaño; 8) hierro y 9) aluminio.
• **Para los combustibles:** 1) paja; 2) leña; 3) carbón; 4) gas y 5) electricidad.

Nutritivos, depurativos... ¡y muy saludables!

Los platos crudos destacan por su poder depurativo: limpian el organismo de toxinas y residuos que interfieren en el buen funcionamiento de células y órganos. La primera señal de sus ventajas es que nos sentimos mejor y que el aspecto físico mejora (es otra vía para cuidar la belleza); la piel se vuelve más tersa y firme, las líneas de expresión se suavizan y los ojos adquieren claridad y brillo. Por otro lado, los crudos también ayudan a prevenir o aliviar los problemas de salud, ya que dan una mayor resistencia al sistema inmunitario. Además, combinados con ejercicio físico equilibrado, ayudan a alcanzar y mantener el peso ideal de cada persona.

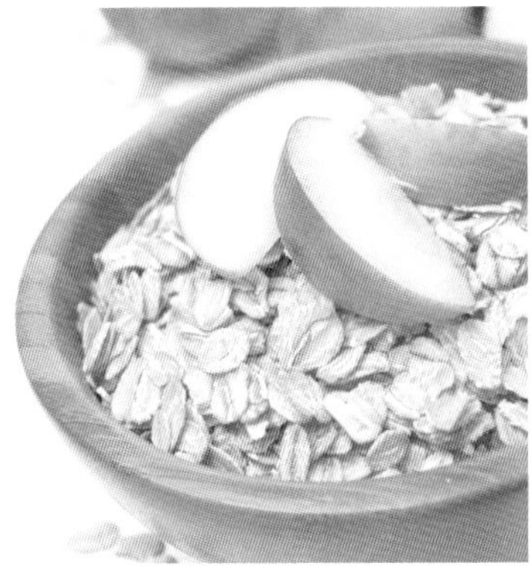

En resumen, la cocina cruda resulta óptima para el cuerpo... y el alma, al regalarnos momentos de bienestar y despertarnos auténtica pasión por la vida. Los seguidores del crudivorismo aseguran que nos aporta una mayor energía física y mental, comprobables al poco tiempo de integrar los crudos en la dieta; nos sentimos más «despiertos», con más concentración, agilidad e incluso ilusión por experimentar cosas nuevas.

Transformar el alimento de forma creativa

Además de comerlos tal cual, podemos transformar los alimentos crudos de forma creativa utilizando técnicas sencillas y respetuosas, como el corte, el licuado, la maceración y la deshidratación. Gracias a ellas les podremos dar un aspecto, una textura y un sabor diferentes, al tiempo que conservaremos su alto valor nutricional.

Podemos crear un sinfín de posibilidades en la cocina e introducir una variedad desconocida, tanto en caso de que decidamos tender hacia los alimentos crudos, como si deseamos que formen parte de una de nuestras comidas diarias varias veces por semana. Utilizando otras técnicas, como la germinación de semillas y la fermentación, no solo aprovechamos su gran riqueza nutritiva, sino que potenciamos sus propiedades. Con la germinación, sobre todo en los primeros días, aumenta la cantidad de clorofila, enzimas y proteínas. Es la etapa en la que el desarrollo de la planta alcanza su máxima fuerza vital y el momento ideal para comerla. En la fermentación se produce una mayor síntesis de nutrientes, como las vitaminas, y grandes cantidades de bacterias lácticas que ayudan a restablecer la flora intestinal.

El arte de deshidratar

El deshidratador, un utensilio importante en la cocina cruda y crudivegana

El arte de deshidratar alimentos se remonta a épocas en las que se recurría al sol y al viento para conservar las provisiones para los meses de invierno. Hoy en día, los deshidratadores se están convirtiendo en un complemento útil, saludable y beneficioso para la cocina y la salud. Con ellos podemos secar frutos secos y semillas, preparar aperitivos y tentempiés creativos o deshidratar frutas de temporada para poder disfrutarlas durante todo el año.

Cuando utilices un deshidratador verás que puede ocupar un lugar preferente entre el resto de utensilios de la cocina, sobre todo por los beneficios que aporta a la salud. Nuestro organismo está formado por células vivas que, en estos tiempos de conservas, congelados y comida preparada, necesitan más alimentos «vivos» que nunca. Con estos alimentos vitales, nuestras células se mantendrán sanas y podremos prevenir enfermedades.

Es muy fácil

La deshidratación es un proceso muy sencillo: elimina la humedad de los alimentos. Antiguamente se dejaban en un lugar donde les dieran el sol y el aire para que la naturaleza hiciera todo el trabajo. Los deshidratadores modernos lo logran haciendo circular una corriente constante de aire caliente controlada por un termostato. El consumo de la máquina es muy bajo, lo que la convierte en una alternativa viable si la comparamos con métodos tradicionales de conservación, como el envasado y la congelación.

Si se deshidratan los alimentos a una temperatura inferior a 47 ºC (según la cocina crudivegana, menor de entre 39 y 41 ºC, que es la temperatura que se considera que produciría el sol), éstos permanecen «vivos» y conservan la mayoría de sus nutrientes. Al cocinarlos, en cambio, les quitamos siempre vitalidad, así que la deshidratación es una alternativa que vale la pena tener en cuenta.

¿Se puede utilizar el horno para deshidratar alimentos?

La gran popularidad que han adquirido los deshidratadores se debe a que en términos energéticos son más eficientes que el horno y deshidratan los alimentos de manera más uniforme y eficiente. Con todo, en muchas recetas podemos utilizar el horno y experimentar con el tiempo de secado, que variará considerablemente. Prepara el alimento como si lo fueras a poner en el deshidratador y pon el horno a una temperatura alrededor de 60 ºC. Deja la puerta del horno entreabierta, para que pueda salir la humedad y gira las bandejas regularmente para que el alimento se deshidrate por igual.

El deshidratador

Es un excelente utensilio para desecar los excedentes de frutas, verduras y hortalizas y guardarlas en la despensa para muchas recetas. Como máquina es sencilla, pero varía en diseño y tamaño. Deshidrata cualquier tipo de alimento y es básico para la elaboración de crackers, galletas, panes, pizzas, hamburguesas... ¡crudos!

Entre los sistemas de deshidratado doméstico que se pueden encontrar, «Sedona», y, sobre todo, «Excalibur» son dos de las marcas de referencia. El sistema de deshidratado horizontal, con motor en la parte trasera, asegura una deshidratación bastante homogénea de los alimentos.

Las máquinas cuadradas de bandejas extraíbles se pueden retirar en cualquier momento para aumentar el volumen interior e introducir alimentos de mayor grosor y/o altura. Son unas bandejas que se apilan una sobre otra y una tapa en la parte superior. Además, es importante, porque muchos deshidratadores del mercado no lo incluyen, que el deshidratador que elijamos posea un termostato para regular la temperatura y, por tanto, ajustar el deshidratado a no más de 39 °C, que es la forma ideal de conservar las enzimas de los alimentos. Las máquinas circulares con bandejas apilables suelen ser más compactas y baratas, pero el resultado no es el mismo.

Preparación de los alimentos para deshidratarlos

- Cuando estés cortando los alimentos para deshidratarlos, conviene mantener un mismo grosor en todas las rodajas para evitar una deshidratación desigual. Lo mejor es utilizar una mandolina.
- Hay quien empieza la deshidratación a la temperatura máxima posible (68 ºC) durante 2-3 horas para bajarla luego a la deseada durante el resto del proceso. En esas tres primeras horas la temperatura del alimento no superará los 47 ºC, debido a la elevada humedad y a que la temperatura del aire tarda un tiempo en subir. Se considera que deshidratando así los alimentos crudos el proceso se reduce bastantes horas. También se reducen las posibilidades de que se estropeen y de que las bacterias se multipliquen, pero se da igualmente el riesgo de perder nutrientes por el camino.

Tiempos de remojo y deshidratado para frutos secos y semillas

Ingrediente	Tiempo de remojo	Tiempo de deshidratado
Alforfón	15 minutos	8-12 horas
Almendras	8-12 horas	12-24 horas
Anacardos	2-3 horas	12-24 horas
Avellanas	8-10 horas	12-24 horas
Lino (semillas de lino)	2-3 horas	8-12 horas
Nueces	4-6 horas	12-24 horas
Nueces brasil	no poner en remojo	
Nueces macadamia	no poner en remojo	
Nueces pecanas	4-6 horas	12-24 horas
Piñones	no poner en remojo	
Pipas de calabaza	8 horas	8-12 horas
Pipas de girasol	2-4 horas	8-12 horas
Pistachos	no poner en remojo	
Semillas de chía	2-3 horas	

• Las hierbas y especias conservan mejor el color y el sabor a temperaturas más bajas: entre 35 °C y 46 °C. Es necesario lavarlas bien y secarlas sin frotar. No separes las hojas de los tallos para que no vuelen durante la deshidratación.

• En caso de una deshidratación más convencional (la que supera los 39-41 °C), los frutos secos y semillas crudas suelen deshidratarse entre 46 °C y 52 °C. Pueden dejarse como están, o añadirles especias y condimentos. Se considera que si se remojan antes de deshidratarlos serán más digestivos y se activa todo su potencial nutritivo.

• Han de estar deshidratados del todo para evitar que, si se guardan, enmohezcan.

• Algunas verduras, sobre todo las variedades de raíz como las patatas y las remolachas, conviene escaldarlas o cocerlas al vapor 3-4 minutos antes de deshidratar. Se enfrían en agua helada, luego las cortarmos en rodajas y las deshidratamos normalmente.

• Hay quien escalda 1-2 minutos la fruta de piel más dura (uvas, arándanos y ciruelas) antes de deshidratarla a una temperatura ligeramente superior a la de las verduras.
• Las láminas y los rollitos pueden deshidratarse a la misma temperatura que la fruta. No hay que cocer la fruta antes de triturarla y, siempre que se pueda, es preferible conservar la piel para aumentar el contenido en fibra y en nutrientes. En el caso de las frutas más jugosas, como las bayas y la piña, añadir uno o dos plátanos al puré ayuda a espesarlo y a que la lámina quede más gruesa y consistente.
• Del mismo modo se pueden añadir cremas («mantequillas») de frutos secos, coco deshidratado o frutos secos picados a las láminas de frutas para darles distintos sabores y texturas.
• Al elegir la temperatura adecuada para deshidratar, el alimento se endurecerá por fuera, pero seguirá conservando humedad por dentro si es demasiado elevada. Si es muy baja, tardará demasiado en deshidratarse, con lo que gastarás más electricidad y correrás mayor riesgo de que se estropee.

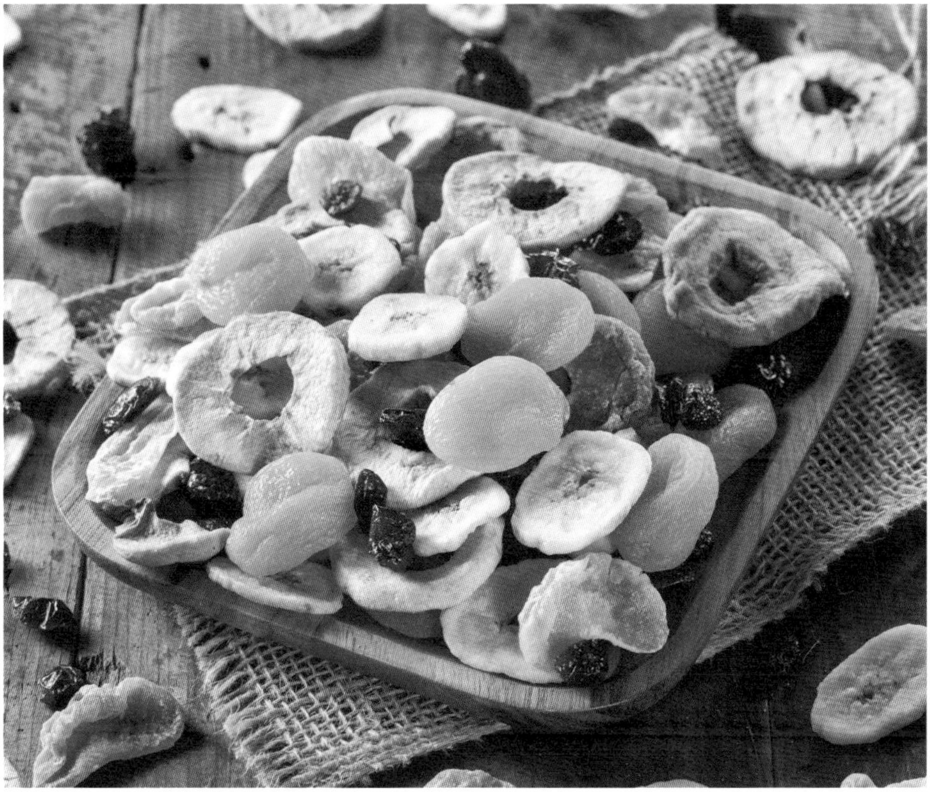

Variables que pueden influir sobre la duración del proceso

Los tiempos de secado nunca son exactos y hay una serie de variables que pueden influir sobre ellos:

• **Humedad atmosférica:** cuanto más elevado sea el índice de humedad del aire, más tiempo tardarán los alimentos en deshidratarse, con independencia de la temperatura del aire.

• **Humedad y contenido en azúcar:** el contenido en agua del alimento que estás deshidratando es un factor importantísimo en la duración del proceso. También lo es el contenido en azúcar; porque absorbe humedad. El contenido en agua de las frutas y verduras puede variar dependiendo del grado de madurez, de la lluvia y de otros factores medioambientales.

• **Preparación:** asegúrate de que las rodajas tienen un grosor uniforme y no demasiado grande. Es muy importante para que el alimento se deshidrate por igual y rápido. Escaldar o cocer los alimentos al vapor, en los casos en los que resulta apropiado, también reduce el tiempo de deshidratación, pero varía el resultado.

• **Tipos de deshidratador:** los deshidratadores con el calentador y el ventilador en la parte posterior suelen ser más rápidos que los que lo llevan en la parte superior o inferior porque el aire circula mejor. Girar las bandejas durante el proceso puede reducir muchísimo este problema.

• **Cantidad de alimento:** si sobrecargas las bandejas del deshidratador; el aire no podrá circular correctamente y el alimento no se deshidratará bien. Cuanta más cantidad de alimento pongas en el deshidratador; más tardará en deshidratarse.

• **El tiempo:** la duración del proceso de deshidratación es orientativo, ya que puede variar mucho y solo debe utilizarse como referencia. Hay que comprobar cada pocas horas los alimentos que estés deshidratando y retirarlos cuando hayan alcanzado el nivel deseado.

• **Conservación:** Podemos guardar alimentos completamente deshidratados en bolsas o recipientes herméticos secos en un lugar fresco y oscuro. Si se forman gotitas de humedad en el interior del recipiente, significa que el alimento no se ha deshidratado correctamente y que debes deshidratarlo durante más tiempo.

• **Rehidratado:** Es fácil incorporar los alimentos deshidratados en nuestra dieta, en forma de aperitivo como frutas deshidratadas, galletas de verduras o bien comidas crudas. Pero también se pueden rehidratar. Por ejemplo, poniéndolos en remojo en agua o en zumo, al vapor, introducirlos en agua hirviendo o cocinarlos.

No añadirles en los primeros cinco minutos ningún elemento como sal, azúcar o especias porque pueden retrasar la absorción de líquido.

Receta de deshidratados. Aros de manzana con canela

Para 4-8 porciones
Tiempo de preparación: 10-15 minutos
Tiempo de deshidratación: 7-15 horas

Ingredientes:
- 4 manzanas medianas
- azúcar y canela al gusto

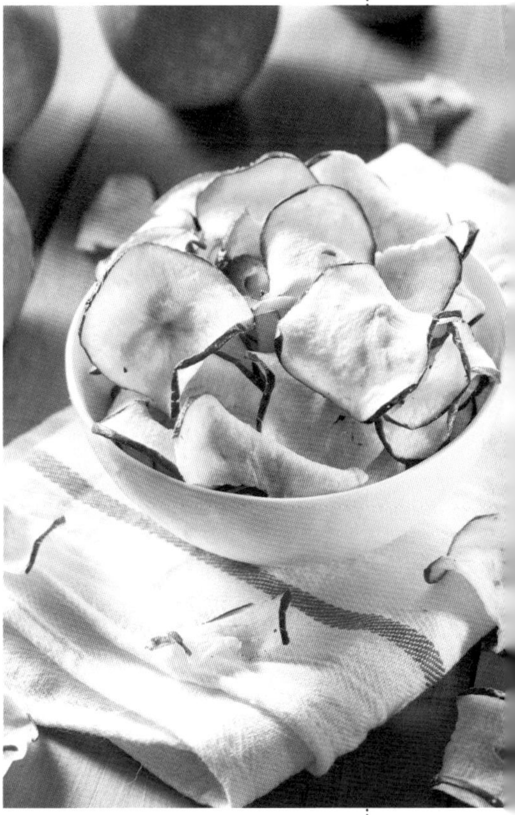

1. Lava las manzanas y quítales el corazón con un descorazonador de manzanas.
2. Corta las manzanas con la mandolina en rodajas de 5 mm de grosor.
3. Coloca las rodajas en la bandeja del deshidratador. Evita juntarlas demasiado para permitir que el aire circule a su alrededor.
4. Espolvoréalas ligeramente con azúcar integral de caña y canela al gusto.
5. Deshidrátalas a 57 °C entre 7 y 15 horas, girando las bandejas unas cuantas veces, hasta que estén secas y hayan adquirido una consistencia flexible. Guárdalas en un recipiente hermético a temperatura ambiente.

Notas del chef. Si te preocupa que las manzanas puedan oscurecerse, báñalas en una solución de 480 ml de agua y 2 cucharadas soperas de zumo de limón después de cortarlas en rodajas.

El equilibrio yin o yang de los alimentos

Alimentación macrobiótica. Equilibrar la nutrición

"La enfermedad es la prueba de la violación del orden del universo".
(Georges Ohsawa)

En contra de lo que suele creerse, en macrobiótica no existen «alimentos prohibidos». Simplemente hay algunos alimentos muy alejados del equilibrio que protagonizan el arroz y los cereales. Y entonces es bastante más difícil que podamos equilibrar sus efectos, excesivamente «yin» o «yang».

Cómo «yanguizar» o «yinguizar» los alimentos

Al cocinar los alimentos influimos en su energía. Como veremos, podemos «yanguizarlos» añadiendo más yang, o «yinguizarlos» añadiendo más yin.

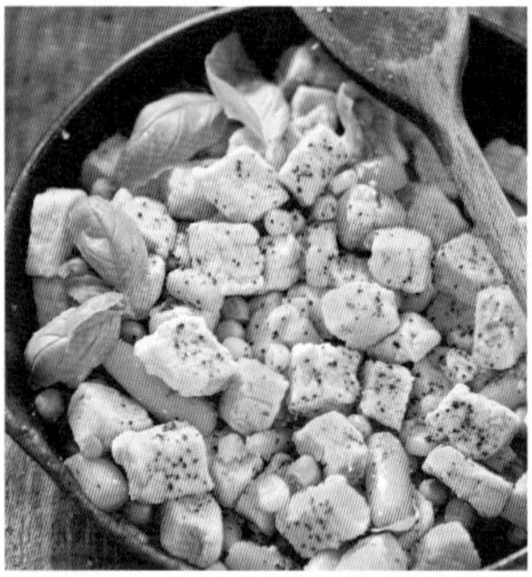

- Para yanguizar los alimentos podemos cocerlos más tiempo en la sartén con unas gotas de aceite y un fuego más fuerte y más sal. Asimismo, destaparemos la olla para que los componentes más yin se volatilicen, liberando y evaporando los ácidos.
- Para yinguizar las cocciones deben ser más cortas, más rápidas, con más cantidad de agua y con movimientos expansivos, como en el caso de los fritos.

El orden en que se colocan los alimentos también va de yang a yin. Es decir, primero colocamos las verduras de raíz, que son más resistentes al calor, y al final las hojas verdes, que deben conservar las vitaminas más sensibles al fuego.

Cortar y cocinar los alimentos

La forma de cortar los alimentos también puede ser más yin o más yang. Según el tamaño y forma de los cortes, que pueden ser grandes o pequeños, cuadrados, redondos, triangulares, en media luna, en dados, a tiras, a la jardinera, en juliana, etc. Normalmente se aprende enseguida en los cursos de macrobiótica.

Aunque varían ligeramente según cada autor, estas son las formas de cocinar más comunes, clasificadas desde más yang hasta más yin:

- **Horneado** (300 ºC): es lo que más calor o yang nos aporta. La yanguización es excesiva y se debe evitar.
- **Fritos** (250 ºC): también aportan mucho calor, pero menos que el anterior. Además, tienen la desventaja de que el calor desnaturaliza las grasas vegetales, transformándolas en saturadas y muy poco saludables.
- **Plancha:** es una forma de calor de golpe, traumático, que rompe la energía de algunos alimentos.
- **Estofados:** es un yang más suave, porque interviene el agua y el fuego lento. Es muy recomendable para hombres y en épocas de frío.
- **Salteados:** se hacen con una gota de aceite y fuego fuerte, pero en poco tiempo. Es muy frecuente en China, la verdura queda al dente o crujiente y apenas pierde propiedades.
- **Hervidos:** a medida que aumenta el tiempo de cocción, aumenta el yang; por ejemplo, una verdura se hará más yang a medida que esté más tiempo hirviendo.
- **Al vapor:** es la forma más aconsejable para la primavera, en que necesitamos más yin, y para los que tienen mucho yang. Es ideal para niños.
- **Escaldados:** adecuado para verduras de hoja. Se mete la verdura en el agua hirviendo durante un par de minutos y se saca (el agua no se utiliza).
- **Crudos:** se utilizan en forma de ensalada prensada o escaldada o en fermentación, nunca directamente crudos porque son indigestos.

¿Hay variedad suficiente de sabores en el menú?

La alimentación macrobiótica es una manera de comer mucho más versátil y variada de lo que podría parecer a primera vista. Se basa en el yin y el yang de personas y alimentos y pone énfasis en los cereales (50% de lo que comemos), legumbres (10-15%) y verduras (20-30%), pero posee valiosas herramientas para poder yanguizar o yinguizar en función de las necesidades de cada momento. El resultado es una variedad grande de sabores y menús mucho más apetitosos y sanos. Los alimentos de origen animal (pescado, básicamente) se suelen tomar un par de veces al mes y en todo caso no sobrepasarán el 15% del total de la comida.

En macrobiótica se comen a menudo excelentes **platos combinados** a partir de estas combinaciones. Imaginad por ejemplo un plato tamaño Ikea estándar con un poquito de cada. El resultado suele ser excelente para la salud.

Dichos porcentajes están pensados para nuestro país y los propuso Michio Kushi en su seminario de Barcelona de 1977. Desde entonces, y a partir de la experiencia práctica de estos últimos años, disponemos de excelentes propuestas dietéticas, como las de la «Cocina energética», que muestran un buen camino de adaptación a nuestros climas y costumbres. En cualquier caso, y aunque aquí veamos unas pinceladas de forma muy resumida (ver Bibliografía en pág. 317) para más información), las formas de cocción son muy importantes para la macrobiótica.

Menos líquidos. ¿Hay que beber tanto?

La macrobiótica defiende un consumo reducido de líquidos para no fatigar en exceso los riñones y no crear retenciones y acumulaciones en el organismo. Los líquidos, que son tan vitales para el organismo, no se obtienen a base de beber litros y litros de agua al día, sino de la verdura y las sopas que ingerimos, y de las infusiones que, a veces, se toman después de cada comida. Por eso conviene masticar mucho los alimentos, para insalivarlos bien.

Todo el mundo aconseja ya una buena masticación de los alimentos, pero éste es un terreno en el que la macrobiótica presta una atención especial, que no conviene que olvidemos nunca: masticar y masticar. Parece sencillo, pero es una norma que requiere atención. La digestión empieza en la boca, y es la propia saliva la que ayuda ya a la posterior asimilación de nutrientes, a yanguizar el alimento y a proporcionar líquido al organismo. Lo ideal es masticar ¡entre 60 y 100 veces cada bocado!

Al principio puedes contarlos para concentrarte, pero enseguida verás que no necesitas hacerlo durante toda la comida... Basta con respetar al máximo el tiempo que le dedicamos a comer, este importante acto vital y que lo hagamos de forma relajada, sin charlas futiles que nos puedan llevar a engullir los bocados a medias y, sobre todo, sin angustia ni prisas.

Hemos de ser conscientes de la importancia que tiene cada bocado que ingerimos. Comer es dar vida a tu cuerpo y a tu mente, así que vale la pena dedicarle tiempo y atención. Masticando así se suele comer menos cantidad y se asimila mucho más y mejor lo que se come.

Alimentos yin, alimentos yang... y alimentos neutros

En macrobiótica los alimentos pueden ser más o menos yin o yang. Se consideran neutros cuando poseen un equilibrio correcto de ambas energías. Esto tiene que ver

Los «Cinco Sabores»

La sensación física del sabor se estudia con detalle en Medicina Tradicional China, que clasifica cinco sabores, aunque en un sentido diferente de lo que entendemos en Occidente. (Por ejemplo, cuando los médicos chinos hablan de «eliminar el calor»… ¡no se refieren a que conectemos el aire acondicionado!). Por el contrario, están abordando el «calor» interno, las energías internas. Los Cinco Sabores son: agrio, dulce, amargo, pungente y salado.

- **Agrio:** funciones absorbentes, consolidadoras, astringentes. Alimentos: limón, vinagre.
- **Dulce:** frena, equilibra, tonifica y vigoriza en caso de fatiga. Alimentos: boniato, maíz, arroz.
- **Amargo:** seca la humedad y dispersa. A menudo elimina el calor. Alimentos: col rizada, huesos de albaricoque, ruibarbo.
- **Pungente:** dispersa, vigoriza y activa la circulación. Abre los poros y propicia el sudor. Alimentos: ajo, jengibre, menta.
- **Salado:** suaviza y disuelve el endurecimiento. Lubrica los intestinos. Alimentos: algas marinas.

El consumo de alimentos según los sabores beneficia los órganos que correspondan a estos sabores. Según la sabiduría tradicional china, cuando un alimento sigue el recorrido gastrointestinal pasa ser digerido:

- El hígado y la vesícula biliar absorben el sabor agrio.
- El corazón y el intestino delgado, del amargo.
- El bazo y el estómago, el sabor dulce.
- Los pulmones y el intestino grueso, el sabor pungente.
- El riñón y la vejiga, el sabor salado.

también con sus características: olor y color, textura, acuosidad, sequedad, contenido en potasio o sodio, clima dónde se desarrollan, estación del año, etc.

Recordemos que la alimentación macrobiótica no es estrictamente vegetariana y no tiene nada prohibido. Simplemente recomienda que nos basemos en lo que considera alimentos «neutros», es decir, cereales, semillas y legumbres, que son precisamente la base de la cocina vegetariana.

Pero incluso en la clasificación de yin y yang existen matices, ya que pueden ser un poco, a medias o muy yin o yang. Puede parecer un lío, pero con un poco de práctica se aprende enseguida. Veamos otra manera muy resumida y sencilla de distinguirlos:

- Los **más yang** son huevos, carnes, sal marina, aves, pescado y hortalizas y verduras de raíz muy cocidos.
- En cambio, los cereales, legumbres cocidas y verduras cocidas son **más neutros**.
- Y las verduras y frutas crudos, zumos, azúcares, alcohol y drogas son mucho **más yin**.

Insistimos que no se trata de clasificaciones rígidas, ya que todos podemos modificar la energía del alimento cuando lo preparamos o elaboramos en casa. Por ejemplo, si lo cocinas y le añades sal marina sin refinar (la refinada es mucho más yin) estarás aumentando su energía yang, y dentro de los métodos de cocción, unos son más yang que otros.

- Se consideran yang los alimentos **alcalinizantes** y yin los alimentos que tiendan a **acidificar**.

Alimentos que contienen más yin y más yang

Todo aquello que altere el estado natural de un alimento incide en su equilibrio energético. Si lo desmenuzas o lo cortas, le añades yin (porque al alterar su estructura pierde parte de su energía yang). Por eso, los productos farináceos en general son mucho más yin que los cereales sin procesar, aunque las harinas integrales sean superiores a las refinadas.

Del mismo modo, los zumos de frutas y verduras son también bastante yin porque son alimentos fragmentados y, además, se les ha desprovisto de la fibra, que es más yang.

Puede verse enseguida que entre los alimentos que contienen más yin aparecen el azúcar, el té, el alcohol, el café, la leche, la nata, el yogur y la mayoría de las hierbas y especias. Mientras que entre los que contienen mucho yang destacan las carnes rojas, las aves, el pescado, los mariscos, los huevos, los quesos duros y la sal. y aquellos alimentos más neutros son los cereales integrales, la fruta fresca, las nueces, las semillas, las verduras de hoja verde y las legumbres.

Los líquidos y macrobiótica

En circunstancias normales, nuestro organismo pierde alrededor de dos litros diarios de agua a través del sudor, la respiración y la orina. Esta cantidad aumenta si somos personas activas y bebemos líquido extra, o bien si hace calor, lo que obliga a nuestro cuerpo a un trabajo de excreción todavía mayor.

Es la sed el mejor mecanismo que nos indica la cantidad de líquido que necesitamos. Si no se tiene sed, no se necesita un aporte extra de líquido.

La norma moderna de beber dos litros diarios de agua aunque no se tenga sed sólo produce desequilibrio y trabajo añadido a nuestro sistema excretor (riñones). Este proceso tensiona nuestro cuerpo, sobre todo el aparato digestivo, y, especialmente, los riñones (les produce expansión y obstrucción porque les obliga a trabajar intensamente y perjudica y debilita su poder filtrante). En macrobiótica se da mucha importancia a los riñones, las «pilas» del organismo.

Nuestra sangre es agua en un 90%, pero ésta se forma a través de los alimentos y no de los líquidos, y su función principal es la de facilitar la transferencia de las sales vitales y otros elementos de una célula a otra. El exceso de agua altera el nivel normal de esos elementos en las células. Por eso, todo lo que implique darle al organismo más agua de la necesaria no produce ningún beneficio, ya que todo lo que le proporcionemos de más estará obligado a eliminarlo.

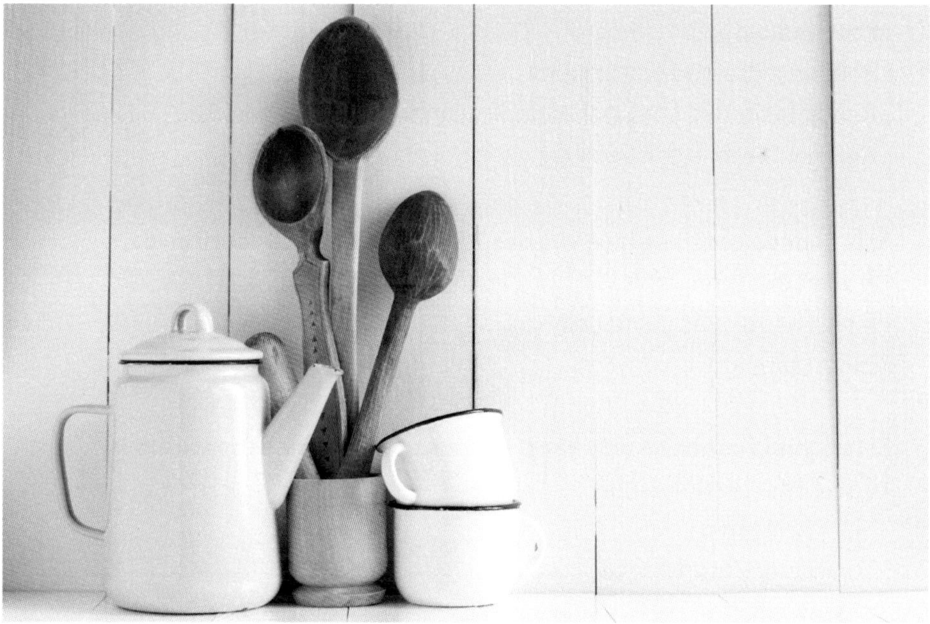

¿Más yin o más yang?

¿Cómo saber cuándo necesitamos darle al organismo más yang o más yin? Escuchando a nuestro cuerpo, atendiendo a sus necesidades. Si le prestamos verdadera atención, el mismo nos guiará hacia el equilibrio. Tenemos un ejemplo claro si pensamos que en el verano solemos tener más ganas de comer frutas y ensaladas, mientras que en Invierno deseamos sopas calentitas y reconfortantes, y guisos o estofados más contundentes.

Si queremos aumentar el yang de un alimento yin necesitamos...
- Cortar el alimento en trocitos antes de cocinarlo.
- Hervir o freír para proporcionar calor.
- Reducir la humedad, calentándolo más tiempo.
- Agregar especias de carácter yang (jengibre, por ejemplo).

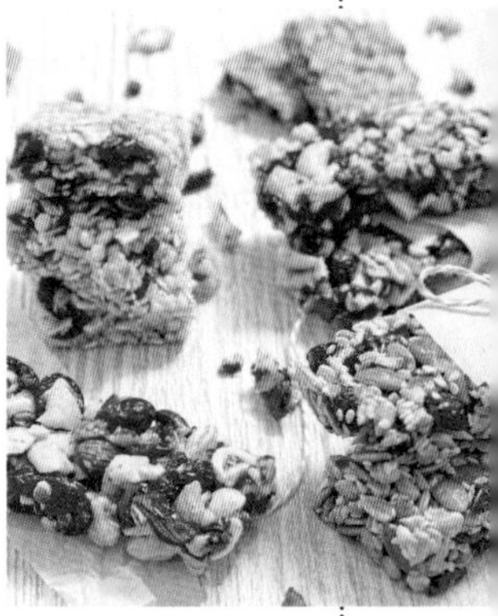

Si queremos aumentar el yin de un alimento yang, necesitamos...
- Reducir el tiempo de cocción.
- Añadir humedad (yin), por ejemplo, con salsas gustosas.
- Agregar hierbas con carácter yin (como la menta fresca).

Si la comida contiene más yin, después de comer nos sentiremos...
- Tranquilos, renovados.
- Físicamente más calmados.
- Hidratados.

Si la comida contiene más yang, después de comer nos sentiremos...
- Calientes y estimulados.
- Más cariñosos.
- Con la piel y las mucosas más secas.

Por otro lado, el organismo no siempre es capaz de eliminar todo el exceso de líquido, y éste se instala en los tejidos provocando una dilatación en forma de retención o celulitis. La solución para evitar ese exceso no puede ser más sencilla: hay que respetar los requerimientos naturales de la sed, evitar el beber como hábito y tomar alimentos de origen vegetal cocinados correctamente.

Masticación e insalivación. Las sopas

Cuando el alimento se mastica bien se convierte en agua gracias a la insalivación y la trituración. Incluso un alimento relativamente seco, como puede ser el pan, tiene un 50% de agua. Si analizáramos un par de días el contenido de líquido de la dieta macrobiótica, comprobaríamos que todos esos alimentos contienen en su interior varios litros de agua. Por eso, si se siguen los criterios de alimentación macrobióticos no es necesario beber líquido extra. Si experimentas sed es porque has comido desequilibradamente y con excesiva sal. Intenta no beber durante las comidas para no restar efectividad a la masticación. Como decía Gandhi: «Bebe tu comida y mastica tu bebida.»

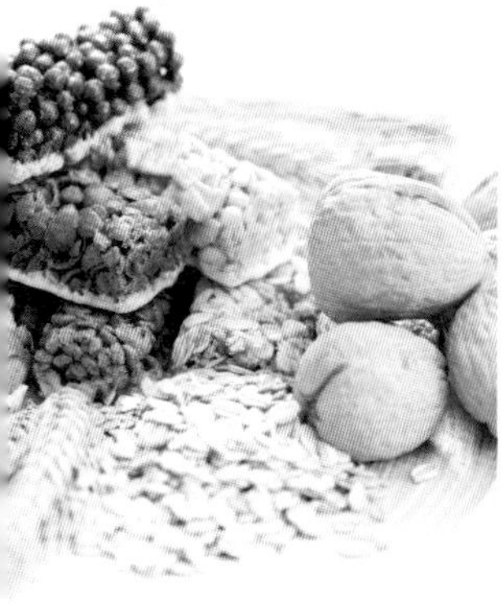

También conviene tener especial cuidado en no abusar de los alimentos salados o especiados, porque producen sed. Éste es uno de los principales motivos de la sed, ya que nos pasamos el día comiendo a deshora alimentos fuertes, como la carne o el pescado, y refrescos cargados de colorantes y azúcar, que nos producen la necesidad de ingerir de nuevo más y más líquido. Existe un proverbio oriental que dice: «El necio repite sopa tres veces».

Es recomendable tomar sopa (una o dos tazas al día) para preparar el estómago antes de comer alimentos sólidos, aunque nuestras sopas podrán incluirlos. Una sopa cremosa de calabaza y cebolla, o de coliflor y almendras.... Hay muchas variedades, según las estaciones y los gustos de cada uno.

Los ingredientes básicos para una buena sopa suelen ser: agua, agua de cocción de la pasta o del remojo de los cereales y de las algas, caldo vegetal, verduras, algas, cereales (también pasta, sémolas y copos) y legumbres. Las verduras puedes saltearlas primero en la sartén con unas pocas gotas de aceite. Además, puedes añadirles miso, uno de los condimentos macrobióticos más recomendables por su alto valor nutricional y enzimático. Para que no pierda sus enzimas, no conviene que el miso hierva o se cocine a temperaturas elevadas.

Alimentos y temperamento personal

Los alimentos que tomamos producen actitudes y reacciones que podemos incluir en el principio universal de energías yin y yang del equilibrio y armonía perfectos. Recordemos ante todo que, según la macrobiótica...

• En el caso de personas de **temperamento demasiado relajado**, tranquilo, pacífico, amable y sensible es importante consumir alimentos como vegetales de raíz, cereales y legumbres, un poco de pescado y alimentos salados, condimentados y picantes. También alimentos fritos o asados para equilibrar su energía personal y evitar la inseguridad y la depresión.

• Para las personas de **temperamento más bien entusiasta**, confiado, alegre, ambicioso y competitivo se sugieren alimentos como vegetales verdes, tofu (el "queso" de soja cada vez más conocido por todo el mundo), ensaladas, frutas, líquidos, alimentos dulces y agridulces así como alimentos frescos o bien preparados al vapor para equilibrar su energía personal y evitar la irritabilidad, los enfados y reacciones agresivas o incluso violentas.

• Los alimentos que van a fortalecer nuestro **corazón**, el **timo** y nuestro **intestino delgado** son el trigo, centeno, avena, lentejas, vegetales verdes, pimientos verdes, brócoli, frutas cítricas y alimentos de color verde en general.

• Los que van a fortalecer el **hígado**, **sistema nervioso**, **músculos**, **ligamentos** y **tendones** son las legumbres, algas marinas, cerezas, uvas moradas, sandía, pescado y todos los alimentos de color oscuro.

• Los que benefician el **páncreas**, **bazo** y **estómago** son el maíz, endivias, mostaza, tomates, escalopas, fresas, cerezas, melocotones y camarones así como en general los alimentos de color rojo. Para mejorar los pulmones, sistema nervioso autónomo, intestino grueso y la piel se recomiendan frutas dulces, frutos secos y en cuanto al pescado atún y pez espada, así como en general los alimentos amarillos o de colores terrosos.

- Referente a los **riñones**, la **sangre**, **vejiga**, **sistema inmunitario**, así como los **órganos y hormonas sexuales** son favorables el arroz, legumbres y soja, de, tofu, cebollas, nabos, rábanos, coliflor, col, peras, apio y los alimentos de color blanco y tonos pastel.

¿Y los postres? ¿Y el café? ¿Y el chocolate?

En macrobiótica no se comen postres porque la comida ya está equilibrada, y si necesitas postre es porque la comida no te satisface.

Se recomienda finalizar las comidas con una taza de infusión, preferentemente té bancha o té mu (ver pág. 293). Vamos a olvidarnos del café y descartaremos también los tés negros, los ahumados y muchos tés no ecológicos, porque llevan colorantes.

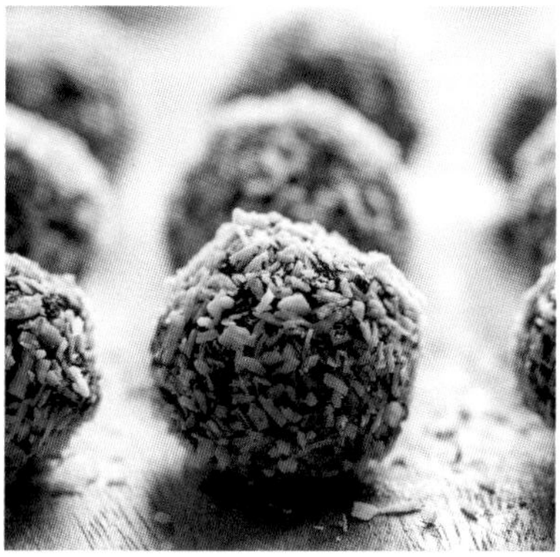

Después de comer podemos opcionalmente dedicarle un «capricho» al organismo con una infusión tonificante o una bebida de cereales (tipo malta, «yannoh», «bambú», etc.). En pocos días te sentirás mucho mejor y dejarás de depender del café y otros estimulantes.

La eliminación total del café suele ser un poco más complicada si se ha sido adicto durante muchos años. Puede hacerse reduciéndolo poco a poco, es decir, a base de eliminar cada día una cucharadita del café recién hecho. El proceso puede durar unos 10-30 días, y pueden darse síntomas (además del sueño) como dolor de cabeza o de sienes y cierta fatiga. Son perfectamente normales y nos hablan con elocuencia del abuso que hemos hecho del organismo: le obligábamos a una sobreactuación, excitándolo con la cafeína y teofilina del té.

Y también, por cierto, con la teobromina del cacao, que es otro alimento poco aconsejable y que podemos sustituir perfectamente, en pasteles y chocolates, por harina de algarroba. Hay personas a las que sienta bien el chocolate y el cacao, considerado incluso como «superalimento». La combinación leche-azúcar-cacao de una mayoría de chocolates sí es muy poco aconsejable en cualquier caso.

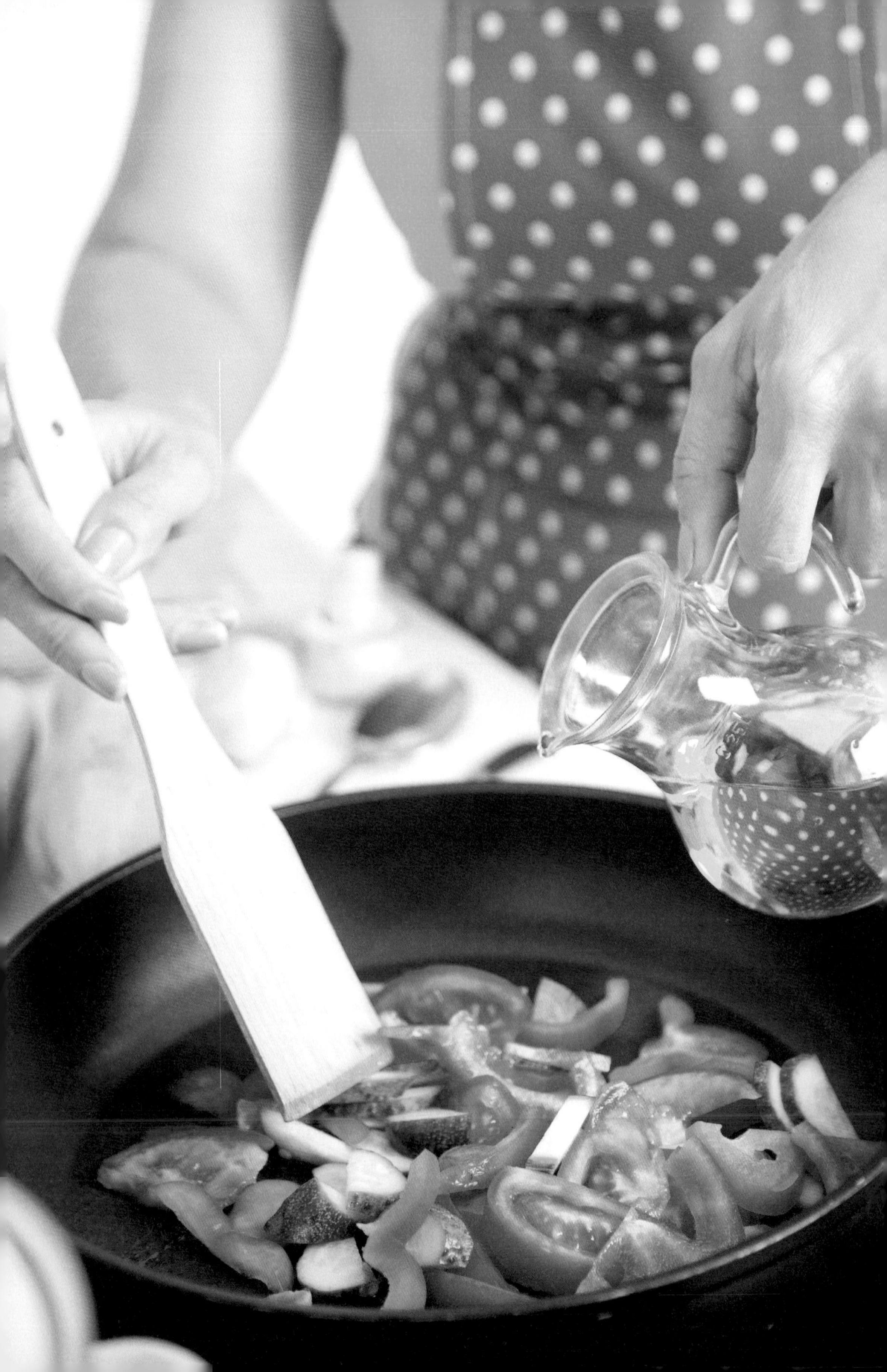

Preparar los alimentos

Tenemos en cuenta que para la salud no es lo mismo freír un alimento que hervirlo, pero en cambio, olvidamos que a nivel energético se considera que las patatas «enfrían» y los huevos «calientan»... La elección del tipo de energía que nuestro organismo necesita, según cada estilo de vida, es una tarea que conviene tener en cuenta y que requiere un poco de estudio, cierta dedicación y mucho sentido común.

Algunos especialistas lo han definido como una auténtica labor de alquimia, como el Dr. Jorge Pérez-Calvo y la nutricionista Montse Bradford, que han desarrollado un notable trabajo sobre esta cuestión, y que adquiere todo su sentido con la práctica diaria en la cocina. A partir de unas bases iniciales cercanas a la macrobiótica, en estos momentos disponemos, gracias a ellos y otros pioneros, de una información mucho más precisa sobre el valor y los efectos de los alimentos a nivel energético. Una cebolla al vapor, hervida, frita o cruda nos producirá un efecto bien distinto, no solo por el sabor, la digestión o los nutrientes, sino también a nivel energético.

Ahora veremos los estilos básicos de preparación y cocción de los alimentos, junto a diversas sugerencias culinarias y sus efectos. Conocerlos y ponerlos en práctica es importante, bastante sencillo y está al alcance de todos.

Técnicas culinarias y formas de preparación

Elegir un tipo de cocción significa escoger la clase de energía que aportaremos al organismo en relación a nuestro estilo de vida. Se trata de responsabilizarnos del estado de nuestro cuerpo y desarrollar la habilidad de responder y actuar en consecuencia. Un trabajo de alquimia personal en la cocina. Las texturas también son una parte importante y conviene darles el valor que merecen, lo que es esencial en la elaboración de las ensaladas y factor clave para cocinar de forma sana y natural. Es lógico que no nos alimentemos de la misma forma en un verano muy caluroso que en un invierno húmedo y frío. De la misma manera, una persona muy activa que trabaja al aire libre tiene unas necesidades energéticas muy diferentes a otra con un trabajo sedentario y realizado en un lugar cerrado y con calefacción. Vamos a ver quince formas diferentes de preparar, conservar o cocinar los alimentos, y su efecto energético. (ver pág. 86).

1. Germinar

- **Equipo:** germinador o jarra de vidrio.
- **Tiempo:** según la variedad elegida para germinar.
- **Ingredientes:** semillas de alfalfa, soja, cebolla, rabanito, cereales... Los germinados son muy fáciles de hacer en casa. Los más sencillos y rápidos son la alfalfa, los cereales, la soja... Hay que tener cuidado con algunas leguminosas germinadas (garbanzos, ciertas lentejas y judías), porque son difíciles de digerir y es mejor cocinarlas.

Colocamos la semilla elegida en una jarra de vidrio y la cubrimos con agua mineral. Escurrimos al cabo de 6 horas, cubriendo la jarra con una gasa. Reservamos en un lugar sin sol directo (hay quien las guarda en un lugar oscuro), lavando y escurriendo la jarra dos veces al día. Normalmente tardan de 3 a 5 días en germinar y crecen 1-2 cm.

Cuando los germinados hayan alcanzado el tamaño deseado, los lavamos, escurrimos y reservamos en el frigorífico. Esta técnica nos permitirá disponer de legumbres frescas y crudas con todas sus propiedades.

2. Macerar

- **Equipo:** cualquier recipiente de cerámica o de vidrio.
- **Tiempo:** depende de la verdura (de 1 o 2 horas a toda la noche).
- **Ingredientes:** cualquier verdura, tofu fresco o tempeh. Para macerar verduras es conveniente cortarlas muy finas o rallarlas. Hace falta un condimento salado, como sal marina, miso, umeboshi o salsa de soja.

Si se desea, pueden disolverse los condimentos salados con agua y complementarlos con vinagre, ajo, hierbas aromáticas, aceite, ralladura de limón o naranja, jengibre, endulzante natural, etc. Reservamos el líquido para aliñar ensaladas.

Al macerar, los alimentos crudos son más dulces y crujientes.

3. Prensar

- **Equipo:** prensa o dos platos y un peso.
- **Tiempo:** desde 1 hora a toda la noche.
- **Ingredientes:** cualquier clase de verdura que sea jugosa.

Cortamos las verduras muy finas, mezclándolas bien con un condimento salado como sal marina, miso, salsa de soja o umeboshi. A continuación, las colocamos en la prensa o entre dos platos con un peso encima. El condimento salado, la presión y el tiempo harán que el vegetal empiece a expeler su contenido de agua, conservando su frescura y textura crujiente. Si esto no ocurre, faltará condimento salado o más tiempo de presión.

Antes de servir escurriremos las verduras prensadas, tirando el líquido obtenido en el proceso. Si las verduras están muy saladas, podemos lavarlas en agua fría y escurrirlas. Es opcional añadir entonces algunos aliños para realzar el sabor (ver el apartado sobre macerar). No es recomendable utilizar el líquido del prensado para hacer sopas u otras cocciones.

4. El fermentado corto

- **Equipo:** tarro de vidrio limpio, gasa y una goma elástica.
- **Tiempo:** 1 o 2 semanas.
- **Ingredientes:** cualquier clase de verdura. La palabra inglesa *pickle* significa encurtido, es decir, la conserva hecha a base de vinagre y también salmuera, que es la elaborada con agua cargada de sal. Esta es la forma tradicional de elaborar pickles, un fermentado corto, simplemente con agua y sal marina.

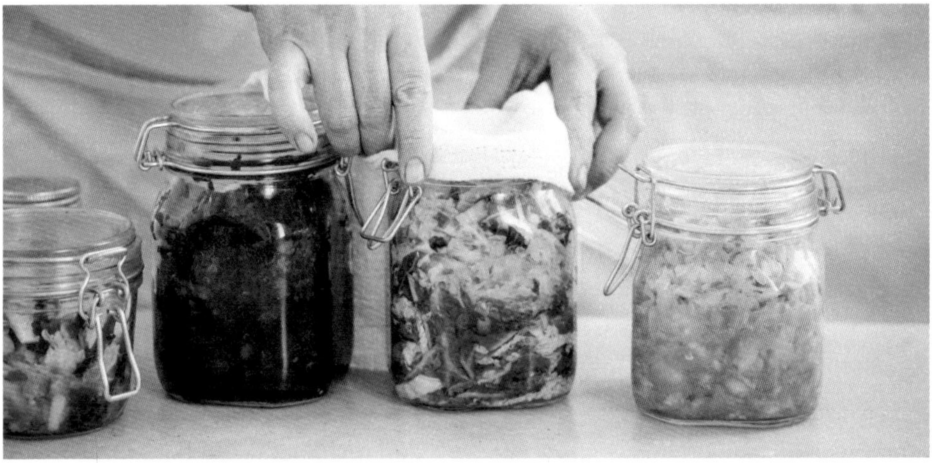

Cómo hacer pickles en casa

Condimentos salados a escoger:

• 10-12% de sal marina en agua de buena calidad; o bien 1 parte de salsa de soja en 4 partes de agua, o 2 ciruelas fermentadas umeboshi desmenuzadas (o 1 y 1/2 cucharadas de pasta umeboshi en 2 tazas de agua).

• Podemos añadir aliños al gusto, que nos ayudarán a realzar el sabor: ajo, jengibre, mostaza, cebolla rallada, vinagre, el jugo o la ralladura de cítricos (siempre de cultivo ecológico), algas, endulzantes naturales, hierbas aromáticas o especias suaves.

• Daremos preferencia a las verduras frescas y de cultivo ecológico.

• Las jarras y botes para conservar las verduras tienen que ser siempre de vidrio o cerámica.

• El agua debe ser de buena calidad. Si la del grifo no lo es, se recomienda hervirla primero y dejarla enfriar unas horas, o bien utilizar agua mineral.

• Para salmueras cortas, de 1 a 2 semanas, hay que cortar las verduras a trozos pequeños. Para salmueras más largas, de entre 3 y 4 semanas, podemos cortarlas en trozos más grandes.

El fermentado corto puede estar listo en 1 o 2 semanas. Sus propiedades son numerosas: estimula el apetito (es ideal para los niños), nutre el aparato digestivo, regenera la flora intestinal y neutraliza el deseo de tomar azúcar.

Es recomendable tomar una cucharada de pickles (o de chucrut, col fermentada) en las comidas porque ayuda a la digestión y a la asimilación de lo ingerido. Podemos dárselos incluso a niños pequeños, cuando todavía no necesitan demasiada o ninguna cantidad de sal.

El líquido de la salmuera que queda después de haber consumido todas las verduras puede aprovecharse como aliño para ensaladas. También podemos utilizar la mitad para empezar otro recipiente de salmuera, añadiendo agua fresca y un poco de condimento salado.

Este proceso de conservación es muy rápido y barato. Podemos empezar a prepararlo cada semana con una verdura diferente y así disponer de una buena variedad.

• Colocamos los trozos de las verduras en el tarro y añadimos la disolución fría salada, cubriendo las verduras por completo. Tapamos con la gasa y la goma elástica.
• Reservamos el tarro, a poder ser, en un lugar oscuro y fresco: en verano, en el frigorífico y en invierno, en un armario.
• Al cabo de 2 o 3 días, retiramos la gasa, lo tapamos bien y lo dejamos así durante 1-2 semanas. Si lo tapamos herméticamente desde el principio, la preparación irá mucho más lenta.
• Cuando vayamos a consumir esta conserva, una vez abierto el tarro hay que conservarlo en el frigorífico.

En caso de...
• Si las verduras están blandas y pegajosas, significa que no se han conservado y debemos tirarlas. Puede deberse a dos motivos: poca sal u otro condimento salado, o bien demasiado calor donde se guardaba.
• Si tras la fermentación aparece un poco de moho en la superficie, lo quitaremos y comprobaremos que las verduras están crujientes.
• Si las verduras están muy bien conservadas, pero demasiado saladas, las dejaremos en agua fría durante unos minutos antes de consumirlas.

5. Escaldar

• **Equipo:** cacerola de acero inoxidable.
• **Tiempo:** de 10 a 15 segundos.
• **Llama:** alta, en agua hirviendo.
• **Ingredientes:** cualquier clase de verduras, cortadas finamente.

Hervimos agua y añadimos una pizca de sal marina. Sumergimos las verduras cortadas, según la naturaleza de cada una: para berros, lechuga y pepino solo es necesario sumergirlos y sacarlos; los rabanitos necesitan 10 segundos, y las zanahorias o la coliflor, unos 15 segundos.

Escurrimos las verduras escaldadas y las servimos al momento, con algún aliño al gusto. También podemos dejarlas enfriar.

Es recomendable escaldar antes las verduras con menos color y sabor, y dejar para el final las demás, para que el agua no se tiña demasiado al principio.

6. Hervir

- **Equipo:** cacerola de acero inoxidable.
- **Tiempo:** durante unos 5 minutos.
- **Llama:** alta, en agua hirviendo.
- **Ingredientes:** variedad de verduras, algas finas.

El hervido es uno de los métodos de cocción más utilizados y básicos en la cocina de cada día. Ponemos agua a hervir, la suficiente para cubrir las verduras del todo. Añadimos una pizca de sal marina y hervimos por separado cada verdura, empezando por las de menos color y sabor.

Al hervir no utilizaremos tapa; con ello lograremos un efecto más ligero. Se hierve cada verdura según su tamaño y densidad; por ejemplo, zanahorias cortadas tipo juliana: 2 minutos; flores de brécol o coliflor: de 4 a 5 minutos, y col blanca: de 3 a 4 minutos.

7. Salteado corto

- **Equipo:** sartén o cacerola de acero inoxidable o wok chino.
- **Tiempo:** alrededor de 10 minutos.
- **Llama:** media/alta.
- **Ingredientes:** cualquier clase de verduras, cortadas muy finas.

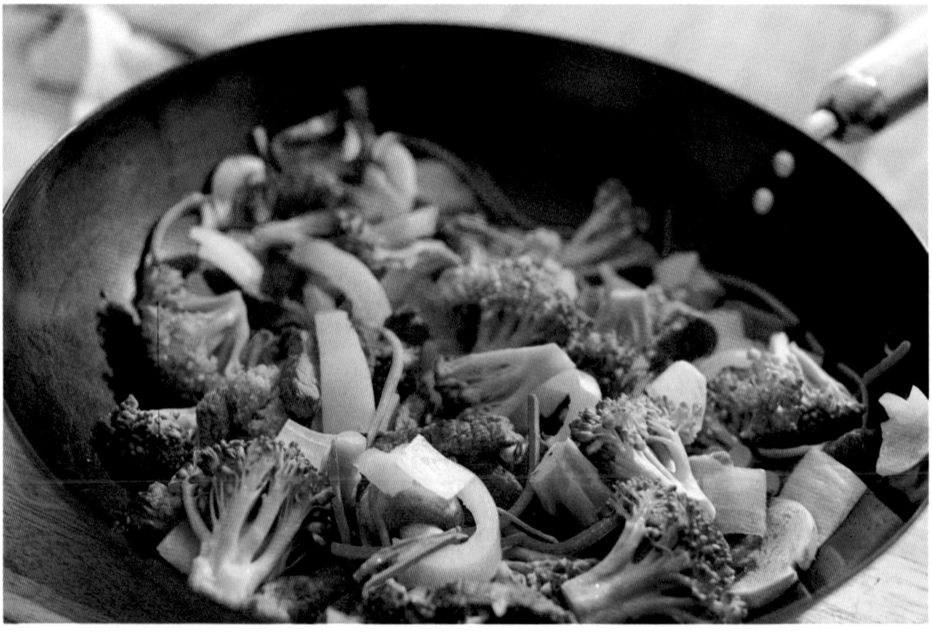

Calentamos el recipiente, añadiendo unas gotas de aceite o 3 cucharadas de agua. Incorporamos las verduras de inmediato. Si empleamos cebollas o puerros, los añadiremos al principio, rehogándolos solos durante 1-2 minutos.

Agregamos enseguida las demás verduras y una pizca de sal marina o salsa de soja; de este modo las verduras se harán en su jugo y se realzará su sabor dulce.

Las salteamos sin dejar de remover y sin tapa, con el fuego muy alto, durante 5-10 minutos. Sazonamos con unas gotas más de salsa de soja y seguimos cocinando unos minutos.

El tiempo del salteado corto varía dependiendo de las verduras: zanahorias, de 5 a 7 minutos; col china, de 3 a 5 minutos; flores de coliflor, de 5 a 10 minutos, y champiñones, de 5 a 7 minutos.

8. Al vapor

- **Equipo:** cazuela de acero inoxidable, cerámica o vidrio, con margarita de acero inoxidable o de bambú.
- **Tiempo:** de 5 a 10 minutos.
- **Llama:** media, la necesaria para crear vapor.
- **Ingredientes:** cualquier clase de verduras.

Este método culinario es uno de los más comunes, utilizándose a diario. Vertemos 1-2 cm de agua en el recipiente, insertamos la margarita y colocamos encima las verduras cortadas a trozos medianos con una pizca de sal marina. Si se cocinan al vapor verduras de diferentes densidades, como zanahorias y col china, podemos prepararlas de dos formas distintas:

a. Cortando las zanahorias muy finas y cocinándolo todo junto.

b. Cocinando primero al vapor las zanahorias, hasta que están casi hechas, y añadiendo la col china en los 2 minutos finales. Para crear el vapor, la llama tiene que ser media y la tapa siempre debe estar puesta.

9. A la plancha

- **Equipo:** plancha de metal, o teflonizada ecológica (eléctricas). Al aire libre puede emplearse incluso una piedra plana y firme, sobre fuego.
- **Tiempo:** unos 5 minutos.
- **Llama:** alta.
- **Ingredientes:** seitán, tempeh, setas, tofu, hamburguesas y salchichas vegetales y toda clase de hortalizas.

La plancha puede considerarse un estilo de cocción, aunque suele utilizarse después de otro; por ejemplo, si se desea hacer a la plancha seitán o tempeh, ya deben estar cocinados. En cambio, el tofu (fresco o ahumado) puede cocinarse a la plancha tanto si está crudo como macerado.

Es un proceso muy rápido. Bastan unas gotas de aceite y cocinar el alimento unos minutos por cada lado, con unas gotas de salsa de soja.

Se pueden hacer a la plancha verduras previamente cocidas al vapor, como rodajas de calabaza, zanahorias partidas por la mitad, calabacines, berenjenas, etc.

Cocinar a la plancha es rápido, los alimentos quedan más sabrosos y conservan bien sus nutrientes.

10. Freír

- **Equipo:** cazuela inoxidable o de hierro colado o freidora.
- **Tiempo:** de 2 a 5 minutos.
- **Llama:** media/alta, pero sin hervir.
- **Ingredientes:** cualquier clase de verduras, algas, proteínas vegetales, etc.

Vertemos en la sartén unos 2 cm de aceite para freír de buena calidad. El aceite debe calentarse, sin que hierva, a una temperatura de 180 ºC. La temperatura es esencial; si está frío, las verduras quedarán blandas y empapadas de aceite, mientras que si está demasiado caliente, se quemarán.

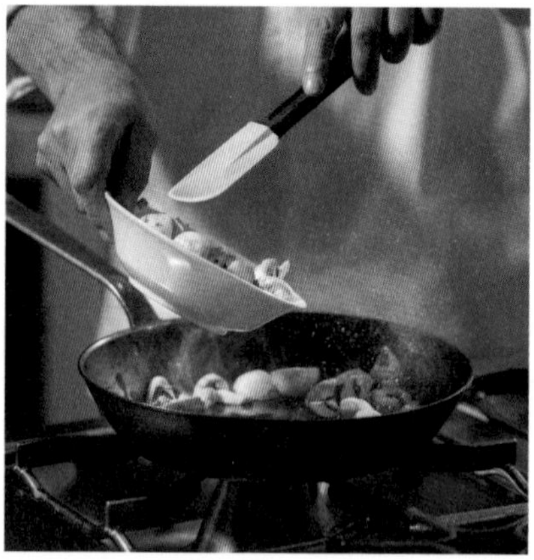

Para comprobar la temperatura del aceite, se echa un trocito de lo que vayamos a freír o una gota de la pasta para el rebozado. Si se queda en el fondo, el aceite todavía no ha alcanzado la temperatura adecuada; si la sustancia se queda en la superficie y el aceite humea, está demasiado caliente.

Hay verduras crudas que se pueden freír, como los berros, el perejil o la cebolla, en tanto que otras más densas es recomendable cocinarlas antes al vapor, como las zanahorias o la calabaza. Luego se sumergen en la pasta del rebozado y se fríen hasta que adquieran un color dorado y una consistencia crujiente. Las retiramos y secamos con papel absorbente.

Podemos añadir a cada trozo unas gotas de tamari o salsa de soja. Las serviremos calientes y siempre acompañadas con un aliño picante o ácido, que ayudar a digerir mejor el aceite.

Para conservar el aceite de freír, después de sacar la última verdura apagamos el fuego y añadimos un hueso de ciruela umeboshi o media ciruela. Tapamos y colocamos el recipiente caliente, con mucho cuidado, en un lugar seguro. Al usarlo la próxima vez, pasaremos el aceite por un filtro de papel de los utilizados para café.

• **Pasta para rebozado:** harina, sal, una cucharadita de espesante como arruruz (opcional) y agua carbónica. Mezclamos los ingredientes y dejamos reposar la pasta en el frigorífico durante media hora antes de empezar a freír.

11. Estofar

• **Equipo:** cacerola de acero inoxidable, con doble fondo, o de hierro fundido, barro o vidrio. Tiempo: un mínimo de ½ hora y de máximo lo que se desee.

• **Llama:** alta al principio, media o baja durante la cocción.

• **Ingredientes:** en especial verduras redondas y de raíz, cortadas en trozos grandes.

Colocamos en el recipiente 1 cm de agua o caldo de verduras. Añadimos las verduras y una pizca de sal marina. Tapamos y llevamos a ebullición con la llama alta. Reducimos la llama a media o baja, y dejamos cocer las verduras lentamente. El estofado se puede condimentar desde el principio con sal, salsa de soja o miso, para que su efecto sea más dulce y caliente más. Si se condimenta unos minutos antes de terminar la cocción, su efecto será menos dulce, proporcionará una energía mucho más ligera y todavía conservará las mismas cualidades del condimento fermentado. Se pueden añadir hierbas aromáticas, secas desde el principio o frescas hacia el final. Si se utiliza jengibre, añadirlo durante los 2 minutos finales para conservar su efecto de calentar y activar. Es posible añadir proteínas vegetales (tofu, tempeh, seitán) hacia el final de la cocci.n.

12. A presión

• **Equipo:** olla a presión de acero inoxidable.

• **Tiempo:** verduras, de 5 a 10 minutos (cereales y legumbres varía según cada caso).

• **Llama:** alta al principio, baja durante la cocción.

• **Ingredientes:** cualquier clase de verduras, algas, cereales, legumbres, proteínas vegetales, etc.

Esta forma de cocción no debería utilizarse solo para ahorrar tiempo. Se debe tener en cuenta su efecto y utilizarlo cuando se considere necesario.

No es recomendable usarlo de forma habitual para las verduras, sino para la cocción de ingredientes muy densos (como cereales y legumbres) y que requieren un efecto más penetrante. En este caso, es mejor conocer sus tiempos, as. como utilizar una placa difusora para que no se peguen.

Colocamos las verduras en el fondo de la olla o en una margarita de acero inoxidable. Añadimos un poco de agua, una pizca de sal marina, tapamos y ponemos la olla a fuego fuerte. Bajamos el fuego al mínimo y lo dejamos el tiempo requerido. Antes y después de usar la olla conviene comprobar que el seguro esté bien limpio.

13. Salteado largo

- **Equipo:** sartén de acero inoxidable o de hierro fundido.
- **Tiempo:** mínimo de 30 a 40 minutos.
- **Llama:** muy alta los 2 primeros minutos; media o baja el resto.
- **Ingredientes:** verduras de raíz o verduras redondas, algas y proteínas vegetales.

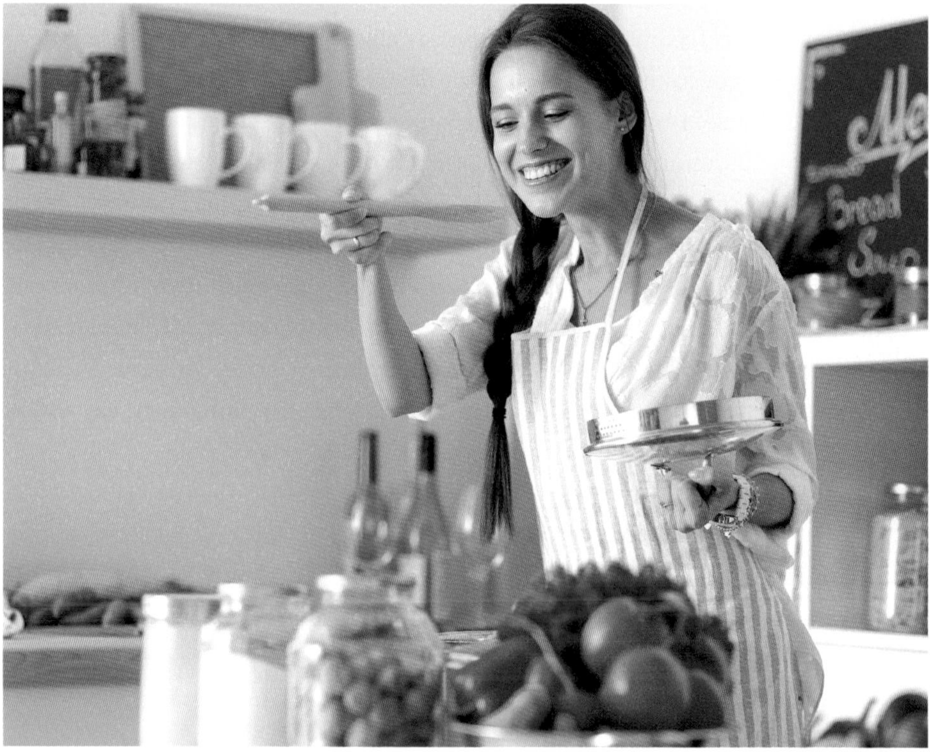

Cortamos las verduras a trozos grandes. Ponemos a calentar la sartén, añadimos aceite de buena calidad, prensado en frío, y en una cantidad mayor que para el salteado corto. Añadimos las verduras y las rehogamos unos minutos con llama alta y una pizca de sal.

Tapamos la sartén, bajamos el fuego al mínimo (o utilizamos la placa difusora) y cocemos durante el tiempo indicado. Removemos de vez en cuando para que no se peguen. Si se han puesto pocas verduras, no será suficiente con el jugo que desprenden, por lo que necesitaremos añadir un poco de agua.

Hacia el final de la cocción se puede agregar un condimento salado, como la salsa de soja. Las verduras tienen que quedar bien cocidas, blandas y muy dulces. El salteado largo calienta interiormente y es ideal para cocinar en invierno.

14. Al horno

- **Equipo:** recipiente para el horno (vidrio, cerámica o barro).
- **Tiempo:** depende de lo que se quiera hornear.
- **Llama:** media.
- **Ingredientes:** verduras, frutas, tofu y frutos secos.

El alimento cocido en el horno proporciona, desde el interior hacia el exterior, un calor muy profundo y penetrante, una energía condensada y pesada. No es recomendable usar el horno a diario y es mejor hacerlo en climas fríos.

Colocamos las verduras en el recipiente o bandeja para el horno, añadimos una pizca de sal o salsa de soja, un fondo de agua y las cubrimos con la tapa o papel de aluminio. Horneamos hasta que estén bien cocidas.

Para obtener una energía menos pesada, cocemos previamente las verduras al vapor y luego las cocinamos al horno unos minutos. El horno resulta muy útil para tostar frutos secos y semillas, o para cocinar fruta en invierno, como las clásicas manzanas al horno.

15. Barbacoa y fermentado largo

No vamos a entrar en detalle con estos últimos estilos de preparación porque, aunque presentan cierto interés, no se usan a menudo.

- **Barbacoa o brasa.** Podemos utilizar tofu, tempeh, seitán, mazorcas de maíz fresco, champiñones, setas, cebollas, calabacín... Como estilo de cocción es de los más concentrados y, si queremos sentirnos relajados y ligeros, no conviene abusar de él.

Efecto energético de los estilos de preparación de los alimentos

1 Germinar: abre, enfría, aligera.

2 Macerar: abre, enfría, su sabor es más dulce y crujiente que crudo.

3 Prensar: enfría, es crujiente, más dulce y con menos contenido de agua que crudo.

4 El fermentado corto: regenera la flora intestinal, rica en vitaminas B y C.

5 Escaldar: aligera, refresca, activa, es crujiente.

6 Hervir: aligera, refresca, nutre y activa la parte superior y superficial del cuerpo.

7.1 Salteado corto con agua: aligera, activa, da sabor dulce.

7.2 Salteado corto con aceite: aligera, calienta algo, activa.

8 Al vapor: aligera, relaja, calma, nutre el plexo solar, realza el sabor dulce de las verduras.

9 A la plancha: activa, estimula ligeramente.

10 Freír: calienta superficialmente, activa, estimula, dinamiza.

11 Estofar: calma, refuerza, calienta más el interior del cuerpo.

12 A presión: da energía, refuerza y concentra, es dulce.

13 Salteado largo: refuerza, calienta interiormente, ideal para estaciones frías, endulza.

14 Al horno: calienta en profundidad, seca, contrae, da una energía más bien estática, pesada.

15 Barbacoa y fermentado largo: tensa mucho, contrae, calienta.

• **Fermentado de largo tiempo.** Así se preparan las ciruelas umeboshi, el miso y la salsa de soja. No son difíciles de hacer, pero requieren experiencia y los utensilios apropiados. Estos condimentos salados se utilizan para realzar y atraer el sabor dulce de los alimentos que se cocinan. Sus propiedades medicinales son eevadas: ayudan a la asimilación y digestión, regeneran la flora intestinal, etc. Un ejemplo muy conocido de fermentado de largo tiempo son las aceitunas.

Los utensilios

La temperatura y forma de cocción de los alimentos son importantes para la calidad energética de nuestros platos, y algunos utensilios nos ayudarán a lograr la cocción o preparación más adecuada. Con ellos podremos realzar los sabores y mantener la vitalidad de cada alimento.

Elegiremos pues con cuidado los utensilios que nos acompañarán en casa a lo largo del tiempo, teniendo en cuenta que en su gran mayoría son similares a los de la cocina convencional. No se necesitan demasiados inventos y sí, en cambio, una buena elección del horno, del tipo de fuego, o de los materiales de cazos y cazuelas, o que la paella sea preferiblemente de hierro, por ejemplo.

Vamos a ver algunos utensilios —ya nos hemos referido al deshidratador—, teniendo en cuenta que en la cocina nos sentiremos más ligeros y todo nos parecerá mucho más fácil si evitamos el desorden. Para ello basta con poner en práctica algo tan simple como limpiar los utensilios a medida que los vayamos usando.

El pequeño electrodoméstico y la comida blanda

Hace unos veinte años, el médico naturista Santi Giol ya comentaba la tendencia hacia la «comida blanda». Se refería a la pérdida más o menos inconsciente de las ganas de masticar, y a la creciente utilización de toda clase de utensilios (batidoras de brazo o de vaso, extractores de zumos, licuadoras, robots...) para masticar menos. Hoy esta tendencia empieza a convertirse en una realidad preocupante, también con la omnipresente comida preparada. A todos nos gustan los detalles de la cocina bien elaborada, pero vale la pena también tener en cuenta este hecho.

Tanto si se trata de robots de cocina o de termomix (que pueden ser útiles, pero a menudo caros en relación a lo que ofrecen) como de máquinas de hacer pan (nada como el horno tradicional, aunque para amasar sí que puede ayudar un buen robot o amasadora), vale la pena pensarlo dos veces antes de llenar la casa de cachivaches.

De las palomitas a los deshidratadores

La elección de nuestro equipo de cocina es algo muy personal: hay quien disfruta preparando palomitas en una sartén (¡cuidado con quemaros!) y quien juega con los niños y una palomitera (las hay muy económicas). Existen robots de cocina de muy buena calidad y que nos pueden ayudar en diferentes tareas, desde hacer sorbetes hasta el amasado de pan (incluido el pan esenio sin levadura). Sin embargo, es preferible comprar menos al principio y esperar hasta estar seguros de que vamos a utilizar de verdad algunos de los excelentes equipos disponibles, tanto si se trata de un buen deshidratador (como los Excalibur, o Sedona) para elaborar recetas crudiveganas, o como de un buen molino para obtener al instante harina y copos de cereal de calidad.

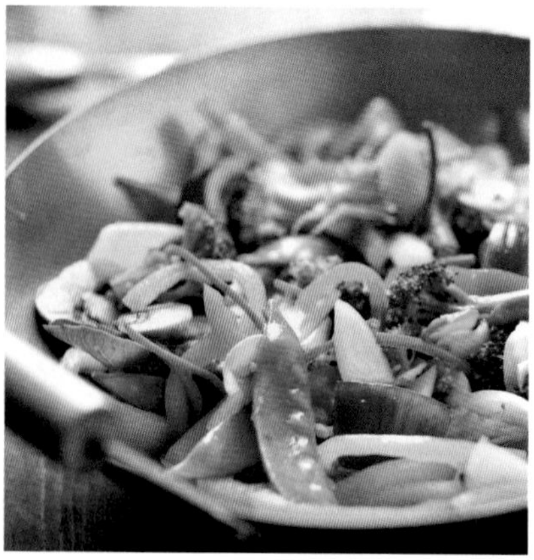

Y puesto que la alternativa a cocinar con agua del grifo es hacerlo con agua mineral, tanto o más importante que algunos utensilios será, según donde viváis, la instalación de un buen equipo de ósmosis inversa para la depuración del agua.

Germinadores

Los germinadores de bandeja (como «Biosnacky», de la casa Vogel, o los de la distribuidora Conasi) son sencillos y dan muy buen resultado. Además, ahora ya es fácil encontrar semillas biológicas adecuadas para germinar en casa. Suponen una tarea mínima y, si tenemos niños, es ideal para que participen. Descubrirán de primera mano esta pequeña maravilla de la naturaleza.

Existen germinadores eléctricos (tipo «Easygreen») capaces de germinar todo tipo de semillas, aunque son más adecuados para familias numerosas o en caso de que queramos obtener brotes a mayor escala.

Wok

La sartén china tradicional o wok ayuda a cocinar los fritosde forma un tanto más saludable, aprovechando mejor la energía y el sabor de los alimentos con muy poco aceite. Su fondo abombado proporciona un calor intenso que resulta muy útil para saltear alimentos, sobre todo hortalizas y verduras. Funciona a través de un movimiento constante que ayuda a extraer el «chi» o energía; así los alimentos mantienen todo su aroma y sabor. El wok permite remover sin que exista peligro de que se vuelque o desborde el contenido, y sus paredes curvadas ayudan a que los ingredientes no se peguen ni se quemen. Tradicionalmente, los woks tenían unos 30 cm de diámetro, pero ahora los hay de todos los tamaños, incluso existen unos miniwoks de aleación ligera, pero suelen estropearse enseguida si se dejan al fuego.

El wok puede servir también para cocinar al vapor, con la ayuda de una cestita vaporizadora de bambú («mushiki»).

Consejos de utilización:

• Conviene precalentarlo un minuto, y usarlo luego muy caliente y a fuego vivo.
• Para saltear emplearemos un mínimo de aceite, sin dejar de remover.
• Se lava con agua caliente y una brocha de bambú.

Lo guardaremos bien limpio y seco, y para evitar la oxidación, se le dará una capa de aceite.

Para los zumos

Los extractores de zumos son muy adecuados, y el resultado es un zumo de gran calidad, aunque ahora han comenzado a aparecer equipos baratos que extraen poco porque no tienen la potencia necesaria. Debemos estar convencidos de que vamos a darles uso, porque los buenos extractores no son baratos. Existen incluso extractores especiales, tanto eléctricos como manuales, para obtener jugo de germinados.
• En el caso de las licuadoras, que son económicas y muy válidas para la extracción de jugos de raíces o alimentos duros/quebradizos (zanahoria, remolacha, apìo) nos encontramos con la aparición de estos nuevos extractores, que son excelentes, aunque un poco caros, para la obtención del resto de jugos, tanto de fruta como de verduras de hoja. Lo ideal sería disponer de ambos, sobre todo si tenéis idea de hacer zumos a diario.

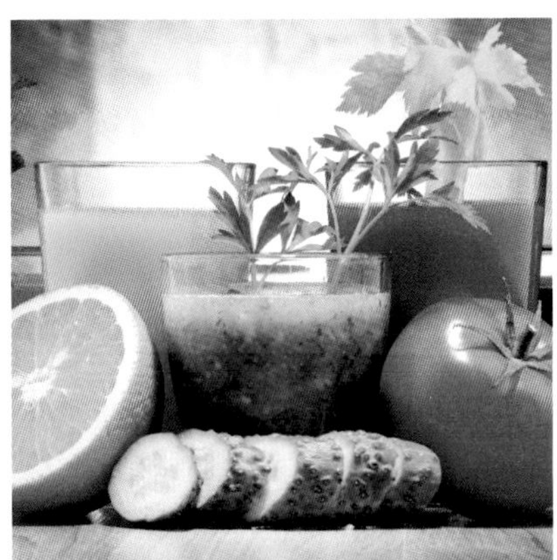

La licuadora es el aparato estrella para elaborar zumos de raíces u hortalizas fibrosas como la zanahoria, la remolacha o el apio. Después de utilizarla hay que lavarla enseguida y vaciar el depósito de la pulpa (resulta un abono excelente).
• Junto al resto de utensilios para zumos, aparecen otros más generales: un pelador, un par de cuchillos, tabla para cortar, un cepillo de fregar pequeño para las verduras, un colador, una jarra con medidas (aunque con la práctica... ¡cada vez mediréis menos!) y un buen rallador de acero inoxidable.

Sartenes

Un viejo dicho naturista sobre fritos y salud nos recuerda que «la sartén tiene un agujero en el mango porque debería estar siempre colgada». Y es que, como todos sabemos, los fritos no son precisamente la forma más sana de cocinar.

• Los aceites no deben calentarse a elevadas temperaturas; por eso los fritos suelen ser indigestos (e incluso pueden ser nocivos), porque el alimento que freímos y nos comemos absorbe las grandes cantidades de aceite que se emplea. Por eso será conveniente depositar los fritos sobre papel absorbente para reducir la cantidad de aceite.

• Las paellas tradicionales tampoco eran saludables, se solía freír encima de... ¡carbonilla! (tóxica); ahora bien, las sartenes recubiertas de antiadherente tipo teflón deben emplearse mientras estén libres de ralladuras, porque de lo contrario comeremos antiadherente. Conviene que este recubrimiento sea ecológico (antiadherente cerámico libre de materiales pesados, PFOA y PTFE, que son nocivos para la salud).

• Existen excelentes paellas con recubrimiento de carbono y titanio. Y también las clásicas de hierro fundido: son excelentes, pero conviene vigilar porque suelen venir con unos mangos demasiado cortos.

Cuchillos

El instrumento para cortar de toda la vida ya no está formado solo por una hoja de metal con un mango, sino que consta de una superficie cortante sólida anclada sobre un material duro, sin determinar el material de fabricación. Según la hoja de corte del cuchillo, podrá ser de acero carbonatado, acero damasco, acero inoxidable o cerámica. La capacidad de corte es determinante y la calidad de la hoja o la ergonomía y el peso del mango pueden ayudarnos en la elección.

• Los cuchillos de acero inoxidable resisten bien los ácidos y la corrosión, pero son difíciles de afilar. Los cuchillos de acero carbonatado poseen un mejor afilado, se forjan fácilmente y poseen buena dureza y retención de filo, pero son más o menos oxidables.

• Cerámica. El filo de los cuchillos de cerámica es el resultado de una compactación de polvo de zirconio tratado a alta temperatura y tienen una dureza cercana a la del diamante. El filo dura muchísimo tiempo en perfectas condiciones. No corta demasiado en la mayoría de cuchillos de cerámica del mercado, pero son higiénicos e inoxidables: la cerámica es un material alternativo puro y saludable. Las hojas cerámicas no transfieren su sabor u olor ni iones metálicos a los alimentos. Son cuchillos ligeros y fáciles de limpiar, pero también más sensibles a los golpes y no sirven en el caso de que se quieran cortar alimentos congelados o muy duros.

Los mangos pueden ser del mismo acero que la hoja, o bien de madera o resinas. Se sujetan inyectados (los más sencillos), remachados a la hoja o forjados, que son los más resistentes.

Moldes para hornear

Utilizaremos los moldes para preparar un flan o un pastel, una quiche o un pudding, bombones, cupcakes, magdalenas, incluso el pan, según cómo lo hagamos. Del tradicional de aluminio a la moderna silicona, todo necesita un buen molde. Hasta hace poco no había mucha variedad: todo se hacía en moldes metálicos, pero hoy día la oferta es muy amplia. ¿Qué molde es mejor, si es que lo hay?

• **Metálicos.** Fabricados con materiales como el estaño, el aluminio o el acero, algunos se presentan con una pátina antiadherente. Los de acero no presentan nocividad; el resto, conviene evitarlos. Los recubrimientos de pátina antiadherente tienen una duración variable, pero algunos se pueden estropear o rayar enseguida.

Los metálicos son los moldes tradicionales y los más utilizados, aunque hoy día están perdiendo terreno en favor de los moldes de silicona. En igualdad de condiciones, se recomienda el uso de moldes metálicos para las recetas que requieren una temperatura elevada de cocción, especialmente las masas fermentadas (repostería, panes, puddings y plumcakes). Los más habituales son los desmoldables, en los que se separa la base del contorno del molde por una palanca lateral. Estos también son los más adecuados para hacer pasteles tipo cheesecake y mousses.

• **Vidrio.** Soportan altas temperaturas, aunque hay que evitar los contrastes térmicos, por ejemplo, poniendo el molde en un sitio frío en cuanto se saca del horno. Por su ausencia de porosidad es un material muy higiénico, aunque es peor conductor del calor que la cerámica y el metal, por lo que las masas pueden tardar algo más en cocerse.

Podemos encontrar moldes de vidrio redondos para preparar tartas y quiches, y rectangulares y profundos para hacer plumcakes. Antes de verter las masas o tapizar con ellas los moldes es necesario engrasarlos y/o enharinarlos. No se trata de moldes aptos para desmoldar, sino que se han de presentar directamente a la mesa.

El horno microondas

Es bastante incomprensible que la comercialización de hornos microondas siga autorizada tan alegremente, sobre todo después de conocerse diversos estudios de científicos suizos, alemanes y rusos. Así como el calor del horno de gas convencional es el que hornea, gratina o calienta los alimentos, el horno microondas calienta en cambio de forma distinta: se basa en la emisión de ondas electromagnéticas que atraviesan los recipientes y cuyo impacto sobre las moléculas de agua de los alimentos las hace vibrar, motivando una fricción que genera calor.

Hasta ahora se sabía que esta forma de calentar los alimentos «de dentro hacia fuera» del microondas alteraba parte de su química, por ejemplo, el ácido fólico que puedan contener o su estructura proteica. También se pueden observar al microscopio las paredes celulares de las verduras y comprobar que aparecen desgarradas. Coloquialmente, alguien ha calificado esta forma de calentar como hacerlo «a base de dar tortazos a las células». Nada de esto parece influir hasta ahora en la popularidad de esos aparatos, cuyas ventas han crecido de forma asombrosa en todo el mundo en los últimos quince años, aunque el trabajo de dos periodistas de investigación (A. Wayne y L. Newell) parece confirmar las peores sospechas.

Entre otras cosas, en sus informes se afirma que:

• El cuerpo humano no puede metabolizar los productos desconocidos que se crean en los alimentos expuestos a microondas. Y los efectos de esos nuevos productos son permanentes en el organismo.

• El consumo continuado de alimentos procesados en horno microondas detiene o altera la producción de hormonas femeninas y masculinas.

• Se reducen o alteran los minerales, vitaminas y nutrientes de todos los alimentos procesados en microondas, de forma que el cuerpo humano se queda con poco o nada, o absorbe compuestos alterados que no pueden asimilarse.

• Los minerales de las verduras y hortalizas, cuando se cocinan en horno microondas, se convierten en radicales libres.

• Existen indicios de que los alimentos calentados en microondas pueden causar ciertos tipos de cáncer de estómago o intestinal.
• El consumo continuado de alimentos procesados en microondas puede causar deficiencias en el sistema inmunitario (alteraciones en la glándula linfática y suero sanguíneo).
• Los alimentos procesados en microondas pueden provocar pérdida de memoria y de concentración. Se estudian otros posibles daños en el tejido cerebral por alteración de los impulsos eléctricos.

• **Silicona.** No es un plástico, aunque lo parezca, y su calidad es muy variable, por lo que motivan cierta polémica. La silicona se compone básicamente de silicio, que se encuentra de forma natural en la arena, el cuarzo y las rocas. Esta puede tener diferentes formulaciones y composiciones, y aquí es donde aparecen las diversas calidades. Muchas se venden sin haber pasado todos los controles de calidad y seguridad alimentaria, y ello se comprueba con el uso: los alimentos se pegan en las cocciones, los moldes desprenden olores y al cabo de poco tiempo se estropean.

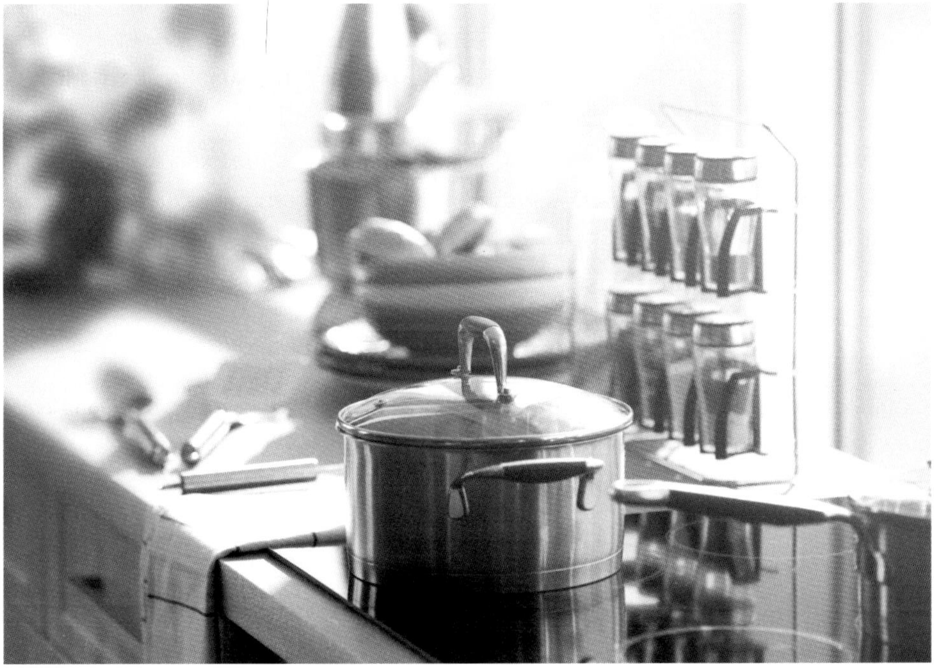

Buscaremos siliconas de buena calidad (se nota enseguida en el precio), con todas sus garantías de fabricación. Una de las que destacamos es la llamada «silicona platino», un material con avales que la convierten en la más indicada para uso alimentario y médico (chupetes y tetinas de biberón, por ejemplo). Es suave, no mancha y no se desgasta.

Los moldes fabricados con buenas siliconas, con garantías de haber pasado los controles de calidad y seguridad alimentarias...

• Están hechos de un material inocuo, inodoro, insípido y antibacteriano.

• Poseen gran flexibilidad, lo cual facilita el desmolde y almacenaje; pueden ser doblados sin riesgo a que se deformen, ocupando muy poco espacio en la cocina.

• Tienen adaptabilidad térmica: alta resistencia a temperaturas extremas (de -60 °C a 220 °C), pudiéndose someter al horno, congelador o lavaplatos sin que se alteren sus propiedades.

• Poseen un antiadherente especial, por lo que solo es necesario engrasarlos la primera vez para optimizarlos y facilitar el desmolde. Con ello también se consigue eliminar el uso de materia grasa para untar el fondo y las paredes de los moldes.

• La cocción es uniforme. La composición de la silicona y su estructura química permiten lograr resultados estéticos difíciles de obtener con otros materiales.

• Más que ecológicos cabe decir que son reutilizables. Su composición es básicamente de silicio, un material orgánico.

Entre los puntos débiles de los moldes de silicona tenemos su falta de estabilidad, por lo cual, y para evitar los derrames, se aconseja colocar la rejilla del horno en una mesa de trabajo y poner el molde encima para rellenarlo después.

Los moldes tipo «springform» combinan una base de cerámica con un contorno de silicona. En el momento de desmoldar se separa la base del contorno con toda facilidad y de ahí va directo a la mesa (permite presentaciones muy lucidas).

Para cocinar al vapor

Comentados los materiales, dejamos al gusto y las necesidades personales la elección del menaje, en especial de cazuelas, ollas y potes. En contra de lo que afirman los reclamos de los vendedores, no es imprescindible mucha ingeniería para escoger una buena olla al vapor. Existe una excepción, y son los «hornos» de vapor, unas ollas conocidas como «Le vitaliseur de Marion».

No son baratas y, al principio, cuesta acostumbrarse a los sabores naturales que nos ofrecen. Pero permiten obtener una cocción homogénea y autorregulada a

95 ºC que garantiza que se cocine al «vapor suave» y sin que se mojen los alimentos, lo que es ideal para aquellas personas con el estómago delicado o que quieran cuidarse. Este *vitaliseur* conserva mucho mejor los nutrientes, minerales y vitaminas. Los alimentos son más digestivos y, en conjunto, ofrece numerosas ventajas para la salud.

Otros utensilios

Tendremos por supuesto en la cocina buenos ralladores, coladores y un colador chino, pasapurés, bandejas para horno, etc., pero en estos casos la elección del modelo no es tan determinante. Puede resultar divertido el rallador tipo «Spirelli-Gefu», con el que se obtienen tallarines de zanahoria, calabacín o pepino.

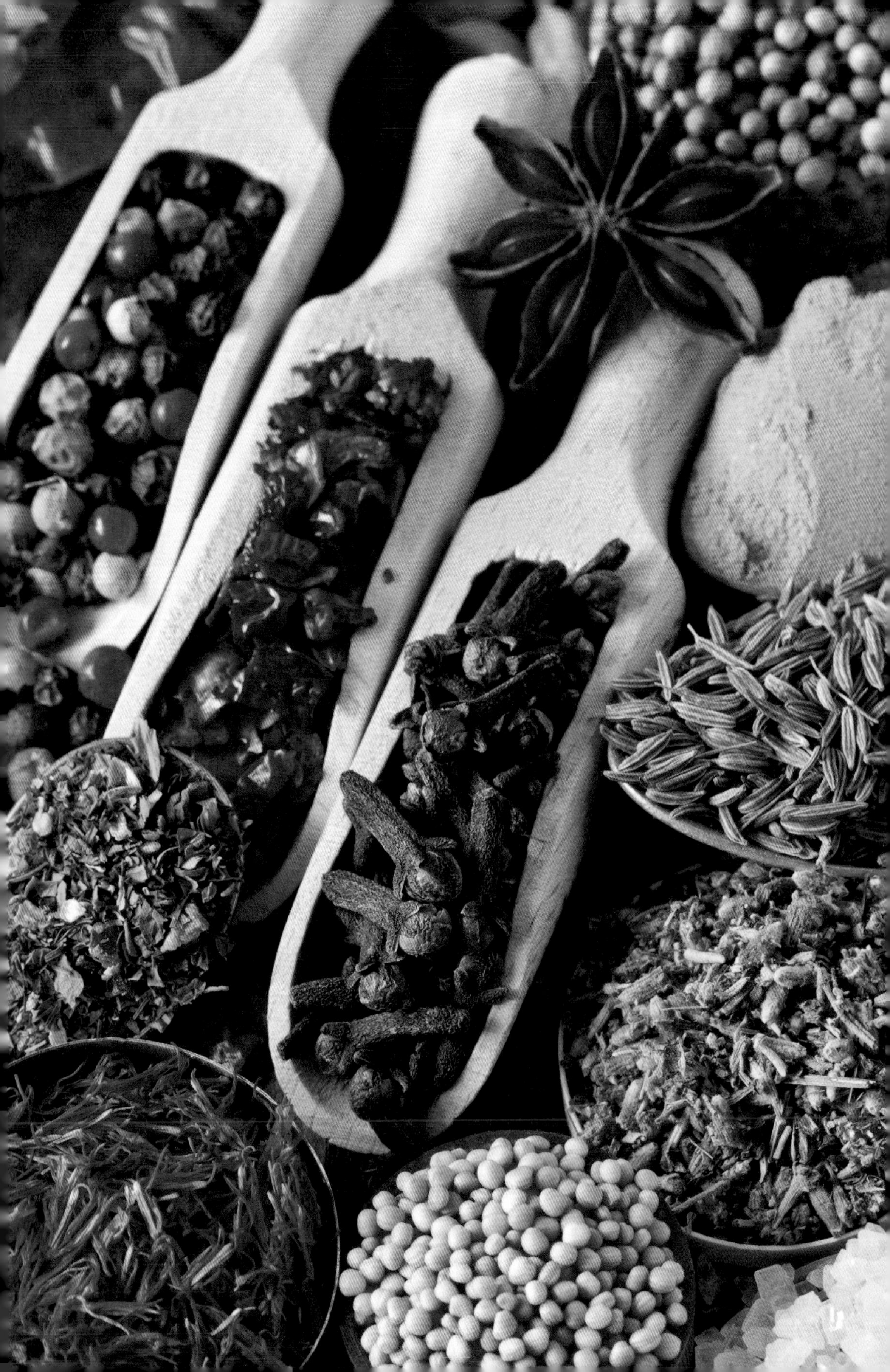

Ingredientes. Los alimentos

El buen funcionamiento del organismo depende en gran medida de lo que comemos, del tipo de dieta que seguimos porque, al fin y al cabo, la salud empieza en nuestra casa cero, es decir, de piel adentro. Por el lado positivo somos privilegiados, puesto que cerca de casa disponemos de muy buenos ingredientes: grano, hortalizas y frutas, sabores deliciosos e inconfundibles que albergan un sinfín de beneficios, energía y propiedades curativas.

Entre los muchos alimentos interesantes, hemos seleccionado algunos que, sobre todo cuando es temporada, no deberían faltar en la despensa: cereales y legumbres, hortalizas y verduras, fruta, proteínas vegetales, endulzantes, hierbas aromáticas y especias.

También incluimos otros ingredientes que en estos últimos años se han ido incorporando a la cocina natural; nos deleitan con su sabor, están relacionados con la salud y muchos de ellos ya forman parte de nuestra despensa.

Los cereales

El trigo en Europa, el mijo en África, el maíz en América, el arroz en Asia... Parecería que tenemos disponibles una docena de cereales, pero existen más de cinco mil variedades distintas... ¡solo de arroz! Junto con las frutas, los cereales son, en un sentido amplio, el otro gran «fruto» de la Tierra; ideal para la comida diaria de los seres humanos.

De los tres tipos de alimentos básicos ricos en almidón (legumbres, patatas y cereales), estos últimos son los más indicados.

Para asimilarlos mejor lo ideal es que los acompañemos de una buena ración de verdura. Pero tanto si están en forma de pan integral fresco, tostado o dextrinado, como de copos, pasta, gofio, polenta, mijo, cuscús, galletas, barritas tentempié o arroz inflado, los cereales son una manera sana y sabrosa de ingerir aquello que más necesita nuestro organismo: glucosa de calidad. Sus proteínas incompletas se complementan bien con las de los lácteos y son una buena fuente de magnesio, hierro, zinc y vitaminas del grupo B.

Todos los cereales, harinas, pan y pastas han de ser integrales, es decir, con el valioso germen y fibra que contiene el grano. Es normal que a veces se elimine una parte del salvado (la cascarilla, la fibra), según el grado de molienda, pero no es aceptable que los industriales añadan salvado a la harina blanca (sin salvado ni germen pueden conservarla con facilidad) y luego pretendan venderla como «harina integral».

Amaranto

Son semillas (*Amaranthus hypochondriacus*) de un amplio género de hierbas presente en la mayoría de las regiones templadas y tropicales. Tanto sus semillas como las hojas comestibles de varias especies, similares a la espinaca en aspecto y propiedades, aparecen en recetas ancestrales de pueblos de Asia, América y África. Los aztecas cultivaban la planta por su semilla comestible (conocida como quelite, blero, alegría, amaranto, bledo y quintonil). Los españoles arrinconaron su cultivo aduciendo las mismas razones que con la quínoa y la chía: era un cultivo herético, propio de los indígenas.

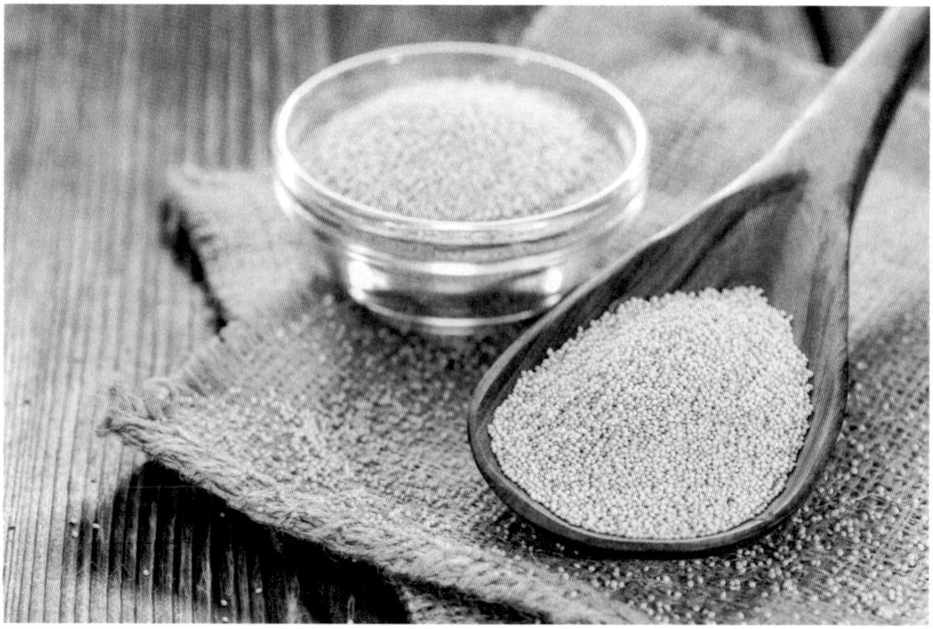

Como la quinoa, es considerado un «casi cereal», ya que en botánica corresponden a otro grupo. Su sabor no es exquisito, pero el amaranto es muy rico en proteínas (del 15 al 18%), vitaminas y minerales (hierro).

El amaranto fue seleccionado por la Nasa para alimentar a los astronautas, y se adapta muy bien a todo tipo de climas.

Arroz

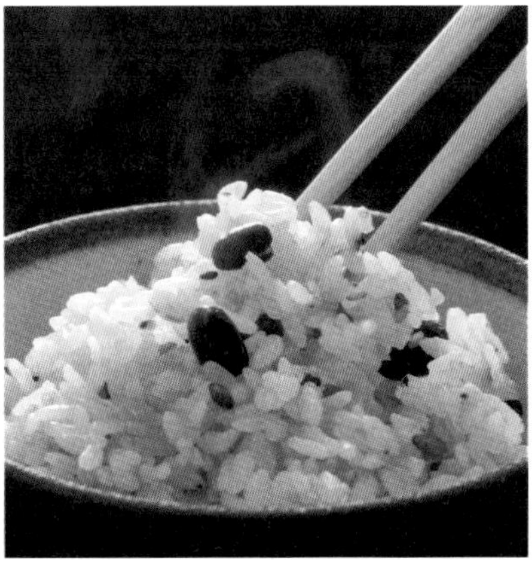

Es recomendable que el arroz que consumimos sea integral, porque el arroz blanco provoca estreñimiento y pierde casi todos sus nutrientes con el descascarillado (entre otros, desaparece el 75% de las vitaminas del grupo B).

El arroz no engorda y como se sabe, es rico en almidón, lo que supone un aporte inmediato de energía que el organismo se encarga de gastar a diario. Deberíamos comer un buen plato de arroz, por lo menos, tres veces por semana.

- El **agua de arroz** es ideal en caso de diarreas por su poderosa acción astringente. Se obtiene hirviendo dos cucharadas de arroz en un litro de agua hasta que se ablande y deshaga; luego se enfría y se cuela.
- La **leche de arroz** es muy nutritiva y, de entre todas, la que mejor evoca el sabor de la leche.

Avena

La avena contiene seis de los ocho aminoácidos esenciales y se considera el más completo de los cereales por sus cualidades energéticas y nutritivas: es rica en proteínas, carbohidratos, grasas, vitaminas, minerales y oligoelementos.

Conviene introducir un poco más de avena en la dieta diaria: es un alimento natural idóneo, que nos protege contra un sinfín de trastornos. Reduce el estrés y el insomnio, y evita el decaimiento y el desgaste físico, sobre todo en personas mayores. Es ideal para prevenir la caries, vivir sin estreñimiento y proteger el corazón.

Con harina de avena y caldo vegetal se preparan unas sopas y purés muy nutritivos. En forma de copos es un ingrediente esencial del muesli. El licuado de avena es una bebida excelente.

Malta de cebada

Así como se puede elaborar cerveza con diversos cereales además de la cebada, también en la obtención de malta se puede emplear más de un cereal, como por ejemplo el centeno. Pero en ambos casos la cebada es el elemento base dado que, de todos los cereales, es el más rico en almidón, que con la germinación se transforma en azúcares.

En los comercios podemos encontrar, fácilmente, diversos tipos de café instantáneo soluble, obtenido de maltas y cereales tostados. Se solía definir como «la» malta la bebida sustitutiva del café, mientras que «el» malta denominaba la cebada germinada y tostada con la que se prepara. Hoy día se utiliza indistintamente el masculino o el femenino para este preparado.

• **Cocción del grano.** Para la cocción base del grano de cebada, es mejor remojarla previamente unas 10-12 horas, colocando 3 o 4 tazas de agua por cada taza de cereal, según el uso.

Para cocinarla utilizaremos el agua de remojo; se inicia la cocción a fuego fuerte y luego se baja la llama al llegar el punto de hervor, se baja el fuego y se tapa. El tiempo de cocción puede oscilar entre 45 y 60 minutos, según la frescura y el tipo de grano.

• **Más riqueza nutritiva.** Lograremos más riqueza nutritiva si dejamos que el grano de cebada se «hinche». Para ello se sumerge la cebada en agua templada durante toda una noche y luego se deja, durante cuatro días, dentro de un saco poroso y con cierto grado de humedad. Se saca, se amontona en el suelo y se le toma diariamente la temperatura; si esta desciende de los 17 °C, se la apila en un montón más espeso, mientras que si sobrepasa los 20 °C se extiende en una capa más delgada que se tiene que ir removiendo. Debe mantenerse húmeda (pero no empapada), rociándola de vez en cuando con agua templada.

Al cabo de unos diez días de repetir estas operaciones, el grano habrá crecido un poco menos del doble y habrá alcanzado su punto de mayor riqueza nutritiva. Para evitar que siga creciendo secaremos la cebada, para lo cual se pondrá en una bandeja o plancha de acero, bien sobre

una estufa o fogón, o bien en un horno al mínimo, con la puerta abierta para que entre el aire y circule a través del grano. Habrá que removerla constantemente hasta que se seque, con lo que adquirirá un aroma dulce y penetrante.
Esta malta de cebada se pone entonces a tostar en el horno o en una sartén. Se hace lo mismo, pero por separado, con granos de cebada y, si se desea, de centeno.

• **Bebida digestiva.** La cebada está disponible en forma de malta, o sea, el grano pregerminado, tostado y molido con el cual se prepara una decocción similar al café. Dicha bebida ayuda a la digestión de los carbohidratos y favorece a las madres durante la lactancia. Téngase en cuenta que el efecto es inversamente proporcional al tiempo de hervor, es decir, a mayor tiempo de cocción, menos propiedades digestivas.
Para preparar la bebida, ponemos el malta en agua fría, removiendo ligeramente; encendemos el fuego y lo apagamos justo cuando alcance el hervor, al subir la espuma. Se deja reposar, se cuela con un colador de paño y se sirve.
En algunos países de Latinoamérica es popular un «café de semillas» hecho con judías azuki, arroz yamaní (uno de los preferidos en macrobiótica) y harina de algarroba.

Cebada

Desde hace más de dos siglos, el granizado y el «agua de cebada» ayudan a disfrutar más del verano. En la cebada, la presencia de vitaminas B1, B2 y PP contribuyen a una mejor asimilación de los alimentos. Su caroteno (provitamina A) favorece el rejuvenecimiento de los tejidos y es rica en fósforo.

Centeno

Se produce tanta cebada como centeno, pero a éste se le considera más bien un «cereal del Norte»: los brotes de centeno germinan en el otoño y resisten bajo la nieve los fríos intensos del invierno. Es un cereal capaz de alimentar países enteros (como Alemania o Rusia). El pan de centeno se conserva más tiempo fresco que el de trigo.

El centeno, junto con la cebada, es excelente para preparar malta.

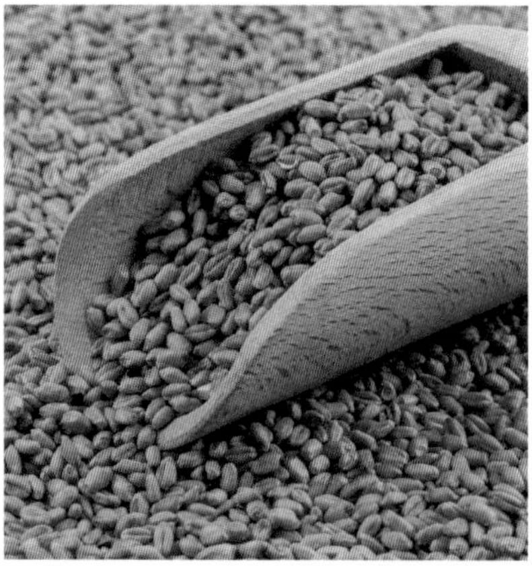

Espelta

Es uno de los trigos más antiguos y poderosos que se conocen; su origen se remonta a la Europa de hace siete mil años. Es muy rico en gluten, la proteína del trigo; por eso el seitán elaborado con espelta es de los más apreciados. Hoy se reconoce como el trigo de más calidad: es rico en fibra y de fácil digestión, con un sabor similar al del trigo integral, aunque más intenso.

Kamut

Es un trigo puro, sin hibridaciones, rico en carbohidratos, vitaminas y minerales, y muy resistente a las plagas. En el Antiguo Egipto era el alimento tradicional. Los alérgicos al trigo lo toleran bien, su sabor es suave y cremoso y posee un agradable aroma; la deliciosa «leche» o bebida de kamut es muy nutritiva. Este cereal se utiliza en sopas y para elaborar pan; al ser un «todo terreno» se puede espolvorear en la ensalada, añadir (en copos) al muesli o usar como harina para hacer unas tortitas muy ricas.

Maíz

Ningún otro cereal posee tan alto contenido en caroteno (que se convierte en vitamina A en el organismo). Es muy energético: el maíz amarillo dulce posee un notable contenido en luteína, un antioxidante muy útil para la vista y que es el responsable del color brillante de las más de doscientas variedades de maíz que existen. Si lo hervimos en agua perderemos gran cantidad de nutrientes, por lo que es mejor consumirlo en brochetas asadas, al vapor o crudo (o ligeramente cocido) en salsas, sopas o ensaladas.

Mijo

El mijo es el gran cereal que todos deberíamos conocer y cocinar, al menos, una vez por semana. Al ser rico en fósforo y potasio es una valiosa opción para quienes padecen astenia, depresión nerviosa o fatiga intelectual. Además, ayuda a reforzar las defensas del organismo.

Es sencillísimo de preparar (puede aderezarse con un chorrito de aceite y un poco de ajo o cebolla y perejil). Si añadimos al mijo cocido un poco de perejil picado y algunas verduritas salteadas (zanahoria, apio, cebolla...) y le damos un poco de forma, obtendremos unas estupendas escalopas, croquetas, o hamburguesas vegetales.

Quinoa

En quechua, «quinoa» significa «cereal madre». A nivel botánico no es un cereal, sino que pertenece a la familia de las espinacas y la remolacha (Chenopodium). Es un alimento de enorme interés nutricional, al presentar un gran contenido en proteínas de alto valor biológico y todos los aminoácidos esenciales. El germen de quinoa equivale al 30% del peso total (en la mayoría de cereales equivale más o menos al 1%).

No contiene gluten y pueden tomarla incluso los bebés antes de los cinco o siete meses. Es un alimento antiinflamatorio, y mucho más rico en minerales y vitamina E que los cereales habituales.

Teff

Ha sido uno de los alimentos básicos en Etiopía durante miles de años, gracias a su resistencia a las sequías, y hoy día también se cultiva de forma intensiva en EEUU (Idaho). La semilla de teff, una de las más antiguas que se conocen, se presenta en harina y grano entero. Su fuerte aroma y sabor recuerda a la melaza, y posee una textura bastante gelatinosa. Es ideal en puddings, tortas o pasteles, aunque también puede añadirse a sopas y estofados.

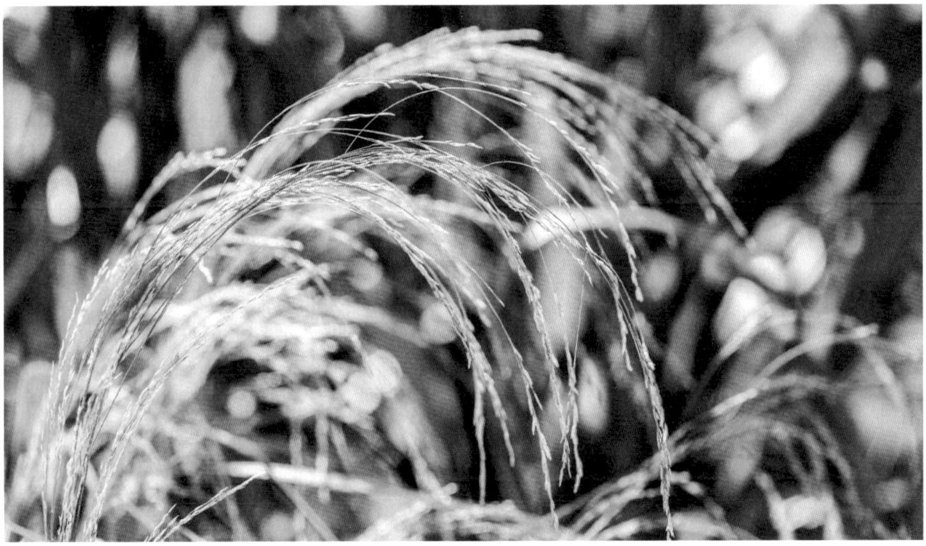

Trigo

Es el cereal más rico en proteínas después de la avena y un gran remineralizante muy rico en gluten, que lo convierte en el más panificable.

- **Salvado y germen de trigo.** Cuando se refinan, los cereales suelen separarse en tres partes: el germen, el salvado y el endosperma. La harina blanca está hecha a partir del endosperma del trigo... ¡a pesar de que la mayoría de nutrientes se encuentran en el germen y el salvado! Para elaborar la harina de trigo integral se utiliza el grano completo, con las tres partes.

Tanto el germen como el salvado de trigo contienen una alta cantidad de fibra (el salvado presenta 6 g de fibra por ¼ de vaso), y por su poder nutritivo solemos utilizarlos como complemento dietético.

- **Trigo germinado.** La germinación hace que el grano duplique su contenido en fósforo y magnesio, y aumente en calcio. El trigo germinado está especialmente indicado en caso de anemia, cansancio físico o intelectual, embarazo y lactancia. Y tanto el jugo de la «hierba del trigo» como el «Rejuvelac» son aún poco conocidos aquí, pero sus propiedades nutritivas son extraordinarias.

Jugo de la hierba del trigo y «Rejuvelac»

- El **jugo de la hierba del trigo** es un gran aliado de la salud y relativamente fácil de preparar en casa. Los médicos y terapeutas naturistas saben que el jugo de trigo germinado es muy rico en clorofila y un gran recurso ante muchas enfermedades. Se trata de un alimento rico en proteínas (contiene 16 aminoácidos), vitaminas y minerales, resultando curiosa su similitud con la sangre humana.

Para elaborarlo se necesita trigo germinado de unos 10-12 cm de alto. Si lo vamos dejando cada cierto tiempo al sol, vigilando que no se seque, se pondrá más verde y obtendremos más nutrientes. Al ser muy fibroso no se puede licuar, así que, para obtener el jugo, existen algunas maquinitas especiales para ello (manuales y eléctricas), aunque también se puede extraer fácilmente moliéndolo en un mortero (mejor si es de piedra). Exprimiremos entonces la pasta resultante con una gasa.

Hay quienes prefieren masticarlo durante un buen rato, beber el juguito y después desechar la fibra que queda.

Lo ideal es tomar el jugo de trigo germinado en ayunas o antes de las comidas (unas cucharaditas al día, como si se tratase de uno o dos «chupitos»). Se haga de la forma que se haga, tomar germinados cada día es un auténtico regalo para nuestra salud.

• El **«Rejuvelac»** es una bebida fermentada a base de granos de trigo germinado, muy rica en enzimas y con beneficiosas propiedades para la salud. Es rico en proteínas, carbohidratos, dextrinas, fosfatos, sacarinas, lactobacilos y vitaminas C, E y B. Contiene, por supuesto, todos los nutrientes del trigo, uno de los alimentos más nutritivos que existen, pero es más fácil de digerir. Y contiene también bacterias necesarias para un colon saludable.

Para elaborarlo solo se necesitan granos de trigo integral (ecológicos) y agua. La fermentación es precisamente lo que diferencia el jugo de trigo germinado («hierba del trigo») del «Rejuvelac», cuyo sabor es un tanto peculiar y sirve también para obtener otros alimentos, como el queso de anacardos (ver «quesos veganos» en pág. 300).

1. En un frasco de boca ancha ponemos alrededor de ¼ de semillas de trigo blando.
2. Cubrimos la boca del frasco con una malla, que aseguraremos con una goma elástica, y le añadimos la suficiente agua (no clorada). Se deja en remojo de 6 a 10 horas.

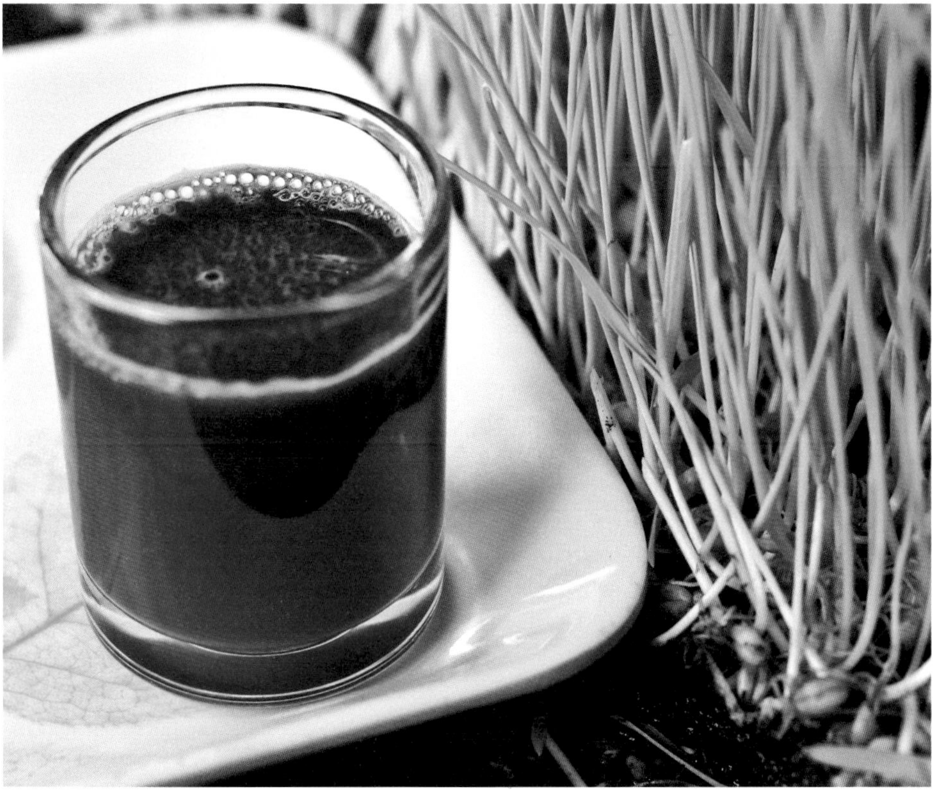

3. A continuación escurrimos, enjuagamos y volvemos a escurrir, una o dos veces al día, según la temperatura ambiente, hasta que el trigo empiece a germinar (suele tardar unos dos días).
4. Colocamos el frasco en ángulo (unos 45º) para que pueda escurrirse bien. Nos aseguraremos de que las semillas no cubren toda la boca del frasco, ya que necesitan ventilación.
5. Al cabo de unos dos días de germinación, se llena el frasco con agua (no clorada), tres veces la cantidad de semillas germinadas. Dejamos en remojo 48 horas a temperatura ambiente y, pasado este tiempo, el líquido ya se ha convertido en nuestro primer Rejuvelac.
6. Se vierte el líquido en otro recipiente y se reserva en el frigorífico.
7. Llenamos de nuevo el frasco con más agua y lo dejamos fermentar de nuevo durante 24 horas.
8. Se vierte este segundo Rejuvelac en otro frasco, que volveremos a reservar en el frigorífico.
9. Se llena por tercera vez y se deja 24 horas más.
10. Se vierte este tercer Rejuvelac en un frasco, que rervamos en el frigorífico un máximo de 3-4 días. Una vez realizadas las tres tandas, las semillas ya se pueden tirar (o dejarlas para el consumo de los pájaros).

Semillas fermentadas

A partir del Rejuvelac se pueden fermentar semillas, con resultados tanto o más interesantes. Las semillas más adecuadas para fermentar son: de girasol, el sésamo y las almendras (o algún otro fruto seco, como los anacardos).

• **Ingredientes:** 1/2 taza de semillas (pipas) de girasol, 1/2 taza de semillas de sésamo (preferiblemente blanco) y/o almendras, 1 taza de rejuvelac. Se muelen las semillas en seco o remojadas. Se añade la mitad del Rejuvelac, se remueve y se añade el resto poco a poco, moliendo y removiendo suavemente. Espesará. Se deja en reposo de 8 a 24 h. a temperatura ambiente (20-25 °C), según el grado de acidez deseado.

Masticar los cereales integrales

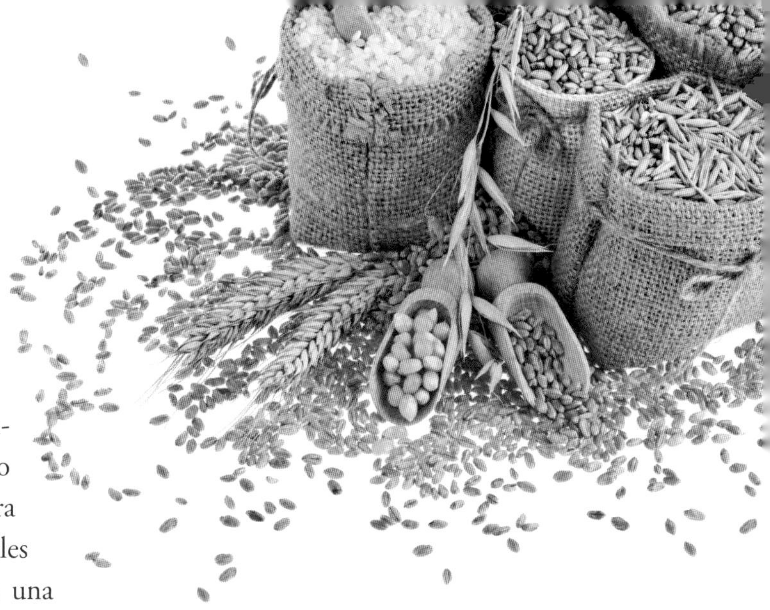

Podemos comer un mismo bol de arroz en tan solo unos minutos o durante toda una hora, depende de cada cual y de cómo valoramos la comida. Para preparar los cereales integrales ponemos agua a hervir en una olla o en una cacerola y los echamos muy despacio. Se deja cocer a fuego lento con el recipiente tapado –la tapa ha de ajustar bien–. Puesto que los materiales y las medidas de las ollas y cacerolas varían, hay que tener en cuenta que los tiempos pueden también variar un poco.

Los cereales pueden removerse una vez, al principio, cuando se asientan en el recipiente. No los revolveremos mientras hierven, y una vez cocidos los pasaremos por un colador para eliminar la humedad que sobre. También pueden ahuecarse un poco con la ayuda de un tenedor.

Sobre la masticación, se dice que Buda podía comer un bol de arroz de grano en grano. Masticar despacio el grano era toda una forma de meditación. Hoy en día, muchos practicantes de Zen, a imitación del maestro, procuran masticar los granos hasta que notan su contenido en agua liberado mediante minuciosa masticación. Sin llegar a tales extremos, conviene comer con la mente en calma y masticar mejor todos alimentos.

El gofio canario

El gofio es una harina de cereales tostados de origen bereber y tradicional en las islas Canarias desde hace siglos, donde era el alimento básico de los guanches. Sirvió de sustento en épocas de hambruna durante generaciones, y hoy día se le reconoce su prestigio como alimento (en 1994 recibió la denominación de origen) y continúa siendo la base de la alimentación en las islas y, de vez en cuando, en hogares naturistas de toda la Península.

El gofio llegó a América de la mano de los emigrantes canarios y por esta razón forma parte de la gastronomía venezolana, uruguaya, brasileña y de otros países latinoamericanos. Aunque empezó siendo harina de cebada tostada, hoy día lo encontramos de diversos tipos: de trigo, de maíz, de centeno... o en varias combinaciones de cereales.

Uno de sus secretos está en la molienda (mejor si es recién hecha) y otro, en el tostado (el justo para despertar todos sus aromas), que lo convierten en un alimento muy digestivo. El gofio puede prepararse (con agua, caldo vegetal o leche) en infinidad de platos y resulta muy energético, ya que posee las mismas propiedades nutricionales que los cereales de los que proviene.

La pasta y los cereales, ¿engordan?

Depende, pero persiste todavía la idea de que los cereales engordan: ¿Qué hay de cierto? Engordar mediante la ingestión de carbohidratos se refiere a los carbohidratos **refinados**, que carecen de elementos nutritivos imprescindibles y engordan. Sin embargo, los cereales integrales son carbohidratos de **absorción lenta**, que el organismo asimila correctamente. Así que si comemos el cereal integral nos alimentamos, nos mineralizamos y nos vitaminizamos.

La pasta es desde luego más saludable y engorda menos (es menos calórica) que, por ejemplo, la carne roja. Pero para sus detractores, la pasta es un verdadeo problema para el esfuerzo que supone mantener la figura esbelta, pues con la digestión se transforma rápidamente en azúcar, obligando al páncreas a producir más insulina, la hormona que, entre otras cosas, comunica al organismo la necesidad de almacenar grasas.

Sustituir un filete por una ración moderada de espagueti con verduras, o con salsa de tomate y algo de legumbres, evita una importante ingestión de grasas saturadas, las que obstruyen las arterias. Y, aunque no aporta grandes nutrientes, obtendremos ácido fólico, antioxidantes (el licopeno en la salsa cruda de tomate) y algo de hierro y tiamina, poco más.

Dicho de otro modo, el problema no es la pasta en si, sino cómo y con qué otros alimentos se come. Para quienes sigan una dieta restrictiva por motivos de peso, vale la pena recordar que el argumento de que la pasta engorda por el desequilibrio de hormonas que provoca puede explicarse de una forma bien sencilla: la pasta engorda, como casi todo, si se come sin mesura.

¿No te gusta la pasta de sopa de cereales integrales?

Hasta finales de la década de 1970 no era tan fácil encontrar alimentos integrales, o alimentos como el germen de trigo. No era tan fácil encontrar arroz integral, ni los deliciosos arroces basmati que hoy disfrutamos, o ni siquiera copos de cereales o muesli, tal como hoy los conocemos. Por eso, cuando la pasta comenzó a elaborarse con buenas harinas, no siempre el paladar reaccionaría con satisfacción ante un plato de macarrones... integrales. Una solución es comenzar con pastas semi integrales (las hay excelentes, en las buenas tiendas de dietética), e ir introduciendo poco a poco la pasta integral, para dejar que el paladar se acostumbre a los sabores de verdad.

Es comprensible que quien quiera iniciar hoy en día una transformación en los hábitos culinarios se encuentre con alguna dificultad de este tipo, y la reeducación del paladar puede llevar cierto tiempo, aunque solo fuera para dar el paso del pan blanco al pan integral de calidad. Ahora bien, hoy disponemos de tantos recursos para disfrutar del placer de una buena comida que, en comparación, el esfuerzo de cambiar es realmente muy pequeño.

• **Seitán.** El seitán es la proteína del trigo —el gluten— que sustituye con ventaja todo tipo de carnes y derivados de origen animal. Creado en China hace 500 años por monjes budistas, hoy puede adquirirse en tiendas de dietética, pero recomendamos prepararlo en casa: es un poco entretenido de hacer, pero así lo podréis obtener con menos sal, es decir, no tan pasado de tamari (la salsa de soja que lo adereza). (Ver la preparación en casa en pág. 287).

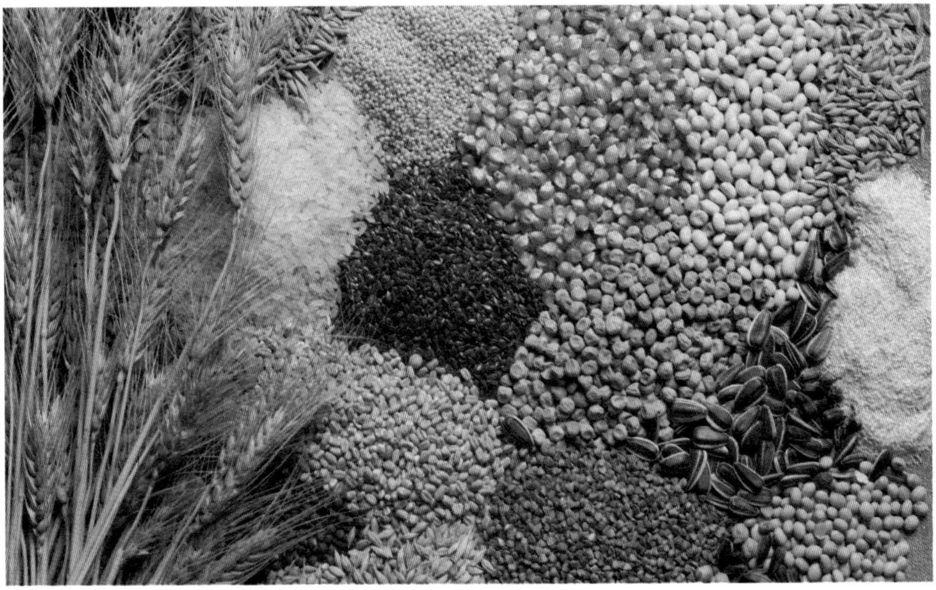

Legumbres

Nada gana a las alubias en cuanto a contenido de proteínas y sin las grasas saturadas de la mayoría de proteína de origen animal. Por eso las legumbres son un sustituto excelente de la carne y los lácteos, con un tipo de proteína de calidad biológica claramente superior. Podemos equilibrarlas en nuestra dieta combinándolas con cereales (arroz y lentejas, por ejemplo).

La lenta cocción de las legumbres en casa no tiene comparación con los botes de conserva o las legumbres cocidas convencionales de las tiendas, incluso si nos ayudamos con una olla a presión. Si les añadimos alguna alga, la digestión será más sencilla e, incluso, a medida que las cocinemos podremos eliminar la piel (fibra) que las recubre y contribuye a provocar flatulencias.

Azuki

A medio camino entre lentejas y judías, las azuki poseen propiedades depurativas y un gran aporte de nutrientes. En Medicina Tradicional China y macrobiótica son valoradas por sus propiedades depurativas que fortalecen los riñones. Hay que cocinarlas y masticarlas muy bien para digerirlas, pero también facilitan los procesos digestivos y favorecen el desarrollo de la flora intestinal.

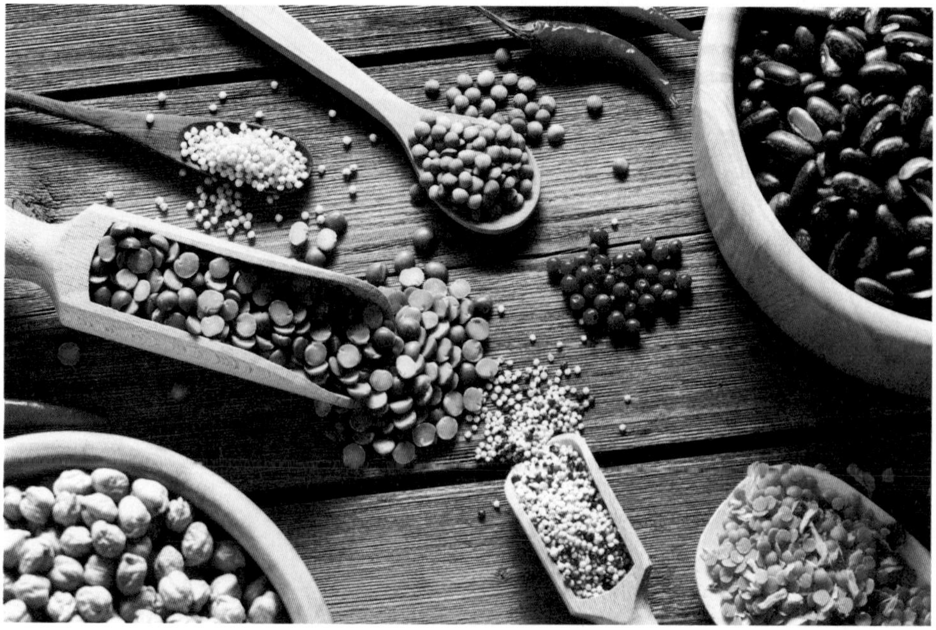

Judías

No es fácil aburrirse con esta legumbre rica en fibra (entre 5 y 7 g en medio vaso) y en ácido fólico. Ya sean alubias, frijoles o habichuelas, las judías siempre están disponibles en una gran variedad. Son buenas para el corazón, si se come el equivalente a un vaso de judías cocidas al día, el nivel de colesterol disminuirá alrededor de un 10%. En la cocina las judías son tan versátiles como la patata, y hoy día se utilizan tanto en sobrios platos caseros como en sofisticadas preparaciones.

Lenteja coral (lenteja roja)

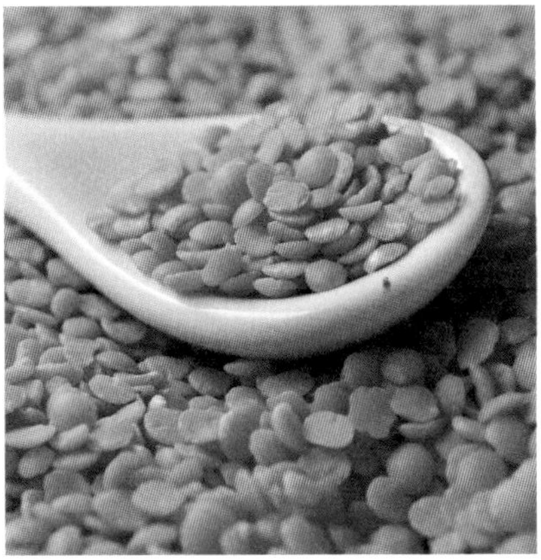

La lenteja coral es baja en grasas y presenta un alto contenido en fibra, hierro, cobre, zinc y vitamina B1. Tienen todas las ventajas de las lentejas y legumbres en general y quedan muy bien si las cocemos con patatas y zanahorias.

Estas lentejas de color salmón se cuecen muy rápidamente y ni siquiera es necesario ponerlas previamente en remojo. Se deshacen del todo enseguida, quedando como una especie de crema o puré; tienden a absorber toda el agua que pongamos y no conviene dejarlas al fuego más de treinta minutos.

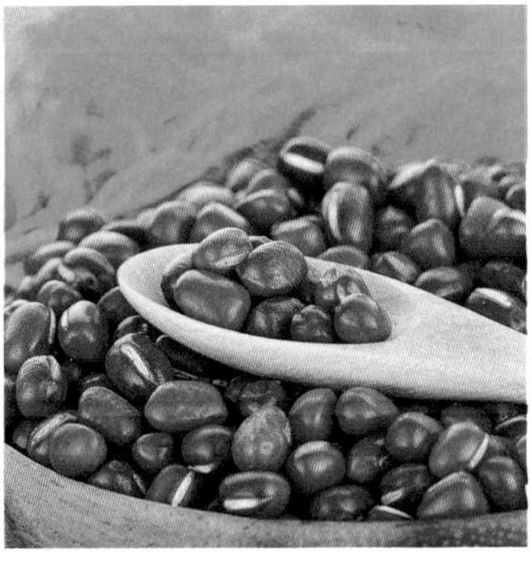

Se pueden utilizar en las habituales recetas de lentejas y legumbres, y como complemento en las ensaladas; son muy sabrosas en sopas con verduras, cremas y purés. Con alguna especia, como el curry, quedan muy ricas.

Soja

La proteína de soja en polvo reduce el nivel de colesterol; si se toma a diario, hasta un 34%. Las isoflavonas que contiene (compuestos químicos similares al estrógeno) pueden reducir el riesgo de contraer cáncer de mama e impedir el desarrollo de tumores malignos, si bien los científicos piden paciencia y más investigaciones para confirmar esta utilización medicinal. Al parecer, estas mismas sustancias actúan de forma paralela, manteniendo los huesos fuertes y aliviando las hinchazones. Estos «fitoestrógenos» de la soja son muy indicados durante la menopausia.

Hoy día podemos encontrar la buena proteína vegetal de la soja en el propio tofu («queso» de soja) y en toda clase de preparados vegetales que sustituyen con ventaja las carnes y los derivados de origen animal (hamburguesas, salchichas, «nuggets», croquetas, etc.).

La soja reduce el nocivo colesterol malo LDL. En EE UU., las autoridades sanitarias admiten que es correcto indicar en la etiqueta de los alimentos y bebidas que la contengan: «25 g de proteína de soja al día, incluidas en una dieta baja en grasas saturadas y colesterol, pueden reducir el riesgo de sufrir trastornos cardiacos».

Lecitina

La lecitina, que se encuentra en la yema de huevo y en el grano de soja, no es una vitamina, pero contiene componentes a los que puede atribuirse una especie de «efecto vitamina». Estos elementos son los ácidos esenciales colina e inositol. Una insuficiencia de colina restringe la síntesis de la lecitina y, entonces, el colesterol obturará los vasos sanguíneos.

La lecitina está muy presente en nuestro organismo –casi todas las células contienen lecitina– y es un elemento de importancia vital. El cerebro y el sistema nervioso central son particularmente ricos en esta sustancia, que forma parte de la cubierta protectora de los nervios. La lecitina regula el colesterol, ayudando a mantener pequeñas sus partículas de modo que puedan ser fácilmente utilizadas por los tejidos. De la misma manera, ayuda a la digestión y la absorción de las grasas y vitaminas (A, D, E y K, las vitaminas liposolubles). Interviene también en la respiración celular y en la producción de energía del organismo.

La lecitina es protagonista de procesos vitales, ya sea como factor protector, como estimulante o como vehículo de transporte. Los laboratorios la han logrado extraer del grano de soja y la comercializan

en forma de polvo granulado, o como complemento dietético (como en el caso de la levadura de cerveza o el germen de trigo).
En este proceso, el grano de soja se transforma en copos que se tuestan. Después se extrae el aceite de soja. Del aceite de soja se separa la lecitina, una masa de color marrón oscuro, que se deshidrata para convertirla en polvo.
Como complemento dietético, la lecitina está indicada en casos de cansancio físico o psíquico, dificultades de memoria o de concentración, estados ligeramente depresivos y envejecimiento precoz.
La industria alimentaria también aprovecha las numerosas propiedades que posee la lecitina. Al ser un excelente antioxidante natural (que reduce o evita la alteración de las grasas) y un buen emulsionante, mejora la digestibilidad de la grasa y refuerza el sabor.

En cosmética la lecitina se emplea asimismo como sustancia emulsionante y antioxidante, pero también para cumplir funciones dispersantes (para aumentar la estabilidad del cosmético), humidificantes y para asegurar la repartición homogénea de las grasas.

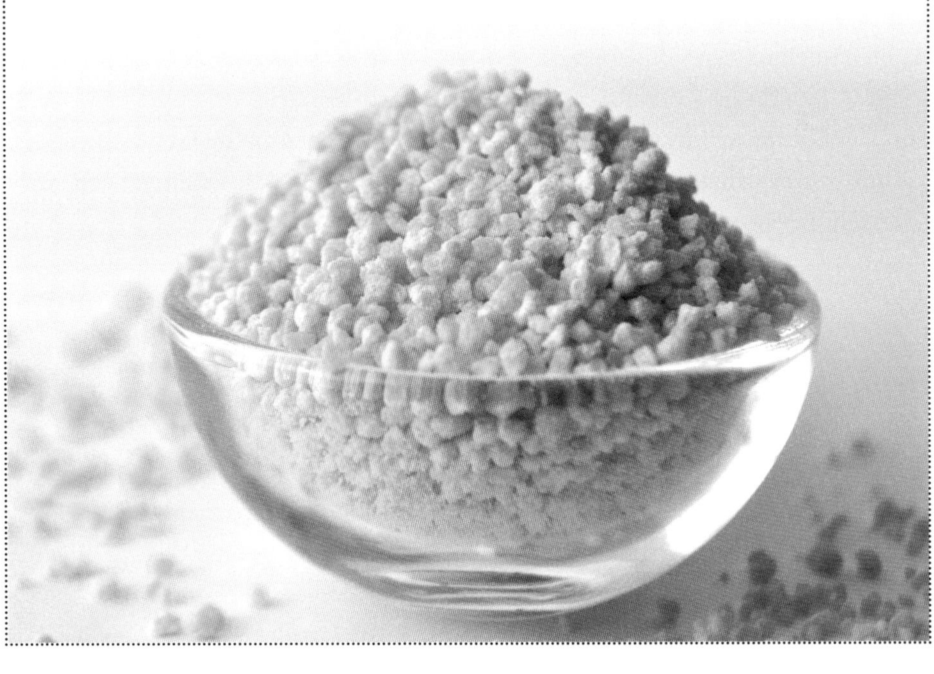

Hortalizas y verduras

¿Por qué las hortalizas y verduras son una de las claves para un programa nutricional equilibrado? Porque ya su propio nombre lo indica: «vegetal», del verbo latino vegetare, «dar vida», «nutrir». Las verduras nos ayudan de forma decisiva para que la asimilación de lo que comemos, unas simples patatas, por ejemplo, sea suave y lenta, de manera que el organismo pueda metabolizar mejor los alimentos. Aquí seleccionamos más de 15 verduras interesantes y agradables al paladar, junto a diversas variedades y complementos saludables.

Acelga, berros y col rizada

La clorofila de las hojas verdes de estas verduras se convierte, tras la digestión, en un poderoso activador del sistema inmunitario y las defensas del organismo. Por ejemplo, el indole-3-carbinol que contienen protege, entre otras afecciones, del cáncer de mama. En la cocina son bien fáciles de preparar; basta echarlas al agua hirviendo y saltearlas con ajo y aceite de oliva.

Aguacate

El aguacate contiene muchas calorías, así que no podemos abusar de él, pero su riqueza en fibra, vitaminas A y E, y grasas monoinsaturadas, lo convierten en uno de los alimentos más saludables que existen.

En el estudio de sus ventajas e inconvenientes, los expertos en grasas y aceites han llegado a la conclusión de que las grasas del aguacate son de las más beneficiosas que se conocen y, por supuesto, ayudan a elevar el nivel de colesterol «bueno» y a reducir un poco el nivel de colesterol «malo».

Ajo

Parece increíble que un solo alimento sea capaz de reducir la tasa de colesterol en la sangre, bajar la presión arterial alta, estimular el sistema inmunitario y disminuir el riesgo de contraer cáncer, todo a la vez. Las conclusiones sobre las propiedades medicinales del ajo se basan en el estudio de extractos de ajo al natural. Sin embargo, cabe destacar que los fabulosos resultados en relación a su capacidad de contrarrestar el desarrollo de diversos tipos de cáncer se obtuvieron a partir de experimentos con una dosis de ajo muy elevada (el 2,5% en peso del total de alimentos consumidos). Esta cantidad se traduce en un montón de cabezas de ajo al día.

El característico olor y sabor del ajo (y también de la cebolla) se debe a los organosulfuros que contienen. Pero además del sabor, estos componentes estimulan (al igual que el sulforafán en las crucíferas) la producción de enzimas que neutralizan los posibles carcinógenos y aumentan las defensas del organismo.

El ajo es un prodigio de actividad antitóxica y una solución natural para un sinfín de enfermedades, incluido un simple resfriado. Tanto, que los naturistas lo calificaron de «antibiótico natural» desde hace casi un siglo. Hoy cada vez más personas lo reconocen como tal.

Alcachofa

La alcachofa protege el hígado, un órgano del cuerpo que regula nuestra salud de forma decisiva; por eso es una de las plantas más utilizadas para tratar afecciones hepáticas. Es también diurética, depurativa y baja en calorías: un alimento perfecto para todo tipo de dietas. Activa las funciones hepáticas y es excelente para los riñones. Las hojas de la alcachofa contienen cinarina, un principio activo que estimula o reduce el flujo de bilis según convenga al organismo.

Ya sea por su delicioso sabor o por sus propiedades y alto contenido en fibra, vale la pena consumirla. La pizca de corazón que hay en el extremo inferior de cada hoja es exquisita al natural, pero si se quiere aderezar o sazonar, lo mejor es hacerlo con

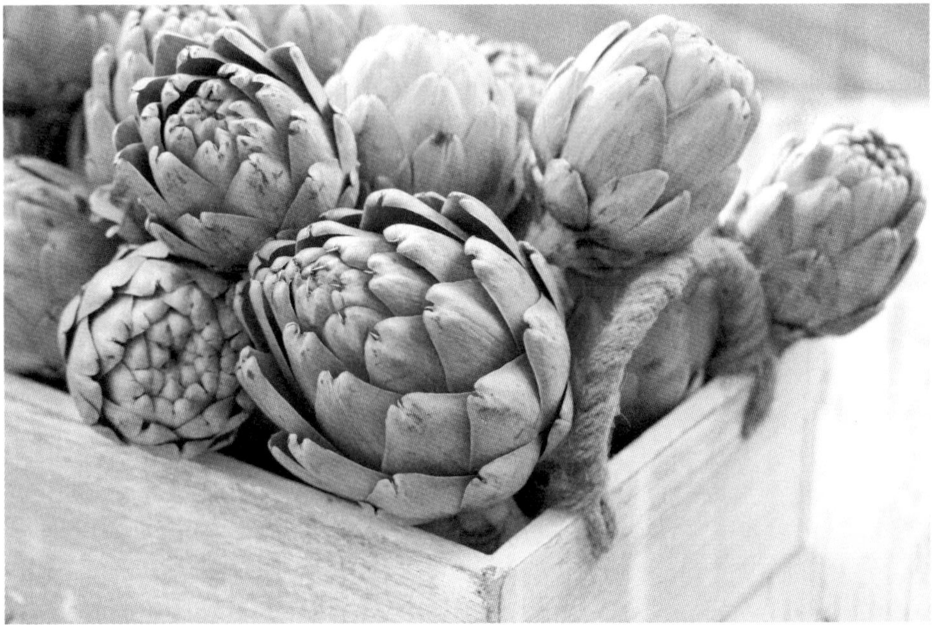

zumo de limón, un chorrito de aceite o, incluso, un poco de yogur en vez de usar salsas pesadas o mayonesas.

La alcachofa favorece la digestión de las grasas y es fácil encontrarla en preparados que ayudan a digerir comidas pesadas que tanto sobrecargan el hígado y la vesícula biliar.

Apio

Comido crudo, el apio favorece la secreción de saliva y jugos gástricos, lo que facilita la digestión. Es un gran tónico nervioso, calcifica huesos y dientes, y es antirreumático, antiartrítico, un gran depurativo y regenerador sanguíneo y un suave afrodisíaco. Según un estudio, comer cuatro tallos de apio al día reduce el nivel de colesterol un 14%.

Apreciado por su textura crujiente y su bajo contenido en calorías, el apio es agua en su mayor parte: un tentempié extraordinariamente ligero y un ingrediente sabroso en los zumos de fruta y verdura, como el de apio, zanahoria y manzana, a condición de usarlo en pequeñas cantidades, por la marcada personalidad de su sabor.

Es especialmente importante que el apio sea de cultivo ecológico, porque el de la agricultura convencional contiene, por absorción, una desmesurada cantidad de fertilizantes y restos de química nociva.

Brécol, col, col lombarda, coliflor y coles de Bruselas

Las coles estimulan el hígado y protegen contra el cáncer de colon, sobre todo si se toman crudas en ensaladas. De este modo son menos flatulentas y más sabrosas, y pueden resultar muy apetitosas si se toman acompañadas de alguna salsa fresca (tofunesa, salsas con yogur, etc.).

Las propiedades anticancerígenas del brécol fueron de las primeras en ser demostradas: contiene una sustancia (sulforafano) que estimula la producción de una enzima que desactiva posibles agentes cancerígenos. Todas estas verduras crucíferas juegan un papel destacado en una dieta sana: la col, la coliflor y la col de Bruselas, también con contenido en sulforafano, le siguen muy de cerca.

La esencia del bróquil en la cocina. ¿Qué es el bimi?

El bimi es una nueva y saludable hortaliza, una variedad natural entre el brócoli o brécol y la col china, que tiene un sabor suave, dulce y delicado y ayuda a dar un toque especial a nuestros platos.

El bimi se puede comparar con el brócoli, que también pertenece a la familia de las brassicas. Surgió en Japón en 1993, gracias a la hibridación natural entre el brócoli (*Brassica oleracea italica*) y un tipo de col oriental llamada kai-lan (*Brassica oleracea alboglabra*). Por su aspecto recuerda a un brócoli común, con una cabeza más pequeña y con un tallo más alargado. Su tallo es tierno y delgado, como el de un espárrago verde. Se consume entero, del tallo al florete. Su sabor es más suave y dulce que el del brócoli convencional, por eso se puede consumir crudo o ligeramente cocinado durante 3 ó 5 minutos.

Se sabe que el bimi contiene compuestos bioactivos de carácter anticancerígeno, antioxidante y antiinflamatorio y que se absorben mejor que los de otras crucíferas como el brócoli convencional, la coliflor o la col. El bimi contiene más zinc, ácido fólico, antioxidantes y vitamina C que los espárragos verdes, el brócoli tradicional, la col rizada y las espinacas. Los glucosinolatos son un agente anticancerígeno propio de esta familia de las brásicas. El bimi contiene también sinigrina, que favorece la eliminación de las células precancerosas. Según diversos estudios, el bimi ayuda en la prevención del cáncer (de pulmón, estómago, y colon).

Calabaza

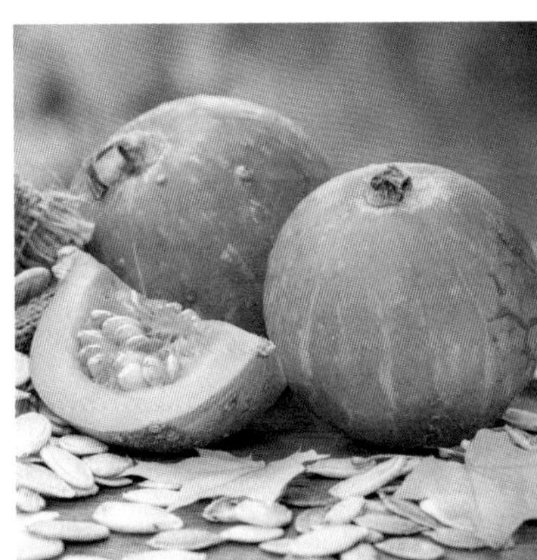

Estimula las funciones digestivas, actúa como un laxante ligero y es excelente en caso de inflamación intestinal o estados febriles. Si el paciente solo puede beber líquidos, una decocción de calabaza es excelente: se hierven 10 g de pulpa troceada en un litro de agua hasta que se reduzca (más o menos a la mitad) y después de colarla se endulza con un poco de miel o melaza.

• **Semillas de calabaza.** Ayudan en caso de trastornos urinarios, lombrices intestinales y tenias. Pueden tomarse en forma de aceite (cápsulas) o bien un poco tostadas (en herbodietéticas). Las podemos añadir a ensaladas y sopas, tanto enteras como molidas o troceadas. Para aprovechar las semillas directamente se limpian bien, se les añade un poco de aceite de oliva y se esparcen sobre una fuente; añadimos un poco de sal y las dejamos una hora (o hasta que estén doradas) en el horno a unos 200 ºC, removiendo de vez en cuando.

Cebolla

La cebolla tonifica y es un poderoso antiséptico, aconsejable (en forma de zumo) en caso de retención de orina, piedras en el riñón y vejiga, reumatismo y gota. Conviene consumirla cruda para obtener el máximo beneficio de sus sulfuros. Las variedades amarilla y roja contienen, además, quercetina, un antioxidante (resistente a la cocción) de poderosos efectos antiinflamatorios.

El mismo sulfuro que provoca las lágrimas al cortarla es el que actúa sofocando hinchazones, rojeces y reacciones alérgicas. Es un alimento diurético con un alto contenido en agua (87%). Cuando los pacientes con asma bronquial toman zumo de cebolla antes de exponerse a la acción de irritantes, sus ataques se reducen casi a la mitad.

Para neutralizar el mal aliento causado por los sulfuros de la cebolla se puede comer con un poco de perejil fresco, pero hay que masticarla y ensalivarla bien. Si es posible elegiremos cebolla más bien dulce, tipo «Figueras».

Las lechugas y las ensaladas

La ensalada es el inicio ideal de cualquier comida, sobretodo porque los alimentos crudos que normalmente la componen contienen sustancias que estimulan la liberación de jugos gástricos (al cocer los alimentos, estas sustancias se inactivan). Además, las ensaladas aportan de forma óptima antioxidantes, vitaminas y minerales básicos. Y poseen un efecto estimulante y depurador del organismo, favoreciendo el metabolismo celular y fortaleciendo las defensas.

Cuando hay poco tiempo para comer al mediodía, nada mejor que un plato único a base de ensalada combinada con otros alimentos. Es una comida ligera y completa, muy indicada para personas con una intensa actividad intelectual, porque mantiene en forma, con energía y capacidad de concentración para el resto de la tarde.

Las lechugas protagonizan las ensaladas. Ricas en vitaminas C, B1 y E, oligoelementos y clorofila, suponen la mejor manera de iniciar una comida: con un saludable aperitivo crudo.

En forma de jugo, la lechuga se convierte en un alimento relajante.

• Podemos encontrar bastantes variedades de lechuga en el mercado: Batavia, Escarola, Hoja de Roble, Lollo Rosa (y Lollo Bionda), Radicchio, Romana, Trocadero. ¡Podemos elegir! Y si además las acompañamos de verduras de hoja verde, una agradable variedad de sabores está garantizada.

• Las podemos conservar en el frigorífico varios días (siete como máximo) envueltas en papel de estraza. Si se trata de escarolas o de la variedad «hoja de roble», las pulverizaremos además un poco de agua.

Ingredientes. Tanto si queréis complementar los sabores de las ensaladas, como realzar alguno en especial, lo ideal es partir de combinaciones simples, con unos cinco ingredientes. A partir de ahí, al componer el plato procuraremos que un sabor, una textura o un color muy intenso no oculte otros más suaves.
• Acompañaremos las lechugas y otros ingredientes básicos (como la zanahoria, la cebolla o el tomate) y complementarios, como el apio, rábano, berros, maíz tierno en granos sueltos, aguacate, alcaparras, aceitunas, tofu, semillas germinadas...
• O bien un poco de queso o huevo duro, en el caso de quienes los tomen.
• También se suelen utilizar algunos frutos secos (almendras, avellanas, pistachos, anacardos...) y pasas sin pepitas.
• Es interesante añadir algunas semillas, como las de sésamo, girasol, amapola o calabaza, que además de ser muy ricas ayudan a prevenir trastornos urinarios.

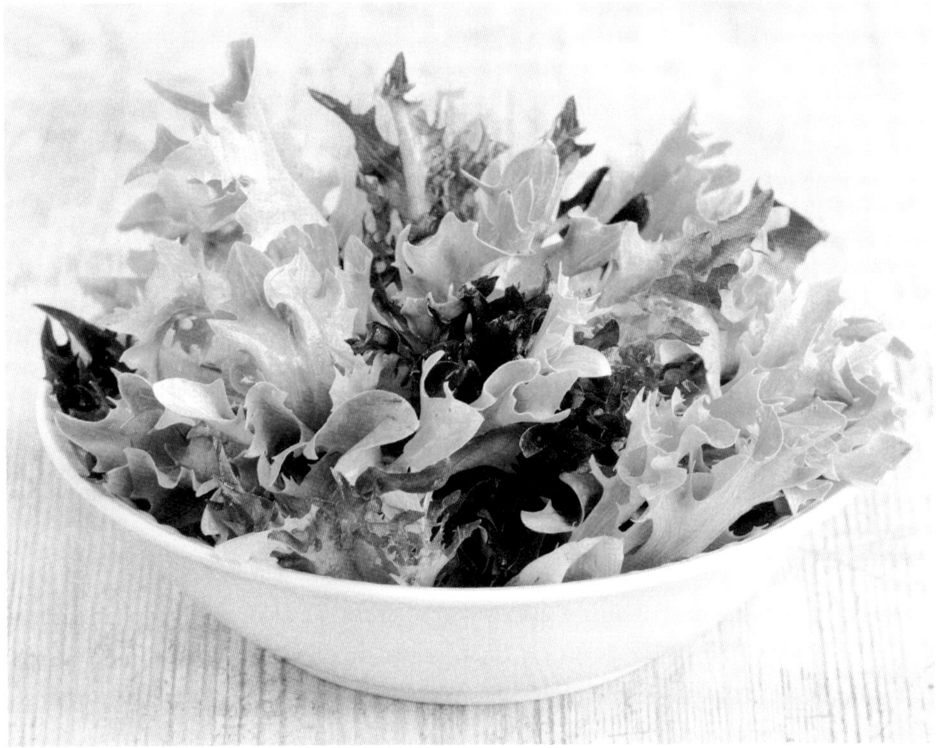

La sal y los aderezos

Utilizaremos la sal marina o gema sin refinar (que contiene no solo cloruro sódico, sino también sales de magnesio, calcio, ioduros, bromuros, etc.) en pequeñas cantidades, debiéndose añadir al final de la cocción de cualquier alimento.

Todo el mundo acaba por abusar de la sal, aun conociendo sus contraindicaciones. Incluso la muy conservadora Organización Mundial de la Salud insiste en que la mayor parte de la población debe reducir su consumo. Junto con el azúcar y las grasas, la sal forma parte del trío nocivo inevitable de los alimentos preparados y la comida industrializada en general.

Una de las maneras de reducir la sal en la cocina es combinarla con aderezos de hierbas, que resultan muy fáciles de preparar y mezclar en saleros de mano. Además, tanto el tamari (salsa de soja ecológica) como el gomasio (sésamo ligeramente tostado y triturado con sal marina) son también excelentes a la hora de aliñar nuestros platos.

La sal de hierbas y el gomasio

• Podemos preparar la sal de hierbas aromáticas con dos puñados de sal marina y una cucharada de tres o cuatro de las siguientes plantas (secas): romero, orégano, mejorana, diente de león, tomillo, menta o melisa. La guardaremos, junto con una hoja seca de laurel, en un vaso de cierre hermético.

• En cuanto a la fruta fresca, es preferible elegir la que no sea ácida ni muy acuosa, para facilitar la digestión. Dependerá de las cantidades, pero la manzana y la granada suelen hacer muy buen papel.

• Por ejemplo, a partir de una sencilla ensalada de base verde (lechuga, escarola, chucrut, etc.), podemos añadir algunos ingredientes de color (remolacha, rabanitos, maíz tierno...) y aliñarla con un buen aceite de oliva virgen extra de primera presión, un poco de sal marina o gomasio (sal marina y sésamo molido), y un poco de limón o unas gotas de vinagre de manzana.

• Otro gran aliño es el gomasio, que es el sésamo molido con sal marina. Es ideal si se prepara al momento, troceando los granitos de sésamo y la sal en un mortero; en macrobiótica se utiliza el mortero suribachi japonés tradicional, pero sirve cualquiera de ellos. Se puede preparar cantidad para varios días, y guardarlo en un frasco de cristal, en un lugar fresco y seco o en el frigorífico. Las proporciones suelen ser de 8-9 partes de sésamo (negro y blanco) por 1-2 de sal. Hay quien le añade algas nori y kombu, muy finamente picaditas.

Hierbas aromáticas y hojas silvestres

Las hierbas aromáticas dan más sabor a la ensalada y muchas de ellas poseen propiedades medicinales; entre otros beneficios, la hacen más digestiva. Conviene usarlas con moderación, para que los aromas no se reconozcan a la primera y la ensalada se convierta en una revelación de sabores sutiles: las hierbas y algunas especias son la pizca de fantasía que vivifica la personalidad del plato, sin ocultarla. Es el toque final que ayuda a que la receta se convierta en algo realmente especial.

Los grandes gourmets aseguran que las hojas silvestres que crecen al entrar la primavera (acedera, valerianilla, berro, diente de león, capuchina, etc.) dan el toque refinado a las ensaladas y armonizan los sabores con creatividad y delicadeza. Además, ayudan a depurar la sangre, son antioxidantes y ricas en vitaminas y estimulan el apetito por su sabor ligeramente ácido o amargo. (Más sobre sobre aceites en pág. 141)

• Un poco de **diente de león** (*Taraxacum officinalis*) fresco, como planta silvestre comestible, debería estar presente mucho más a menudo en nuestras ensaladas; les dará un toque amargo, a modo de aperitivo, que siempre es muy digestivo. El diente de león es además una planta de extraordinarias virtudes medicinales para la salud: estimula la función hepática y biliar, y es muy diurética y estimulante de la producción de orina. Ayuda a eliminar agua, toxinas de la sangre, sus hojas son las más ricas en hierro que existen (ayuda a prevenir las anemias), es un suave laxante y su contenido en helenina y en vitamina A ayuda a mejorar la vista, en especial la visión nocturna.

El jengibre

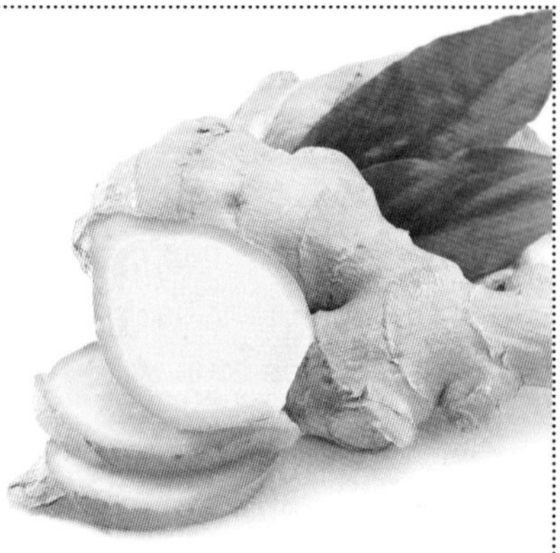

La raíz del jengibre es el condimento de China por excelencia, y está presente en la cocina tradicional de otros países de Asía, como Tailandia y la India. En la actualidad se utiliza en la mayoría de países del mundo. En China y la India se usa desde hace miles de años no sólo en la cocina, sino por sus conocidas propiedades terapéuticas. También forma parte de los recursos de la medicina ayurvédica hindú.
Su peculiar aroma sugiere un exuberante universo de sabores, cálidos e incisivos. Su punto amargo lo convierte en estomacal y su lado picantito actúa como tónico corporal interno y también como un suave estimulante.
Como remedio natural es muy versátil, rico en las vitaminas B6 y C, que va muy bien en caso de mareo, activa la circulación sanguínea, es calorífico, antioxidante, antiinflamatorio y un buen preventivo del cáncer de colon.
Es rico en magnesio, calcio y fósforo, que favorecen la transmisión del impulso nervioso y la actividad muscular. Sólo se desaconseja a las embarazadas, madres lactantes y niños pequeños.
Es muy fácil de añadir a infinidad de platos, tanto crudo como cocido. En crudo suele rallarse y presionarlo hasta extraer unas gotitas que pueden añadirse a ensaladas, postres y jugos de frutas. En este último caso es muy cómodo pasar la rodajita directamente por la licuadora y verter luego un poquito de agua mineral.

Es realmente difícil repetir una ensalada: disponemos de más de 365 formas de comprobarlo al cabo del año... ¡y todas permiten infinidad de variantes!

Los complementos. Para esparcir por encima, además de los ingredientes ya comentados disponemos de dos buenos y nutritivos complementos, el germen de trigo y la levadura de cerveza o de remolacha. Elegiremos uno de ellos por ensalada; ambos son muy ricos en proteínas, vitaminas y minerales.

Aliñaremos con aceite de oliva ecológico, de primera presión en frío, aunque también podemos emplear la salsa de soja tamari. Como es muy salada, habrá que reducir o eliminar la sal.

Aliños y salsas para ensaladas

Al escoger un aliño procuraremos que complemente la ensalada y el resto del menú. Junto a las salsas más líquidas disponemos también de las otras, consistentes y con un agradable efecto cremoso (adecuadas si la ensalada contiene patata, por ejemplo).

Existen alternativas más ligeras para la mayonesa tradicional, en general a base de tofu y cada vez con mejores sabores, como la excelente mayonesa de zanahoria.

Para una ensalada de hoja verde elegiremos un aliño sencillo, a base de aceite, que añadiremos justo antes de servir para mantener la frescura de las hojas. Por eso mismo, los tomates y frutas jugosas no se deben combinar con la lechuga hasta el último momento. Ver recetas de salsas, aliños y aderezos en pág. 290.

Pepino

Aunque su sabor en crudo es muy apreciado, consumido en exceso puede ser bastante indigesto. Es muy refrescante, laxante, diurético y disuelve el ácido úrico, por lo que se recomienda a las personas con problemas articulares y del aparato urinario. Por su pobreza en azúcares, los diabéticos pueden comerlo sin miedo alguno.

Pimiento

El pimiento es el descongestionante natural por excelencia. Los antiguos mayas lo utilizaban para aplacar el asma y la tos (todavía hoy se sigue usando con este fin en México y en la India). Junto con otras especias igualmente picantes, el chile aparece en los libros de medicina como uno de los posibles tratamientos del resfriado común, debido a su contenido en capsaicina.

- **Pimiento morrón.** Añadidos tanto a salsas o aderezos como a sofritos o bebidas picantes, los pimientos morrones, conocidos en Norteamérica como «red hot chili peppers» gozan ahora de una gran popularidad. Los investigadores sospechan, con fundamento como hemos visto, que la capsaicina, una de las sustancias del pimiento —la que hace que pique tanto—, puede eliminar los carcinógenos antes de que sean fuente de problemas.

Capsaicina

La capsaicina es un antioxidante muy potente que impide la unión, muy nociva, de nitritos y aminas. Cuando un grupo de científicos mezclaron capsaicina pura con un preparado de nitrosaminas, los agentes cancerígenos quedaron neutralizados casi por completo. Además, la capsaicina puede evitar que los carcinógenos que se encuentran en el humo de los cigarrillos se adhieran al ADN, previniendo de esta forma una malformación genética que podría desembocar en cáncer de pulmón, por ejemplo. Además de estimular las fibras musculares que controlan la secreción de saliva, la capsaicina causa un repentino flujo de fluidos a las glándulas nasales, lo que ayuda a drenar las fosas nasales taponadas a la vez que alivia el dolor y la presión típicos de las reacciones alérgicas o de los procesos víricos. Por eso, cuando la nariz está tan taponada que hay que respirar por la boca, la mejor solución es comer algo verdaderamente picante. En tan sólo unos minutos, la nariz empezará a gotear y con esto habrá empezado el proceso de descongestión y curación.

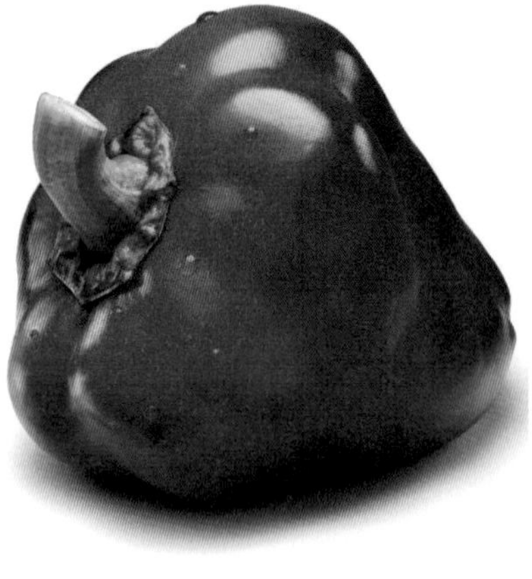

• **Pimiento rojo.** Aunque el pimiento verde proporciona una cantidad bastante apreciable de antioxidantes al organismo, si se deja madurar en el mismo arbusto, el contenido en vitamina C aumenta hasta el doble y el de betacaroteno es nueve veces mayor: una mezcla explosiva que previene multitud de trastornos, entre ellos las cataratas. El calor excesivo destruye la vitamina C, así que mejor no cocinar demasiado el pimiento rojo; sólo hasta el punto en que pierda su rigidez. Las variedades picantes, especialmente el pimentón, tienen más usos médicos que las dulces, utilizándose con profusión en las preparaciones homeopáticas destinadas a solucionar problemas de úlceras gástricas y duodenales, hemorroides, otitis, faringitis y anginas.

Remolacha roja

La remolacha es gran portadora de hierro orgánico y muy rica fuente de magnesio. Su zumo es un rápido constructor de las plaquetas de la sangre. Tras haber sido largamente ignorada como ingrediente para las ensaladas, empieza a recibir el respeto que se merece.

En un estudio realizado en Alemania con más de sesenta frutas y verduras, se demostró que el contenido del antioxidante betacianina que contiene la remolacha, responsable de su intenso tono, es un potente anticancerígeno. La remolacha envasada conserva el dulzor original, pero la fresca proporciona una cantidad mucho mayor de ácido fólico (vitamina B9).

Tomate

El tomate es ante todo muy rico en el valioso licopeno, el antioxidante responsable de su magnífico color rojo. El 90% del licopeno que sintetizamos las personas procede del tomate, y se absorbe mejor cuando se acompaña de aceite de oliva. Existe un prestigioso estudio acerca de las propiedades del tomate en relación a la prevención del cáncer. Tras 72 pruebas y experimentos contrastados, científicos norteamericanos determinaron que el consumo habitual de licopeno ayuda a reducir hasta en un 40% los casos de cáncer más conocidos.

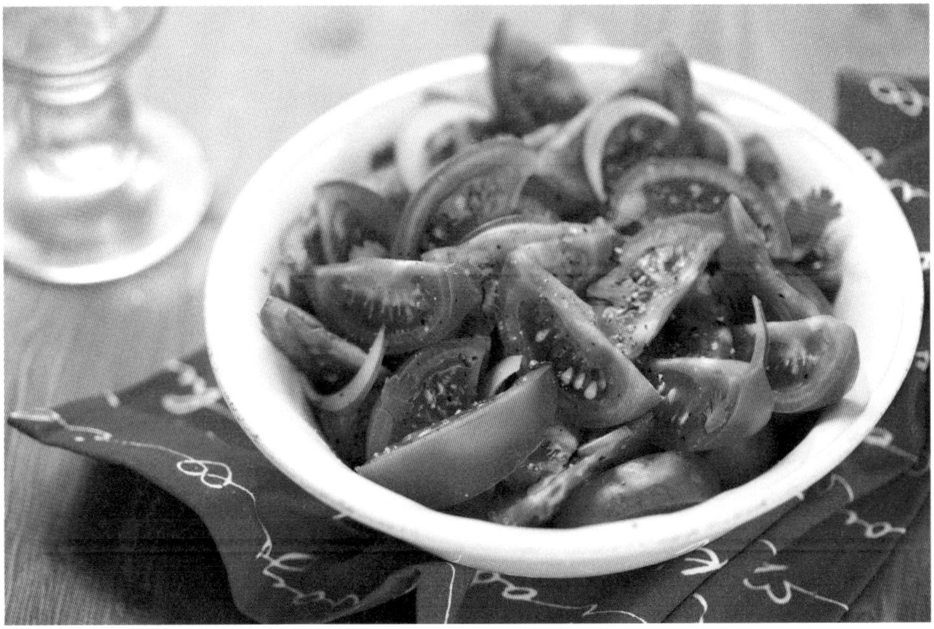

El tomate es además un sabroso afrodisíaco. En macrobiótica se le considera muy «yin» y desaconsejan su consumo, aunque hoy tienden a reconocer su protagonismo en la dieta mediterránea. Podemos tender a equilibrarlo («yanguizarlo») añadiéndole un aliño con shoyu o con tamari (salsa de soja).

Zanahoria

Las zanahorias son ricas en carotenos, que el hígado trasforma en vitamina A. Entre estos destaca el betacaroteno, antioxidante por excelencia que garantiza buena visión, protege las arterias y el sistema digestivo, el buen estado de la piel (sobre todo en caso de hipersensibilidad a la luz solar), los dientes, las encías y nos mantiene jóvenes.

La zanahoria es un alimento muy nutritivo, remineralizante, depurativo y diurético, que aumenta la resistencia general del organismo. Además es barata y fácil de cultivar. Convendría prestarle más atención por sus enormes propiedades y usos, como saben bien muchos laboratorios.

Las zanahorias (como el resto de hortalizas de raíz) deberían ser siempre de cultivo ecológico. Se ha descubierto que es en la zona más exterior de la zanahoria donde reside la mayor proporción de nutrientes y propiedades, por lo que se aconseja pelarlas al mínimo (podemos rayar un poco las zonas sucias) o, mejor aún, usaremos un cepillito para limpiarlas bien de posibles restos de tierra.

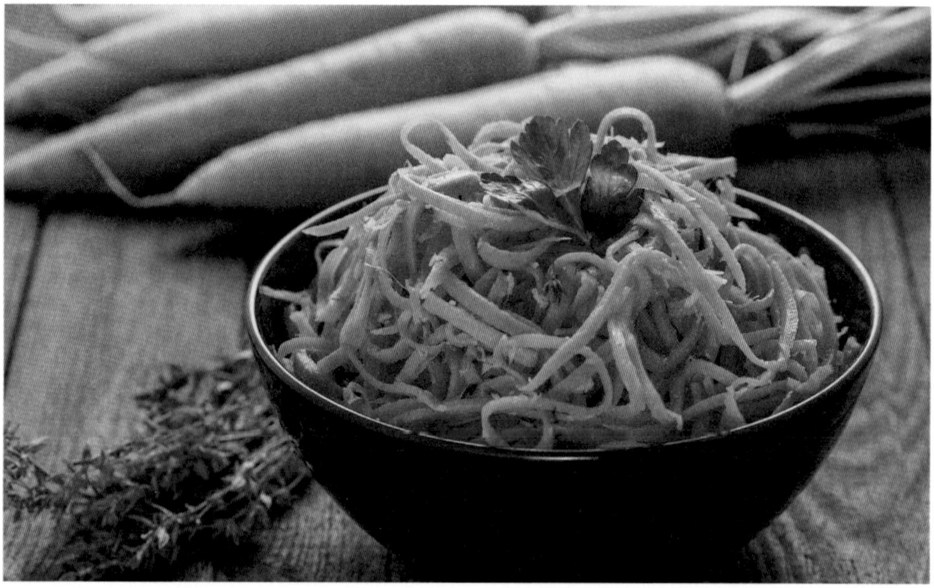

Frutas

La riqueza en fibra de todas las frutas nos ayuda a combatir el estreñimiento a lo largo del año. Se recomienda consumir un mínimo de 300 g de fruta diarios, lo que equivale a dos manzanas (o naranjas o melocotones), pero puesto que este mínimo es muy poco, podemos duplicar la cantidad sin ningún problema. Podríamos comer todas las manzanas que quisiéramos hasta hartarnos y nunca nos harían daño. ¿De qué otros alimentos que no sean frutas podemos decir lo mismo?

De todas formas, ni la fruta ni ningún otro alimento pueden desplazar los alimentos básicos en una alimentación equilibrada. En la variedad, y en una buena sintonía con nuestro cuerpo, encontraremos una guía para no equivocarnos ni depender de tablas y cifras.

Para asimilar todas sus propiedades, y evitar fermentaciones o flatulencias, conviene comer la fruta con el estómago vacío.

¿Conviene comer las frutas con el estómago vacío?

La fruta es un alimento perfecto porque requiere un mínimo gasto de energía para ser digerida y, en cambio, proporciona la máxima energía. Muchos nutricionistas la consideran «el único alimento que hace trabajar al cerebro».

La fruta es básicamente fructosa y puede ser transformada en glucosa con facilidad. La mayoría de veces (un 90-95%) es agua, lo que significa que está limpiando y alimentando a la vez.

El único problema que hay con las frutas es que la mayoría de personas no saben cómo comerlas para que el cuerpo asimile sus nutrientes, pero es muy sencillo: se deben comer siempre con el estómago vacío. ¿Por qué?

Objetivo: llegar cuanto antes al intestino

La razón es que las frutas no son digeridas en el estómago, sino básicamente en el intestino delgado (pasan rápidamente por el estómago y se dirigen al intestino, donde liberan sus azúcares). Es fácil deducir que, si se tiene el estómago lleno, ocupado con carne, patatas o almidones, las frutas se quedarán atrapadas allí y empezarán a fermentar. Por ejemplo, si tomamos fruta tras una cena copiosa, pasaremos la noche con pesadez de estómago y un desagradable sabor en la boca. Si reflexionamos sobre nuestros hábitos alimentarios, encontraremos muchos ejemplos más. Por eso es siempre mucho mejor comer las frutas… ¡con el estómago vacío!

Para que la fruta madure en el árbol

Los consumidores podemos ser menos perezosos: no conviene guardar en el frigorífico durante días y días una fruta que ha sido cosechada verde porque en el frío del cajón no va a madurar. Pero en cambio sí podemos presionar a los recolectores, distribuidores y tenderos para que dejen de vender madera y regrese a las tiendas la fruta madurada en el árbol. Mientras tanto, a las recetas siempre se le puede añadir un extra de dulzor, por ejemplo, con un poco de sirope de manzana líquido.

La piel: ¿pelar la fruta?

Para disfrutar de ese torrente de vitaminas, minerales y fibra conviene escoger la fruta en su punto de maduración. De no ser así no aportará tantos beneficios nutricionales. Lo mejor sería comer la fruta con piel siempre que sea posible.

Todo el poder antioxidante de las inapreciables vitaminas de las frutas se esconde en y bajo su piel, y quitándosela despreciamos buena parte de sus nutrientes. Por eso conviene consumir, siempre que se pueda, frutas de cultivo ecológico, libres de pesticidas o de química de síntesis. En todos los casos hay que lavar bien la piel y, en caso de duda, pelarla.

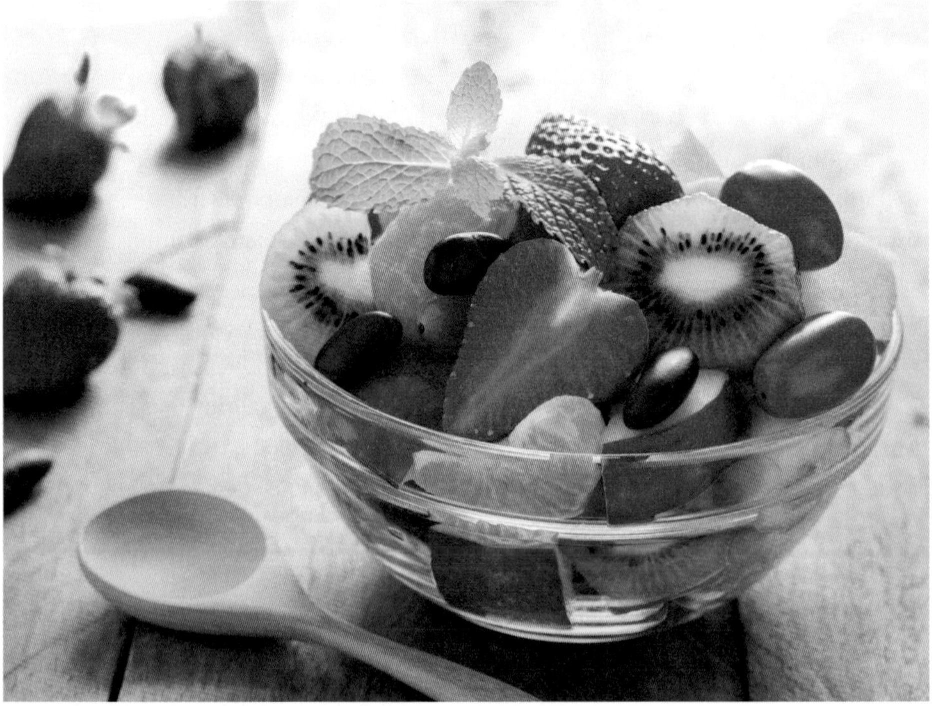

Pura delicia

Albaricoques, cerezas, higos, melocotones, moras y frambuesas, nísperos, palosantos, pomelos, peras, plátanos... Mucha de la fruta que habitualmente consumimos es bien conocida y no reiteraremos sus magníficas virtudes; hemos seleccionado algunas que, por un motivo u otro, vale la pena tener bien en cuenta.

Arándanos

Al igual que la granada, el açaí (*Euterpe oleracea*) o el goji, los arándanos son frutas a las que se les han descubierto nuevas propiedades en los últimos años. Presenta pigmentos con alto nivel antioxidante: el betacaroteno (dorados), el licopeno (rojo) y las antocianinas (moradas), que ayudan a fortalecer las defensas. Se ha comprobado que las antocianinas (azules), que también se encuentran en cerezas, ciruelas y otros frutos de color morado, ayudan a destruir varios de los carcinógenos más comunes. El jugo de arándanos es un remedio eficaz en caso de infecciones urinarias.

Ciruelas

Las ciruelas pasas son, probablemente, el laxante natural más conocido y fácil de tomar; en caso de estreñimiento un poco más rebelde, podéis poner por la noche una ciruela cubierta de agua mineral en un vaso y comerla al despertar (si se bebe el agua es aún más laxante). La ciruela es todavía más rica en fibra que las judías y la mayor parte de frutas y verduras. Una sola ciruela contiene casi 1,5 g de sorbitol, un azúcar poco asimilable por el organismo y que aligera el proceso de excreción.

Fresas

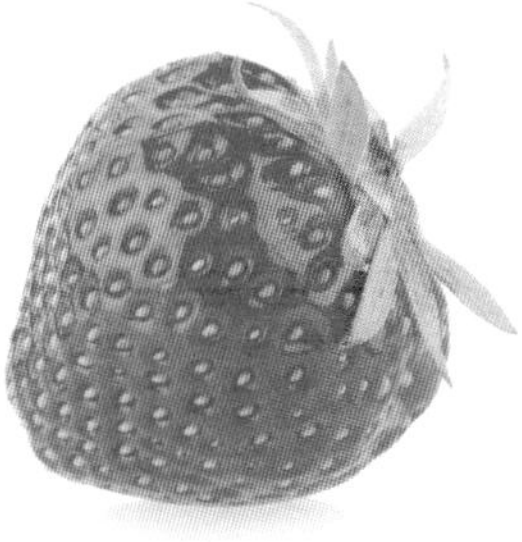

La fresa es muy rica en fructosa y posee abundantes minerales y vitaminas. Al igual que las cerezas, está indicada en personas con exceso de ácido úrico. Actúa positivamente contra la litiasis renal y biliar, la hipertensión arterial, el estreñimiento, las hemorroides, las anemias, la diabetes y durante el embarazo. Las fresas son ricas en ácido fólico y poseen hierro de fácil absorción al combinarse con vitamina C.

Poco antes de que se inicie el esplendor primaveral, es muy útil cerrar el letargo invernal con una buena «cura de fresas» de tres o cuatro días. Podemos prepararlas unas horas antes con zumo de naranja y un poco de miel o melaza. Y sin vino ni azúcar: unas rodajas de plátano pueden endulzar muy bien.

Goji

El fruto del árbol goji (*Lycium barbarum*) es originario del Himalaya; en el Tíbet y en China se utiliza desde hace miles de años para mejorar y mantener la salud y la longevidad debido a su extraordinario contenido en antioxidantes.

Según la Medicina Tradicional China, el goji tonifica el jing (energía vital) y el gi (aliento), así como fortalece al vin tao (capacidad para el ejercicio físico).

El interés por esta fruta, que elegiremos de cultivo ecológico garantizado, radica en su riqueza en polisacáridos. Desde finales de la década de 1980 se sabe que estas «moléculas maestras», los polisacáridos, dirigen y transportan la información que las células se transmiten entre sí.

El goji es muy rico en toda clase de nutrientes, tanto fresco como desecado. Sus bayas se utilizan en caso de fiebre, de vértigos o de mareos, para el dolor de espalda, como laxante, como afrodisíaco o como diurético. Y hoy en día es también una ayuda para controlar el peso corporal.

Kiwi

Detrás de su sabor acidulado y agradable se oculta un sorprendente caudal de calcio, fósforo y magnesio. El kiwi posee casi el doble de vitamina C que la naranja y el resto de cítricos, y resulta mucho más fácil de digerir gracias a sus enzimas. Es un buen diurético, rico en fibra, potasio, magnesio, betacarotenos y vitamina E. Resulta muy adecuado para los estudiantes.

Como laxante, y para mejorar el ritmo intestinal, se aconseja tomar por la mañana un yogur desnatado con dos o tres cucharadas de salvado o copos de cereales integrales y un kiwi pelado a trocitos. Además es bajo en calorías, actúa como un suave diurético y ayuda a controlar el nivel de glucosa en sangre.

El kiwi «gold» (Jin Tao) es una variedad con la pulpa amarilla que contiene el doble de vitamina C.

Lima y limón

Tanto la lima como el limón contienen abundante limoneno, una sustancia que estimula la producción natural de un tipo de enzimas que inhiben los carcinógenos y dinamizan células destructoras del cáncer.

El limón posee tantas virtudes que algunos entusiastas naturistas, como el profesor Capo, lo escogieron hace un siglo como la fruta ideal en sus propuestas de trofoterapia. Es un gran alcalinizante y presenta notables propiedades bactericidas y antisépticas. Asimismo, tonifica el corazón y los vasos sanguíneos, y favorece la cicatrización de las heridas.

Es un fruto cargado de principios activos. En la parte central (los gajos cargados de zumo) encontramos ácido málico, ácido cítrico, sacarosa, citrato cálcico, vitaminas C (un 60%), A, B1, B2, B6, P (citrina) y nicotinamida. También minerales: sodio, potasio, calcio, fósforo, magnesio, hierro, azufre, cloro, cobre, zinc, yodo y manganeso.

El limón es muy potente y conviene ir con cuidado con él: las personas nerviosas deben tomarlo con moderación, y lo mismo durante el periodo menstrual. Su zumo debe beberse con una pajita, ya que desgasta el esmalte dental, y al igual que el resto de cítricos no debe mezclarse con pan, galletas o cereales porque resulta incompatible. (Más sobre el limón en pág. 250).

Es igualmente un magnífico depurativo y diurético: favorece la eliminación de residuos y toxinas, y ayuda a perder peso. Una variante de ayuno que lo incluye, y que se ha hecho muy popular, es la «Cura de sirope de savia y zumo de limón» (ver pág. 249).

Manzana

En el corazón y la piel de la manzana (manzanas de verdad, no las que llevan meses en cámara frigorífica) es donde guardan la mayor parte de sus valiosos componentes y propiedades como la pectina, rica en fibra, y que ayuda a reducir la absorción de grasas sin molestias digestivas (distensión, pesadez, flatulencias...). La manzana es una fruta aconsejable para todo el mundo: para los diabéticos, en caso de trastornos nerviosos y hepáticos, en caso de reumatismo, mala digestión, insomnio y diarrea; ayuda a mantener el bazo relajado y en equilibrio y también limpia y purifica la sangre. Es un reconstituyente cerebral, ideal para estudiantes y personas con gran actividad mental.

Los aromas, colores y sabores de las manzanas son un fiel reflejo del potencial de la naturaleza y de su capacidad para restaurar la vitalidad y armonía interior.

- El jugo de **manzanas dulces** es un clásico para la salud, cuyas virtudes se pueden reforzar si se combina con jugo de zanahoria a partes iguales y una rodajita de jengibre.
- El **vinagre de manzana** (de sidra), es el más saludable y un digestivo excelente, regenerador y tonificante de la flora intestinal. Además, es depurativo, remineralizante y rico en aminoácidos y vitamina A. Combate el estreñimiento y las putrefacciones intestinales, y posee además un notable efecto saciante.

Naranja

La naranja es otra de las reinas frutales y un manantial de vitaminas y nutrientes esenciales para la salud y las defensas del organismo. Le ha salido competencia en estos últimos años (kiwi, açaí, goji, granadas…), pero todavía contiene más vitamina C que la mayoría de frutas, una vitamina que en el organismo actúa como transportadora de oxígeno e hidrógeno, y que también interviene en la asimilación de ciertos aminoácidos, ácido fólico y hierro.

Sus efectos antioxidantes son decisivos en los procesos de desintoxicación protagonizados por el hígado. Además, ayuda a contrarrestar los efectos de los nitratos (pesticidas) en el estómago e influye en el buen funcionamiento de la glándula tiroides.

De entre todas sus virtudes, que son muchas, destaca una que no deja de ser curiosa: su poder alcalinizante pese a su contenido ácido. Con todo, en caso de intolerancia, lo mejor será elegir naranjas «imperiales», dulces y libres de acidez (podemos encontrarlas en algunas buenas fruterías y dietéticas).

- El popular **zumo de naranja** previene la anemia ferropénica y es una gran fuente de minerales; lo beberemos a sorbitos y justo después exprimirlas, ya que se deteriora al cabo de pocos minutos. Desaconsejamos todos los zumos de naranja envasados, pongan lo que pongan las etiquetas.

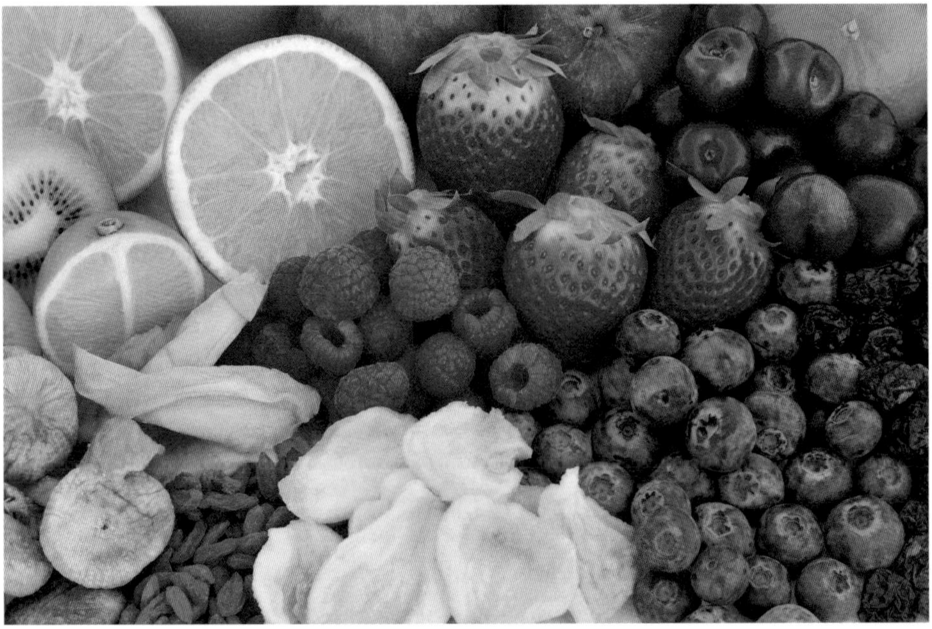

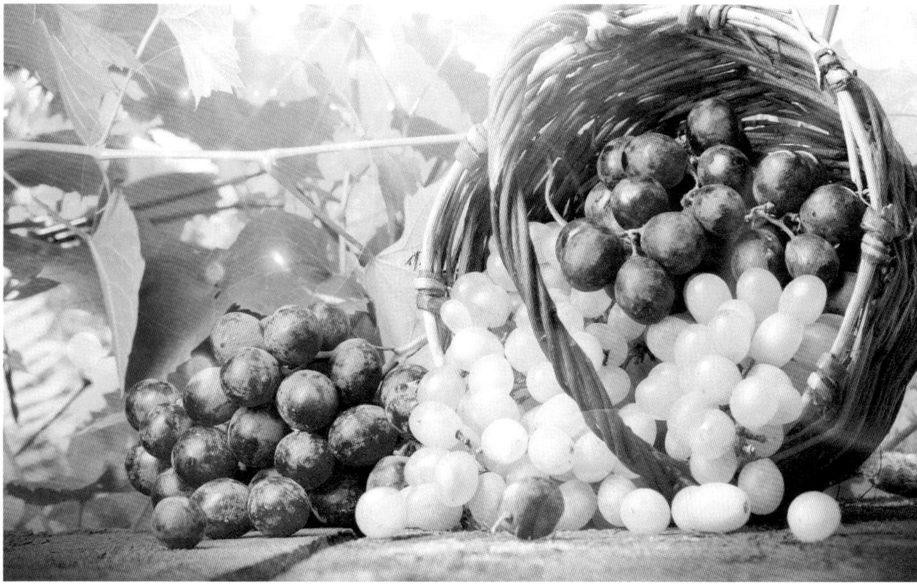

Uva

La uva madura es rica en vitaminas A, B y C, y glucosa. Posee hierro, cobre y manganeso, que forman la hemoglobina de la sangre y es especial por el fósforo que lleva en forma de lecitina. La uva es muy calórica: 1 kg de uva proporciona más de 800 calorías. Sin embargo, incluso comiendo uva en gran cantidad ¡no engorda! y, en cambio, presenta múltiples virtudes medicinales: ayuda a tratar desde la esclerosis a la psoriasis.

• **Antioxidantes y resveratrol.** Los investigadores aseguran que la uva, cuyo efecto destructor de compuestos potencialmente cancerígenos ya ha sido probado, contiene grandes cantidades de flavonoides, antioxidantes que evitan la formación de coágulos en la sangre.

Por su pobreza en sodio la uva se emplea en dietas sin sal, y su relativa abundancia en sales minerales contribuye a reforzar el sistema nervioso.

• El **mosto** o jugo natural de uva es un buen diurético de fácil digestión y un buen reconstituyente por su riqueza en azúcar y alto nivel de vitaminas. Drena las vías biliares y permite un verdadero lavado o purificación de las sustancias tóxicas hacia el exterior.

• Con la **cura de uvas** se inició esta excelente costumbre depurativa del organismo que son las curas de frutas. Es ideal practicarla a final del verano y ante la llegada del nuevo curso.

Frutos del bosque, perlas antioxidantes

Tanto si son silvestres o cultivados: un tesoro para la salud

Las frutas rojas, también popularizadas como frutas del bosque (las moras son habitualmente de tonos oscuros cercanos al negro, pero entran en este grupo), comparten las características de la mayoría de frutas: agua, fibra y nutrientes reguladores (vitaminas, minerales, oligoelementos…) en una armoniosa conjunción. Pero además las grosellas, arándanos, moras, endrinos, fresas y frambuesas son muy ricas en antioxidantes y contienen una interesante variedad de fitoquímicos.

La diferencia mayor la aportan los flavonoides, compuestos bioactivos que intervienen en las propiedades sensoriales de las frutas (colores intensos rojos y morados, sabor ácido...) y que destacan por su papel antioxidante.

Prevención del cáncer y de trastornos del corazón

El interés que han despertado los frutos del bosque se debe a las propiedades para la prevención del cáncer que poseen. Tanto el ácido elágico (fresas y frambuesas) como las antocianidinas (arándanos negros) son capaces de bloquear selectivamente la actividad de al menos dos proteínas esenciales para el desarrollo del cáncer (los receptores del PDGF y del VEGF), interfiriendo en la formación de nuevos vasos sanguíneos cerca de los tumores e impidiendo su progresión. Las proantocianidinas (arándanos rojos y negros), con un poder antioxidante fuera de lo común, poseen igualmente unas capacidades similares.

También se conoce la relación entre los flavonoides y los trastornos cardiocirculatorios, como la hipertensión. Su contenido en flavonoides, unido a otras sustancias antioxidantes, fibra, potasio y magnesio, posee efectos positivos en la salud vascular.

Los frutos rojos más populares

- **Madroños.** En las caminatas otoñales por el bosque, los madroños (Arbutus unedo) pueden convertirse en una sabrosa merienda. A modo de cerezas aterciopeladas de dulce sabor, son ricos en azúcares (27,8% de fructosa), ácido málico y pectina, y otras sustancias. El 0,5% de alcohol que contienen los más maduros, y que les da el sabor dulzón característico, puede emborrachar. La decocción de hojas o corteza también se recomienda para mitigar la inflamación de la vejiga urinaria, contra los cólicos nefríticos y la incontinencia de la orina.

Los flavonoides antioxidantes de las frutas rojas

Como hemos dicho repetidas veces, los antioxidantes naturales de los vegetales son, en general, capaces de bloquear la acción de los «radicales libres», las cada vez más conocidas sustancias que provocan oxidación celular y en general dañan las células, y que además están implicadas en el desarrollo de enfermedades cardiovasculares y cerebrovasculares, algunos tipos de cáncer y determinados trastornos degenerativos.

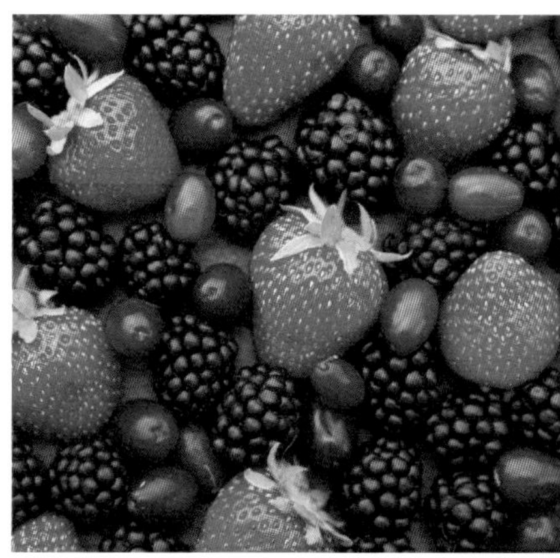

En la naturaleza hay más de 6.000 compuestos diferentes de tipo flavonoide. Los científicos nos dicen que entre ellos destacan las antocianinas, los flavonoles y flavonas, las flavanonas, las chalconas y dihidrochalconas, los flavanoles y las isoflavonas. Os sonarán estas últimas porque se localizan casi en exclusiva en las legumbres, sobre todo en la soja. Todos estos compuestos, además de jugar un papel importante en el organismo por su función antioxidante, poseen un papel destacado en las propiedades sensoriales de los alimentos.

Las antocianinas son pigmentos que dan los tonos de color rojo-azulado típico de las frutas del bosque (arándanos rojos o azules, moras...) y están muy presentes en frutas de temporada, como las fresas. Un tazón de grosellas o de arándanos puede contener más de 500 mg de antocianinas. Los flavonoles de color amarillo, por su parte, proporcionan el sabor amargo a algunos cítricos, como el pomelo

En general todas estas acciones favorables de los flavonoides dependen de la capacidad de absorberlos por parte del organismo; por eso un mayor contenido de estas sustancias no refleja necesariamente que un determinado fruto rojo sea más saludable que otro.

• **Grosellas.** A finales de julio y durante todo el mes de agosto, las grosellas (rojas, blancas o negras) ya están maduras y pueden recolectarse para comerlas solas, como aperitivo o postre, para preparar mermeladas o compotas, tartas y el conocido jarabe de grosella. Contienen azúcares como la glucosa y la levulosa, ácido cítrico y otros que les otorgan su sabor agridulce especial. Además de los silvestres, pueden cultivarse groselleros en el huerto

Vitaminas antioxidantes. El grosellero o zarzaparrilla guarda gran cantidad de vitaminas, minerales y antioxidantes, por ejemplo, 181 mg de vitamina C por 100 g, más que la papaya, kiwi, naranja o fresa y casi el triple de la cantidad diaria recomendada.

El grosellero negro. Hoy sabemos que el grosellero negro (Ribes nigrum) es rico en antioxidantes y presenta abundantes usos medicinales; es un alimento rico en vitaminas y recomendable para las personas débiles o convalecientes, posee también propiedades diuréticas y se considera útil para luchar contra las infecciones del aparato digestivo y diversas afecciones cutáneas.

Antiinflamatorio. Hoy sabemos que, sin los efectos secundarios de los fármacos antiinflamatorios (cortisona), el grosellero negro ejerce una acción antiinflamatoria y antireumática muy parecida. Es igualmente eficaz contra el dolor de garganta, la fiebre y los problemas leves de próstata. Y tonifica las glándulas suprarrenales.

• **Moras.** Las moras o zarzamoras son quizá las bayas silvestres más comunes en la Península. Ricas en antioxidantes (vitaminas como la A, C y E), azúcares naturales, proteínas, calcio, potasio, y ácidos diversos, lo que las convierte en una de las frutas silvestres de mayor valor alimenticio y de agradable sabor, son, igual que la grosella, un excelente ingrediente para preparar ricas tartas, zumos, compotas y mermeladas.

Boca sana. El jugo de moras contiene componentes capaces de inhibir el efecto que ciertas bacterias tienen en nuestra dentadura, y que son responsables del sarro, la placa bacteriana, las infecciones de las encías... Las hojas de mora, frescas o desecadas, poseen propiedades tánicas y astringentes y se utilizan como enjuagues para las inflamaciones de la boca y la garganta, así como para cortar la diarrea y en caso de trastornos con el colesterol nocivo.

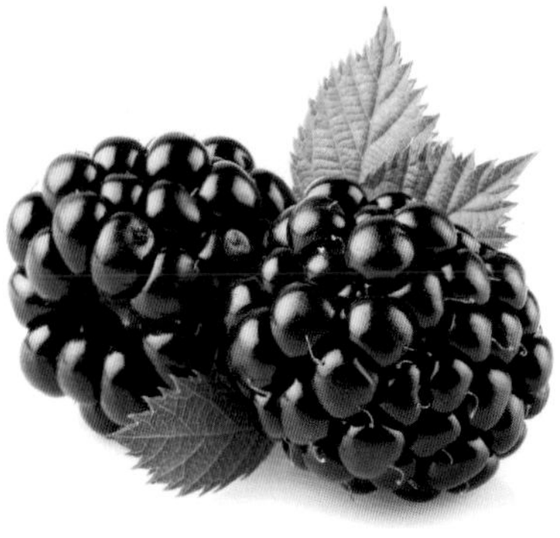

Anti-envejecimiento. Las moras son una de las frutas que más antioxidantes aporta a nuestro organismo; es rica en antocianina y pterostillbene, dos potentes antioxidantes que ayudan a mantenerlo protegido de los radicales libres que favorecen el envejecimiento prematuro de las células.

• **Enebro.** El color negro azulado de las nebrinas les da un sabor muy peculiar, entre dulce y amargo; son frutos que tardan hasta tres años en madurar. Deben recolectarse en octubre y dejarse secar a la sombra. Con estas bayas de enebro se elaboran la ginebra y otros licores caseros, pero poseen propiedades terapéuticas, tónicas, digestivas, antisépticas, estimulantes, diuréticas y sudoríparas.

El enebro actúa favorablemente sobre el apetito y la digestión. Es además una planta rica en compuestos fenólicos, lo que la convierte en un buen antioxidante. En uso externo, la tintura de ramas de enebro se recomienda contra enfermedades cutáneas, incluidas psoriasis y alopecia.

En los últimos estudios e investigaciones sobre los aceites esenciales y demás componentes del enebro se le están descubriendo una cantidad increíble de virtudes, incluido un destacable efecto antidiabético (reducción del nivel de glucosa y fructosamina).

• **Saúco.** Al saúco (*Sambucus nigra*) se le atribuyen decenas de virtudes, especialmente a la flor, pero también las hojas y los frutos forman parte de miles de recetas de herboristería para tratar toda clase de males, resfriados, gripes, fiebres, neuralgias, artritis, reumatismo, estreñimiento, gota, inflamación bronquial... Es un excelente depurativo del hígado, diurético y sudoríparo. Se usa en diversos preparados cosméticos o para la fabricación de vinos y arropes caseros, y con fines medicinales.
Resfriados. Sus flores son conocidas como expectorantes. En infusión nos ayudan a mejorar el estado de los pulmones en caso de resfriado. Destaca el gran aporte de vitamina C que nos brindan sus hojas y que nos ayudará a reforzar el sistema inmunitario, además de ser un potente antioxidante.

El antiinflamatorio sambunigrina que contiene es otro de sus principios activos. Y la sambucina es el que nos ayuda a eliminar líquidos, algo muy bueno en casos de gota o de artritis.

• **Tejo.** Hoy en día el mayor número de ejemplares de tejo se halla en sistemas montañosos septentrionales como los de algunas zonas de Asturias, Cantabria y

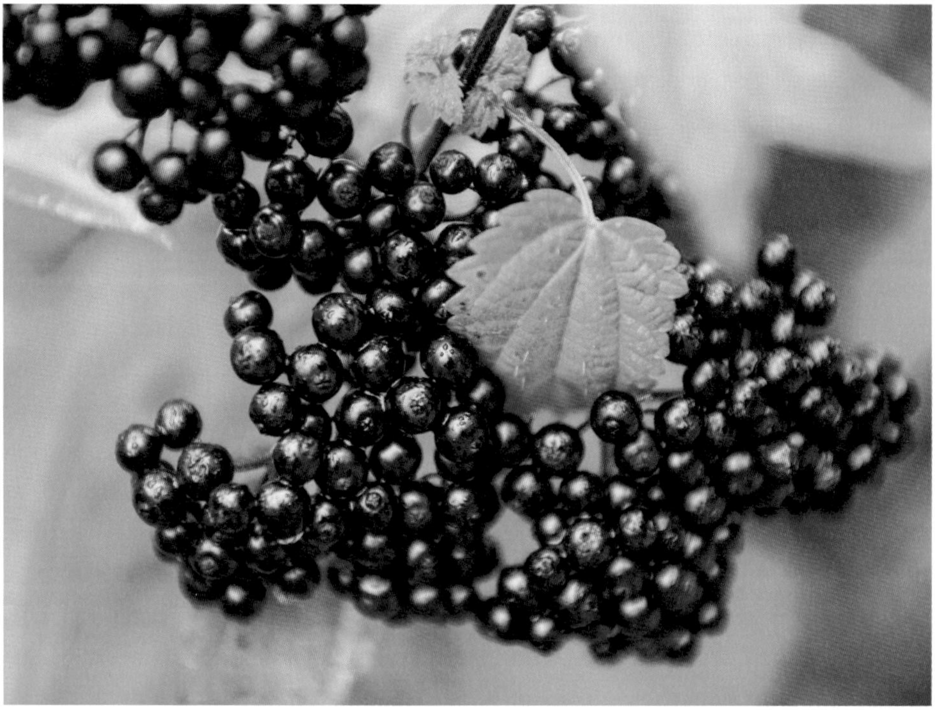

Zamora. No se recomienda su utilización —contiene también sustancias tóxicas—, pero además de jarabes, de sus hojas se obtienen dos compuestos químicos: bacatina y 10-deacetilbaccatina, dos precursores químicos que mediante reacciones de semisíntesis dan lugar a un potente agente anticanceroso (taxol).

• **Serbal de cazadores.** Las bayas de este árbol (*Sorbus aucuparia*), que son una delicia para los pájaros, maduran en septiembre y, aunque son muy ácidas, son comestibles y con ellas en algunos países centroeuropeos se hacen mermeladas, licores y vinagre. Contienen ácidos orgánicos como el ácido málico o el ácido cítrico, azúcares (especialmente la sorbosa) y materias tánicas. Son muy ricas en vitamina C, con propiedades antiescorbúticas y astringentes. En algunas recetas populares también se emplean como diuréticos.

• **Endrino.** El oscuro fruto azul violáceo de este arbusto espinoso, la endrina o arañón (abruño, en Galiza), es rico en antioxidantes y bien conocido en el País Vasco, porque es la base del popular pacharán. Con las endrinas (el fruto, no las semillas con hueso, que son venenosas) se puede hacer también un jarabe astringente: se hierven partes iguales de frutas silvestres y azúcar integral en un vaso de agua durante un cuarto de hora, y se cuela después el líquido. Si se dejan hervir más tiempo se obtiene una compota de sabor muy agradable y con los mismos efectos.

Del endrino pueden emplearse también las flores en infusión que, al contrario que las bayas, tienen un suave efecto laxante.

• **Rosa silvestre** (escaramujo o rosa canina). Este arbusto, del que proceden todas las especies de rosas cultivadas en jardinería, forma unos zarzales muy parecidos a los de la zarza común, pero se diferencia claramente por sus flores, pequeñas y con pocos pétalos, y especialmente por el fruto: el escaramujo es una de las bayas silvestres más ricas en vitaminas, especialmente en vitamina C, pero también contienen las vitaminas B, E, K, PP y provitamina A. Crecen frecuentemente en la cuneta de cualquier camino, en setos o en los claros del bosque, y pueden encontrarse desde finales del verano hasta bien entrado el invierno. Además la raíz, se aprovechan las hojas y pétalos con innumerables aplicaciones, como la miel rosada, para tratar las afecciones de las encías. O el agua de rosas, con propiedades oftálmicas.

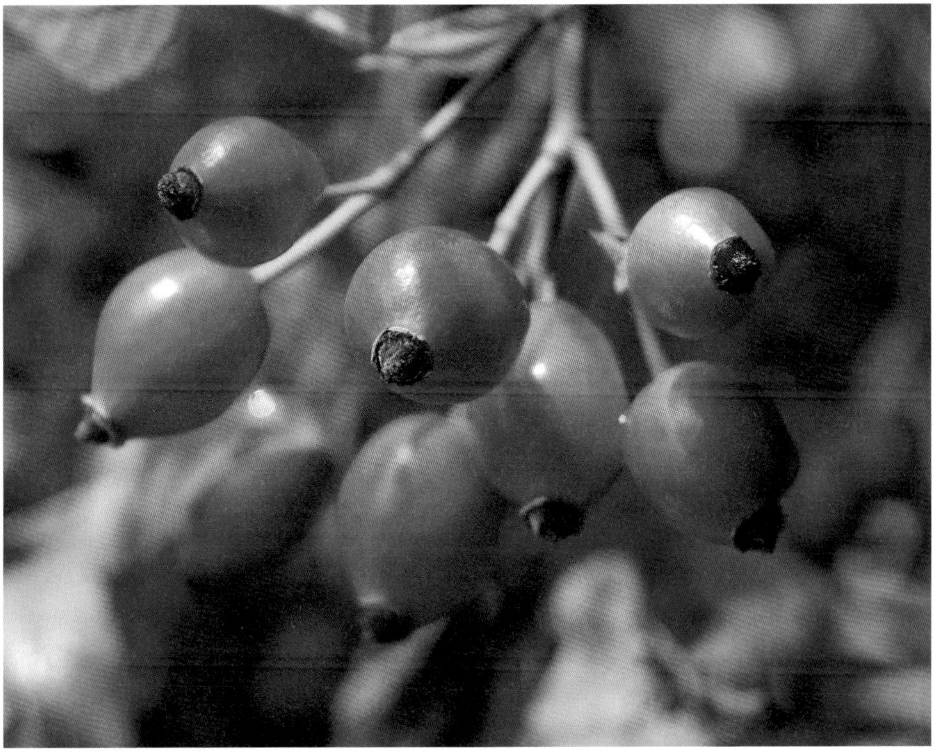

Leche, yogur y kéfir

En los últimos años han ido apareciendo pruebas muy importantes de los efectos negativos de la lactosa sobre la salud. Sin embargo, entre los motivos del notable descenso en el consumo de leche de origen animal, podemos encontrar también el ideal vegano de respeto a los animales (un paseo por cualquier industria ganadera nos ofrece imágenes un tanto escalofriantes) y algo mucho más simple y sencillo: las personas que, al dejar de beber leche, comprueban por sí mismas que sus digestiones y su salud mejoran.

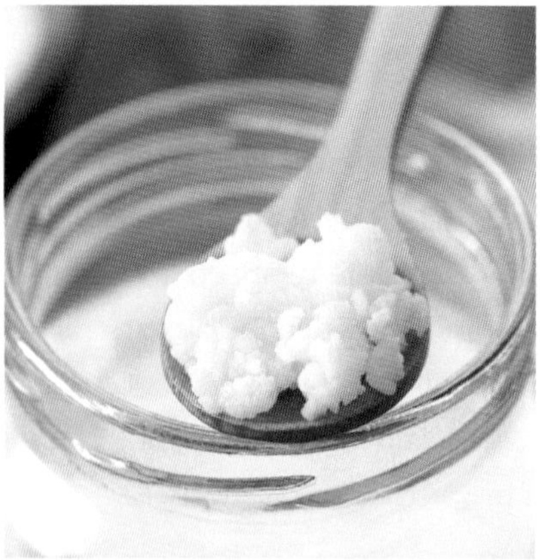

Por todo ello, los lácteos se han convertido en una fuente de controversia. Los críticos tienen razón al señalar que la leche materna es esencial en los primeros pasos de la vida, pero en cambio resulta poco recomendable el consumo de leche de vaca en personas adultas porque, con el paso de los años, se pierden las enzimas necesarias (renina) para poder digerirla y asimilarla bien. Y por otra parte, es cierto que forma parte de la alimentación considerada sana en la mayoría de países fríos del Norte y Centro de Europa, y que puede ser un alimento válido a cualquier edad, sobre todo si se tienen en cuenta los innegables beneficios de los derivados lácteos como el yogur, el kéfir o algunos quesos. En resumen, se recomienda que la leche sea lo más fresca posible hasta una determinada edad y, sobre todo, se elegirá en forma de leche fermentada, yogur o kéfir.

- **Ácidos grasos.** La leche materna se caracteriza por la presencia de ácidos grasos poliinsaturados omega-3 y omega-6. Desde este punto de vista, se acerca más a la leche de los mamíferos marinos que a la de los mamíferos terrestres. La alimentación de la madre influye en la composición de ácidos grasos de la leche.
- **Kéfir y yogures caseros.** Existen redes sociales de intercambio de nódulos para la obtención casera de kéfir desde hace muchos años, de forma que cualquiera puede acceder a ellos. El kéfir (fermentación hidroalcohólica) es muy fácil de obtener, y la leche con fermentos lácticos es igualmente interesante: tanto para regenerar la flora intestinal, como para asimilar mejor sus virtudes como alimento.

• **Fermentos para yogur de tipo dextrógiro.** En España, los llamados yogures «de sabores» rebosan aditivos y química de síntesis muy poco aconsejables. Además, la leche que contienen procede de vacas encerradas en condiciones lamentables. A no ser que podáis conseguir kéfir y yogures biológicos de calidad, recomendamos la elaboración casera de ambos. Todo el mundo puede obtener un buen yogur, y ya se pueden encontrar en dietéticas, y en algunas farmacias, fermentos de tipo dextrógiro (el único que aprovecha el organismo; los de tipo levógiro, que son los del súper, no son bien tolerados por los lactantes).
• **Endulzaremos** el yogur natural con un poquito de miel de caña o melazas, o bien con miel de abeja o azúcar integral de caña tipo panela. Los yogures azucarados industriales contienen tanto azúcar blanco nocivo que se pierden los supuestos beneficios nutricionales, como el aporte de calcio.

Grasas y aceites

¿Qué sería de los cocineros (y de una gran mayoría de recetas) sin las grasas? Facilitan cierta concentración y riqueza de sabores, pero el coste para la salud suele ser alto; por eso en nuestra alimentación las grasas deberían ser aportadas por alimentos como el aguacate, que contiene colesterol bueno, o por el propio contenido graso de los alimentos naturales y por los aceites que utilizaremos en la elaboración de los platos.

Conviene tener en cuenta que cualquier tipo de aceite frito produce compuestos tóxicos derivados de la descomposición del aceite al elevarse la temperatura por encima de los 100 ºC. Utilizaremos por tanto el aceite crudo siempre que sea posible, añadiéndolo al final de la cocción. El mejor aceite para aliñar ensaladas y para usar en crudo en la cocina es el aceite virgen de oliva extraído de la primera presión y en frío.

Ácidos grasos esenciales

Tomadas con moderación, las grasas no son nocivas para el cuerpo humano; el problema radica en su calidad biológica. Como criterio general, una grasa es tanto más nociva para la salud cuanto más «sólida» sea, es decir, cuanto más alto es su punto de fusión, como ocurre con las grasas saturadas.

En otras palabras, una grasa espesa se adhiere con mayor facilidad a las paredes de los vasos sanguíneos, mientras que una grasa más fluida «resbala» más y, por ello, tiene menor tendencia a aglomerarse en los vasos y a obstruir la circulación sanguínea (grasas insaturadas).

Los ácidos grasos «esenciales» se llaman así porque se trata de un grupo de nutrientes que no puede sintetizar el organismo y que deben aportar los alimentos. Algunos ácidos esenciales, como el linoleico y el linolénico, son precursores de las prostaglandinas, que regulan las funciones de las células. Todos los tejidos del organismo los utilizan como «mensajeros químicos». Encontraremos ácido linoleico en alimentos como el maíz, el girasol, la onagra, el pan integral y las legumbres, mientras que el ácido alfa-linolénico se encuentra en las hortalizas y el aceite de linaza (lino).

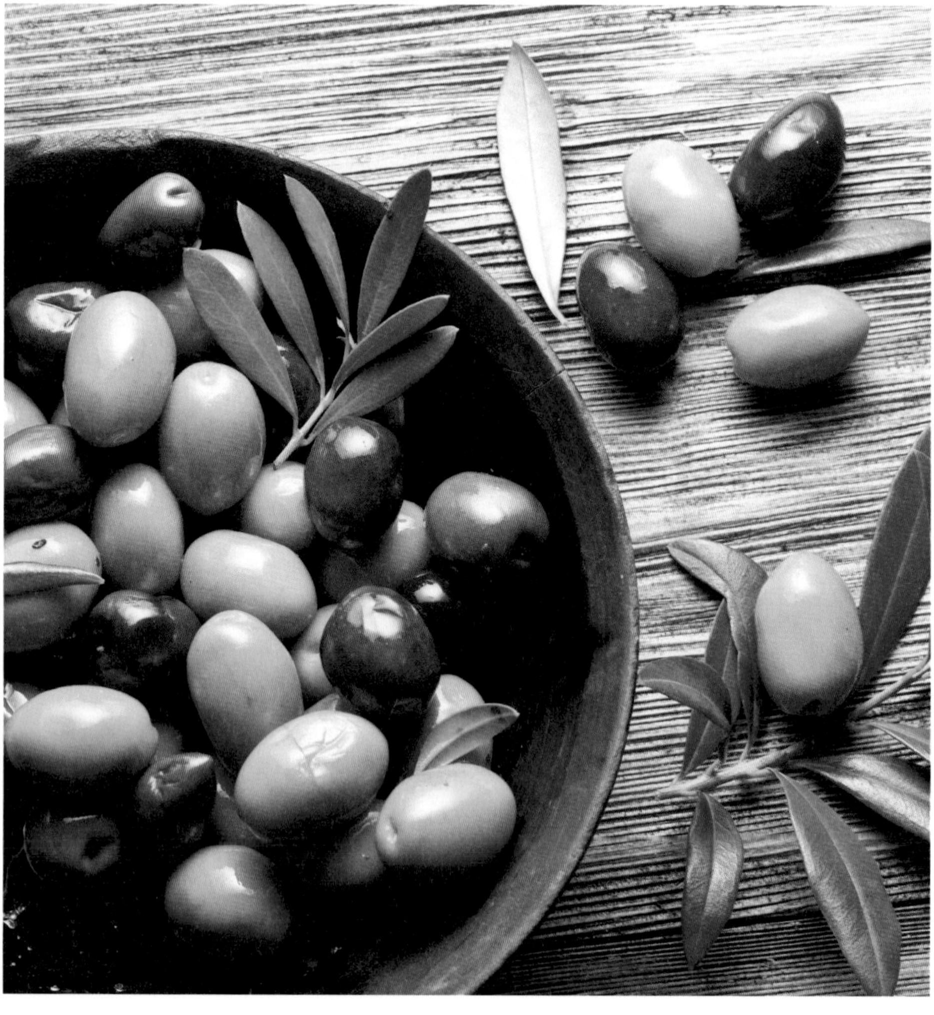

Los aceites omega

Hay dos familias de ácidos grasos esenciales: los omega-6 y los omega-3. Los primeros son abundantes en los aceites de semillas y frutos oleaginosos: nueces, almendras, avellanas, maíz, cacahuetes y onagra. El ácido linoleico es el cabeza de fila de este grupo.

En cuanto a los omega-3, están presentes en algunas hortalizas, así como en los aceites de onagra y de borraja, y también en el pescado (que como alimento no forma parte de este libro).

Los ácidos grasos esenciales de la serie omega-6 se encuentran en la mayoría de grasas del pescado azul (de ahí que nuestras abuelas usasen el aceite de hígado de bacalao como remedio). Los aceites de onagra y de borraja poseen ácido gamma-linolénico, el primer derivado de un aceite graso esencial fabricado en el organismo a partir del ácido linoleico y necesario para la producción de prostaglandina E1, que interviene en la regulación de las hormonas femeninas.

Es significativo que el aceite de linaza fuera ya muy conocido en la Antigüedad como alimento y remedio (era uno de los principales ingredientes del pan romano). Aunque no es tan sabroso como otros aceites, como el de oliva, lo podemos utilizar para cocinar o aliñar las ensaladas. Además, es muy barato y contiene un 50% de ácido linolénico. Otros aceites ricos en ácido linolénico son el aceite de nuez (14%) y el aceite de soja (7%). El alga espirulina, en cambio, lo contiene en poca cantidad (7 mg cada 10 g).

En resumen, las semillas oleaginosas y sus aceites prensados en frío son las principales fuentes de ácido linoleico. En la práctica tenemos dos formas de conseguir un buen aporte de ácido graso linoleico: el aceite de onagra y la espirulina, siendo la fuente más abundante de ácido linolénico el aceite de linaza.

El olivo y las aceitunas

En la cultura mediterránea el olivo ha sido desde siempre protagonista de la mitología, de la sabiduría, la paz y la prosperidad (esto último por su color siempre verde). Los griegos lo veían como el signo de la inmortalidad, coronaban a los atletas vencedores con sus hojas y enterraban a los muertos bajo su tronco.

Las aceitunas son uno de los alimentos más apreciados y conocidos de la Antigüedad. Y las hojas del olivo…

- Aumentan notablemente la diuresis (cantidad de orina).
- Ejercen una acción favorable sobre las funciones del hígado.

• Regularizan el funcionamiento intestinal (se considera que es a consecuencia de lo anterior).

• Disminuyen la presión arterial cuando es demasiado alta.

Para ello se prepara una decocción de 300 cm3 de agua unas veinte hojas de olivo, haciéndolas hervir durante un cuarto de hora, hasta que el agua se reduzca a unos 200 cm^3 (en una tercera parte). Después se filtra y se puede endulzar con miel si se considera necesario.

La bebida se toma caliente por la mañana y por la noche durante 15 días. Debe descansarse una semana y volver a tomarla otra vez durante 15 días más.

Las hojas de olivo destinadas a fines medicinales pueden recolectarse en cualquier época del año. Para conservarlas, una vez secas, se guardan a cubierto del polvo y en lugar seco, al abrigo de la humedad.

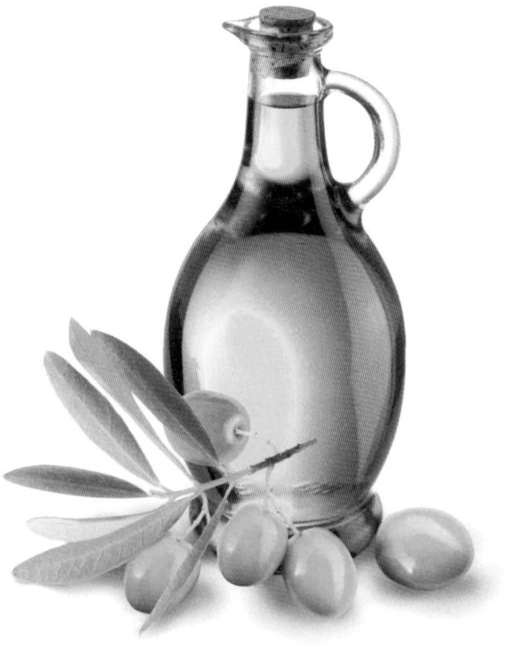

El aceite de oliva virgen extra, que es el que se obtiene como resultado de la primera presión en frío, y sometiendo las aceitunas a una presión moderada, es no sólo un gran alimento sino también un excelente medicamento. Ejerce por ejemplo una doble acción muy beneficiosa para el hígado, pues por una parte estimula la producción de bilis (efecto colerético) y por otra ejerce una acción estimulante sobre su secreción o expulsión hacia el intestino (efecto colagogo). Así que incrementa la secreción de bilis, aumenta la proporción de cuerpos grasos y facilita el vaciado de la vesícula biliar.

De las virtudes y la cultura del olivo en general existen libros enteros. En conjunto, se trata de un legado que ha seguido su propio camino hasta hoy: los grandes cultivadores de olivos en el mundo son Italia, la Provenza francesa, Grecia, Túnez y España. Aquí se produce el mejor aceite de oliva del mundo, pero quizá no por mucho tiempo, dados los desmanes que se están cometiendo contra el olivo y los olivareros.

Plantas aromáticas, especias y condimentos

Utilizadas con moderación, las plantas aromáticas (orégano, albahaca, ajo, perejil, laurel, pimienta dulce...) estimularán el apetito y favorecerán la digestión. Por el contrario, se evitarán los condimentos fuertes y picantes, que reservaremos para ocasiones muy festivas o especiales (como la capsaicina del pimiento picante en caso de resfriado).

Como especias y condimentos podemos tener en cuenta el ajo y la cebolla, el comino, algún curry no muy picante y algunas especias tradicionales (pimientas, clavo de olor, cardamomo, canela, vainilla o aceite esencial de limón). Algunas especias son excelentes para nuestras tisanas y bebidas placenteras.

Huevos

Se ha considerado el huevo un sustituto de la carne por su elevado contenido en proteínas (albúmina), y es por ello un alimento de primer orden. Durante muchos años, los huevos fueron, junto con los lácteos, una fuente básica de proteínas para muchos vegetarianos (lacto-ovo-vegetarianos). Hoy día se sabe que, junto a los razonamientos veganistas de defensa de los animales, los huevos presentan para la salud prácticamente las mismas ventajas e inconvenientes que la carne animal. Una parte importante de vegetarianos aconsejan evitarlos o reducir, en lo posible, su consumo, porque ya nos los encontraremos como ingrediente en infinidad de recetas: rebozados, flanes y natillas, o la repostería. Si tomamos huevos, han de ser siempre muy frescos y de granjas ecológicas (gallinas criadas en libertad y alimentadas con grano), libres de colorantes y hormonas. La obtención de huevos de gallinas enjauladas y sin luz natural está ya prohibido en algunos países europeos.

Tomar entre tres y seis huevos al mes no es problemático para la salud, a no ser que se deba seguir un régimen severo por prescripción médica. Además, a semejanza de la leche, se comprende que los niños, al estar en una etapa de crecimiento, coman más huevos que una persona adulta. Depende del criterio de cada cual, pero no es difícil encontrar un punto de equilibrio.

El huevo es más fácil de digerir si se toma pasado por agua (cocción con agua hirviendo de unos cinco minutos) o duro; se trata de que la clara esté siempre cuajada, porque si no, no se asimila. Las personas que padezcan reumatismos, artritis o trastornos hepáticos o nefríticos deben evitarlos.

Además de moderar la obsesión por las proteínas, hoy tenemos a nuestro alcance muchas alternativas sabrosísimas al aporte proteico de los huevos. Si reducimos la ingesta de huevos, la salud se beneficiará a largo plazo. Y no es necesario lamentarnos de no poder hacer pasteles sin huevos, porque hoy sabemos ya cómo sustituirlos.

Incluso se puede preparar una tortilla... ¡sin huevos! Así que podemos sustituirlos también, tanto en los rebozados, como al preparar hamburguesas, postres y otras especialidades. Veremos que sí se puede, que salen riquísimos... ¡y muy sanos!

Tortilla de patatas sin huevo, con cebolla y calabacín

Para 6 personas – Tiempo: unos 30 minutos

Ingredientes:

3 patatas, 1 cebolla grande, 1/2 calabacín, 4 cucharadas de harina de garbanzos, 4 cucharadas de almidón de maíz, 16 cucharadas de agua fría, sal y aceite de oliva virgen extra.

1. Pelamos y lavamos las patatas y la cebolla; las cortamos en láminas finas.
2. Ponemos el aceite de oliva a calentar en una sartén y echamos las patatas junto con la cebolla. Bajamos el fuego, añadimos sal y removemos de vez en cuando.
3. Mientras, cortamos el calabacín en tiras cortas y finas, y lo agregamos a las patatas y la cebolla. Cuando esté todo dorado, lo escurrimos con un colador o en un plato con papel absorbente. Reservamos.
4. En un bol, batimos las harinas con el agua hasta que no queden grumos. Añadimos una pizca de sal e incorporamos las patatas, la cebolla y el calabacín, mezclando bien.
5. Echamos en la sartén una capa fina de aceite para cubrir la base. Vertemos la mezcla, repartiéndola por toda la superficie a fuego medio. Vamos moviendo la sartén para que no se pegue la tortilla. Cuando se vea que está cuajada, le damos la vuelta usando una tapadera o un plato y la cocemos por el otro lado. (Se le pueden dar tantas vueltas como se quiera, hasta que quede dorada por ambos lado.). Servimos acompañada de una ensalada y/o pan frotado con tomate y aceite de oliva.

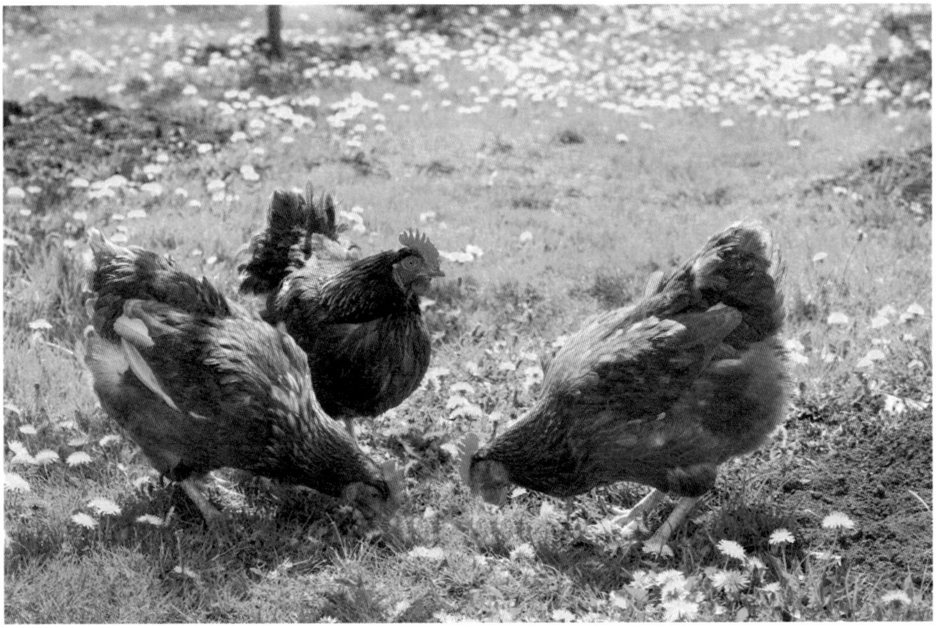

Proteínas vegetales

Los huevos y lácteos, que habían sido el recurso básico de los vegetarianos para abastecerse de proteínas hasta hace unas décadas, han dado paso a los excelentes y saludables sabores del seitán y del quorn, a los derivados de la soja (tempeh o tofu), a nutritivas combinaciones con cereales y legumbres o a los magníficos aportes de los frutos secos y las semillas.

Paralelamente, algunos dietistas empiezan a sugerir una liberación de la «proteinomanía»; consideran que las proteínas, tan necesarias en edades de crecimiento, lo son bastante menos en otras etapas de la vida. Por otra parte, hay productos a base de proteínas vegetales que imitan, con más o menos gracia, los alimentos preparados con carne y pescado. Algunos poseen un sabor muy parecido, como el tofupollo, mientras que otros, más o menos sofisticados, resultan más adecuados para personas que están haciendo la transición a un estilo de vida vegetariano y añoran la carne convencional (se requiere cierto tiempo para que el paladar aprecie los deliciosos sabores naturales).

Sobre sabores, recordemos que el tofu prácticamente no tiene ninguno: por eso puede contener todos los sabores que queramos darle. En todo caso, os recomendamos que probéis las sabrosas recetas con proteína vegetal: la mayoría son, además, muy fáciles de preparar.

«Quorn»

Todos los productos de quorn contienen una nutritiva micoproteina (*Fusarium venenatum*) de la familia de los hongos, al igual que los champiñones y las trufas, pero microscópica. Se cultiva con un proceso similar al que se emplea para elaborar cerveza, queso o yogur, y permite obtener una gran variedad de productos y sabores.

El quorn es una fuente excelente de proteína vegetariana, alternativa a la carne, baja en grasas y con muy pocas calorías, siendo también bastante rica en fibra. No contiene colesterol y, en una dieta equilibrada, ayuda a mantener el corazón sano. Aunque es un alimento vegetariano, contiene una pequeña cantidad de huevo bio e ingredientes derivados de la leche.

No es adecuado para celíacos y personas con intolerancia al gluten o a la lactosa, ya que contiene extracto de cebada de malta tostada o ingredientes de trigo. Pero excepto en estos casos, puede darse sin problema a niños y bebés. Sólo hay que tener en cuenta que, si bien es una excelente fuente de proteínas y produce un efecto saciante, resulta bajo en calorías y conviene alternarlo con otras fuentes proteicas.

El cacao y el chocolate

El cacao es hoy considerado un superalimento, sobre todo entre personas veganas, pero contiene un principio activo, la teobromina, que es un alcaloide excitante. Posee también una gran proporción de purinas, que garantizan un nivel elevado de ácido úrico a posteriori. Por eso conviene que lo eviten todas las personas con trastornos de salud. La combinación del chocolate habitual: cacao, leche, azúcar y grasas (vegetales y animales) es desaconsejable. Los chocolates y cremas de cacao contienen, además, aromatizantes y conservantes.

Además, el chocolate contiene grasas saturadas perniciosas para la salud. Es cierto que las grasas saturadas de la manteca de cacao base (ácido esteárico) no aumentan el nivel de colesterol, pero los helados de chocolate son todo grasa saturada y las golosinas con chocolate contienen menos del 20% de manteca de cacao. Lo mejor sería evitar que los niños se intoxiquen con azúcar blanco industrial, con golosinas nocivas tipo «chuche» y con todos los productos similares derivados del cacao.

Pero... ¿cómo podríamos renunciar a una «tentación» como la del chocolate? Preparándolo en casa y con los mejores ingredientes siempre que sea posible. Todo

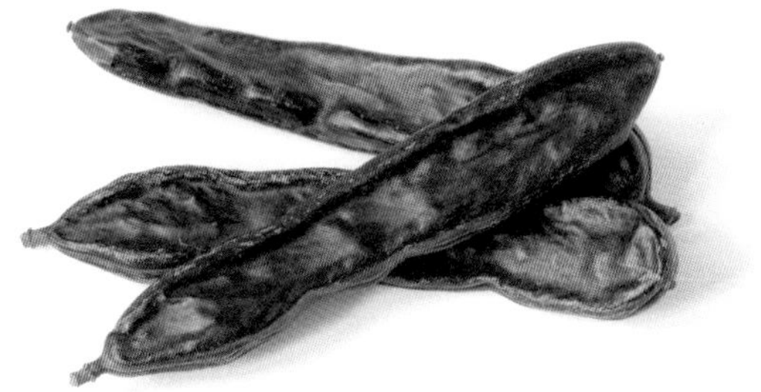

el mundo puede disfrutar del chocolate, a condición de que luego lo eliminemos con un poco de ejercicio o dieta.

- **Carob, la harina de algarroba.** ¿Hay alternativas al chocolate convencional? ¡Naturalmente! Con la humilde harina de algarroba, que en épocas de escasez ha resuelto tantas carencias nutricionales, se obtiene un chocolate absolutamente delicioso. Tanto, que a veces cuesta distinguirlo del chocolate industrial. Tanto la harina de «cacao» de algarroba, como este chocolate podemos encontrarlo ya en muchas tiendas de dietética.

El azúcar y los endulzantes

Sustituir el azúcar blanco

El azúcar blanco, refinado e industrial es un producto inerte, carente de vitaminas y sales minerales. Es sacarosa pura que precisa para su metabolismo vitaminas y minerales (como el calcio) que acapara («roba») de otras partes del organismo, donde sí son necesarias. En *Vivir sin azúcar* (ver pág. 317) se describen su nocividad y sus peligros, así como la manera de seguir endulzando los alimentos sin perjudicar la salud.

Vivir sin azúcar

Para disfrutar de buena salud vale la pena que comencemos seriamente en tirar a la basura el azúcar blanco y, poco a poco, todos los alimentos que lo contengan (decimos poco a poco, porque es sorprendente la omnipresencia del azúcar).

De la peligrosidad de los endulzantes artificiales, como el aspartamo de los chicles sin azúcar, existe abundante documentación. El aspartamo (o aspartame) tiene tres componentes: dos aminoácidos (fenilalanina y ácido aspártico) y metanol. Se afirma que no hay diferencia entre la metabolización de los aminoácidos naturales de los alimentos y los del aspartamo, pero se ha comprobado que no es así. El metanol, tercer ingrediente del aspartamo, es venenoso incluso en cantidades relativamente pequeñas.

Todo el mundo necesita un poco de dulzura en la vida. A través de la alimentación podemos obtener otras formas de dulzor, acostumbrando poco a poco el paladar a tomar los alimentos al natural, sin azúcar, ya sean frutas, postres, zumos, leche, etc. Si los alimentos que comemos son de la agricultura ecológica, y tenemos un poco de paciencia, disfrutaremos de la recuperación de los grandes sabores de verdad.

Sustitutos saludables del azúcar

Podemos reemplazar el azúcar blanco convencional por azúcar de caña integral de cristalización natural tipo panela; o por melaza de arroz, de maíz, de cebada malteada o de caña («miel» de caña), o por miel de abeja de ganadería ecológica, que además posee un elevado valor nutritivo y terapéutico. También existe una amplia gama de siropes (de manzana, ágave, pera, arce, palma...).

- **Otros tipos de azúcar.** El azúcar demerara, moscovado (son también de caña) y el azúcar de palma que se obtiene de los tallos de las flores de la palmera.
- **Fructosa.** Es un endulzante natural que se obtiene de las frutas y la miel, pero también del maíz, del que se extrae, sobre todo, en forma líquida. Su poder endulzante es mayor que el del azúcar, pero no altera el nivel de glucosa en sangre. El problema es que en su extracción se emplean medios químicos, por eso sólo lo utilizaremos de forma ocasional y para espolvorear algún bizcocho, como si de azúcar glas se tratara.

Puré de frutas

Las frutas desecadas, como ciruelas, dátiles e higos, son también excelentes endulzantes naturales; no tanto como para reemplazar el azúcar en las recetas, porque habría que equilibrar pesos de ingredientes, humedades y texturas, pero sí para esparcir sobre una base de tarta horneada, para untar como mermelada, para rellenos dulces, para acompañar unas crepes, en los batidos o para añadir en una mezcla de cake o madalenas.

Podemos prepararlos en casa; basta con cocer la fruta y triturarla hasta obtener el puré. Para conseguir una consistencia bien cremosa, se pueden tener los frutos en remojo unos quince minutos en agua bien caliente. Y si queremos endulzar aún más un buen jugo de frutas, bastará con añadir medio plátano pequeño por vaso y batir bien.

Estevia

La estevia (*Stevia rebaudiana*) es una planta originaria de Paraguay, donde crece de forma silvestre. Los indios guaraníes ya la conocían y utilizaban sus hojas para endulzar, aunque también supieron aprovechar sus propiedades medicinales. Las empleaban como cardiotónicas, hipotensoras, contra la acidez estomacal y para bajar el ácido úrico. Para lo primero solían tomarlas en infusión, junto con la yerba mate, y como hemostático y bactericida las aplicaban directamente sobre las heridas. Su hoja contiene una serie de compuestos glucósidos y posee un poder endulzante varias veces más potente que el del azúcar. Junto a su extraordinario dulzor, lo más interesante de estos glucósidos es que no son metabolizados por el organismo y, por lo tanto, no afectan ni al nivel de glucosa en sangre ni, por supuesto, a la secreción de insulina. Esto la hace ideal para las personas con diabetes o que siguen una dieta baja en carbohidratos.

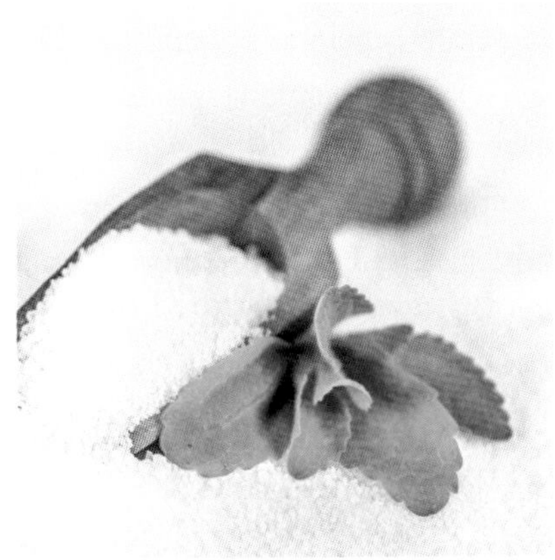

Podemos encontrarla en las tiendas en forma de polvo blanco (dulzor equivalente al azúcar 1:300), o en extracto bruto, que es un polvo de color marrón verdoso (dulzor equivalente al azúcar 1:60). Este último se utiliza sobre todo a nivel terapéutico.

La prohibición de esta planta medicinal por parte de las autoridades de EEUU durante muchos años —para favorecer el nocivo aspartamo de la poderosa multinacional Monsanto— fue el equivalente a una novela de serie negra, y todavía hoy es un motivo de vergüenza para quienes la protagonizaron.

Vitalidad y energía con la miel

A partir del néctar de las flores que recogen, las abejas elaboran la miel en su organismo mediante una acción enzimática y posteriormente la guardan en la colmena, en donde la dejan madurar.

Desde tiempo inmemorial, este alimento ha sido utilizado por sus múltiples virtudes terapéuticas. En uso interno ayuda en caso de afecciones respiratorias como la bronquitis, tos, laringitis, faringitis, resfriados y gripe, debido a su acción emoliente y antibacteriana. En caso de enfriamiento es recomendable añadirla a las infusiones diaforéticas, junto con un poco de limón. La acción antimicrobiana combinada con una elevada capacidad cicatrizante, hacen que la ingesta de miel sea beneficiosa en las úlceras gástricas y, como uso tópico, para las aftas bucales, quemaduras, picaduras, eczemas, cortes o heridas infectadas.

Recordad que no existen dos mieles iguales; es la industria la que las homogeneiza. La miel de abeja virgen, que no ha sido manipulada, ni sometida a altas temperaturas y sin ningún tipo de aditivo o conservante, es un alimento vivo que aporta vitalidad y energía. Casi un 80% de su composición son glúcidos, principalmente fructosa y glucosa. El resto es una interesante mezcla de aminoácidos, vitaminas, minerales, enzimas y aceites esenciales.

La miel aumenta la resistencia física y mental, favorece la recuperación y facilita la recuperación tras los esfuerzos repetitivos y prolongados. Es un alimento aconsejable en la dieta de deportistas, estudiantes, en caso de fatiga, convalecencia, cansancio, astenia, estrés, anorexia, embarazo, adelgazamiento y en general, en todas aquellas situaciones que nos requieran un sobreesfuerzo. Además, la miel estimula el corazón y ayuda a reducir las acumulaciones en el sistema cardiovascular. Y por último hay que recordar que tiene también un ligero efecto laxante.

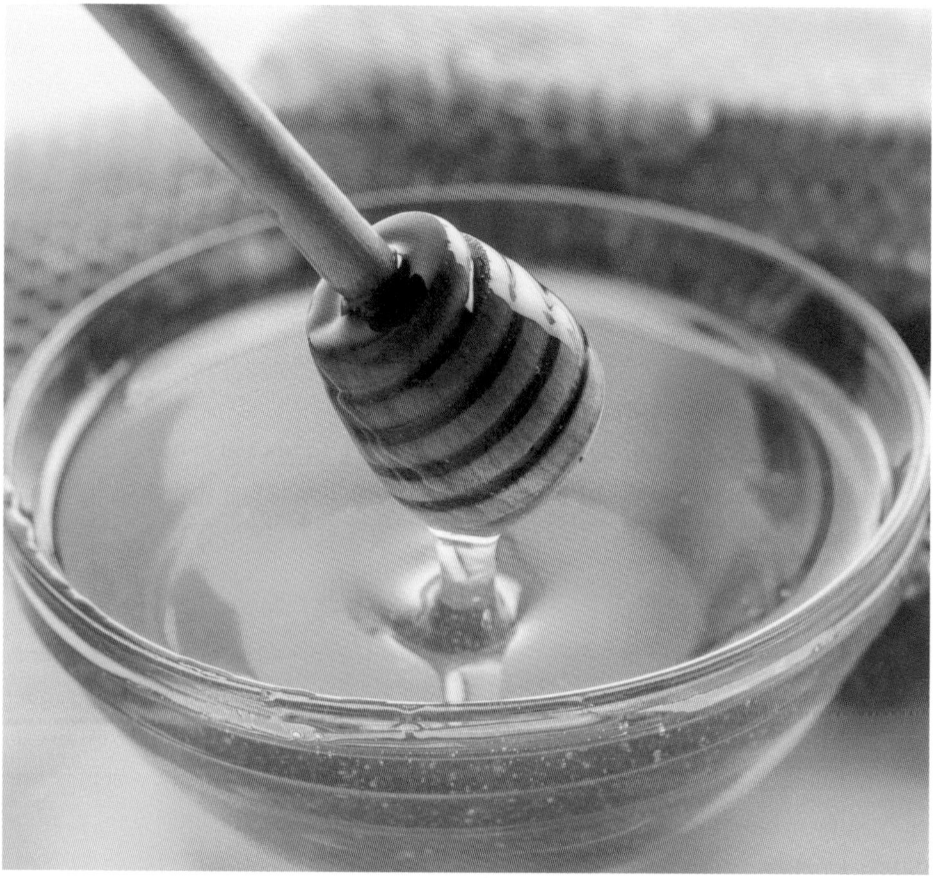

• **La miel de manuka,** procedente de Nueva Zelanda, posee una peculiar calidad, muy superior si la comparamos con otras variedades, debido a sus acentuadas propiedades terapéuticas. Para elaborar esta miel, las abejas recolectan el néctar del "árbol del té", un arbusto cuyo aceite esencial es utilizado en todo el mundo por su potente efecto antibacteriano, antifúngico y antiviral. La miel de manuka es un verdadero tónico para el organismo, lo protege de ataques medioambientales al potenciar el sistema inmunitario, actúa como antiinflamatorio, antioxidante y está especialmente indicada para regenerar la piel dañada.

• **La miel y el calor.** La miel contiene importantes sustancias medicinales, como la «inhibina», que son sensibles al calor, y se destruyen cuando superan los 40 ºC. Es conveniente rehusar cualquier miel que haya sido sometida a procedimientos de calentado desde el proceso de recolección hasta el envasado final. Algunos de estos procedimientos consisten en calentar la miel a 75 ºC para que no cristalice o tenga «mal aspecto», es decir, para evitar que adquiera tonos oscuros, aparentemente menos «comerciales» para la industria o para compradores poco informados.

Con estas temperaturas, además, se destruyen posibles levaduras de fermentación. Si queremos disfrutar de las propiedades medicinales de la miel, convendrá tener bien presente estos procesos. Si al comprar un tarro se observa que una parte de la miel está cristalizada, puede ser una primera señal de que no ha sido tratada con calor. Con el paso del tiempo (mucho más del que marca la fecha de caducidad en los botes), la miel mantiene la mayor parte de sus propiedades nutritivas, pero pierde lentamente buena parte de sus virtudes medicinales.

Los complementos dietéticos

Los 70 billones de células de nuestro organismo esperan de nosotros que hagamos algo por ellas, como cuidarlas con cariño y darles buenos alimentos. ¿Podemos dárselos? El empobrecimiento de los suelos de cultivo ha favorecido que muchos alimentos presenten un pobre contenido nutricional. Cuando la planta muere, los minerales vuelven a la tierra para que los utilicen otras nuevas plantas. Pero si los agricultores arrancan las plantas y los granos con las cosechas, el suelo va perdiendo paulatinamente su riqueza natural. Y las virtudes y propiedades de los cereales, las frutas o las verduras son menores. El añadido de fertilizantes artificiales tampoco es la solución.

¿Tiene sentido, tomar suplementos dietéticos? La alimentación desnaturalizada

Podemos encontrar otras señales que invitan a cambiar, como la «comodidad» de la comida precocinada, que contribuye a una menor presencia de alimentos frescos y a que nos encontremos con un menor aporte nutritivo en la comida. Por ejemplo, hay demasiados panes falsamente artesanos, carentes de harinas de calidad o de levadura madre, y en su lugar aparecen los «panes de gasolinera», masas congeladas horneadas al instante y de escaso valor alimenticio. Por todo ello los complementos nutricionales y los suplementos dietéticos se valoran cada vez más.

Tanto si es por estos motivos, como si queremos dar un poco más de energía añadida al organismo o mejorar nuestro rendimiento intelectual, disponemos de complementos y suplementos con extraordinarias posibilidades. Si necesitamos un poco de ayuda nutritiva en determinadas etapas vitales: durante el embarazo y la lactancia, durante el crecimiento, en la vejez, en dietas de control de peso, en caso de anemia o debilidad, o bien en situaciones estresantes; en todos estos casos, los suplementos dietéticos son una buena ayuda para que el organismo recupere la salud o envejezca menos.

Suplementos dietéticos

Hay cuatro grandes grupos de suplementos en forma de comprimidos, cápsulas, 'perlas' o similares: los **multinutrientes**, los **antioxidantes**, los **ácidos grasos esenciales** y los **probióticos**. Un claro ejemplo de suplemento dietético es la coenzima Q10, una sustancia muy útil para el organismo, y que éste deja de producir paulatinamente a partir de los 45-50 años de edad.

- La **medicina ortomolecular** propone un uso de suplementos a grandes dosis, sobre todo de las **vitaminas,** y ha contado con apasionados defensores, como el premio Nobel Linus Pauling, en relación a la vitamina C.
- La **medicina sistémica** utiliza dosis también elevadas de un quinto grupo: las **sustancias adaptógenas**, como la equinácea (*Echinacea purpurea*), o el eleuterococo (*Eleutherococcus senticosus*) en la prevención y, sobre todo, el tratamiento de todo tipo de de enfermedades, incluso si son severas.

Antioxidantes

Hace poco más de quince años que se habla de los alimentos antioxidantes para hacer frente a los radicales libres responsables del envejecimiento y un sinfín de trastornos. A lo largo de este libro nos ocupamos ampliamente de ellos. Los científicos reconocieron inicialmente cuatro: las **vitaminas E y C**, el **selenio** y los **betacarotenos** precursores de la vitamina A.

Hoy sabemos que existen muchos más, como la **quercetina** (calabaza, cebolla, uva negra, brócoli), las **antocianinas** (moras, frambuesa), los **índoles** (coles, nabo, rábanos, berros, mostaza), la **clorofila** (hortalizas de hoja verde) o el **licopeno** (tomate).

Complementos nutriticionales

En la cocina naturista disfrutamos de complementos nutritivos clásicos desde hace muchos años. A veces se utilizan incluso sin darnos cuenta, para dar el toque definitivo a una receta y su uso práctico en la cocina tiende a aumentar.

Entre los complementos más habituales disponemos del **germen de trigo** y la **levadura de cerveza** (o de remolacha) que tan a menudo se añaden a las ensaladas. O el **salvado** de trigo o de avena: hay quien lo añade al muesli para acentuar un efecto laxante.

También el **polen de abeja**, el **propóleo** y la **jalea real**, o también la **acerola**, la **lecitina de soja** o la ciruela **umeboshi**. ¡Es una lista bien amplia!

Algas, las verduras del mar

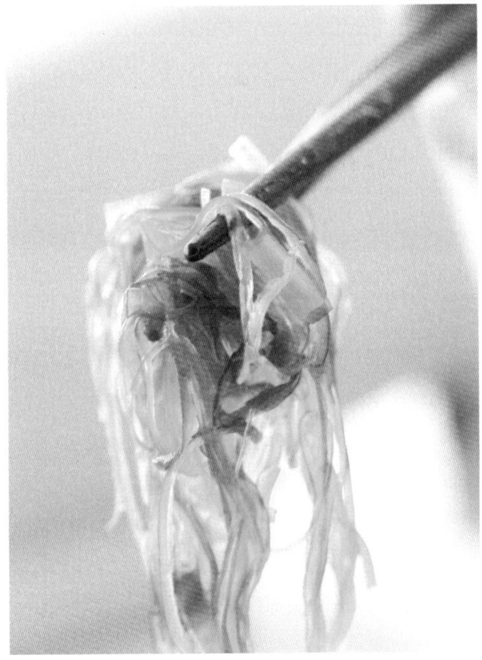

Las algas nos recuerdan que la vida tuvo su origen en el mar; un medio que se ha enriquecido con todos los minerales necesarios para la vida tras millones de años de erosión. Ello explica que contengan entre diez y veinte veces más minerales que las verduras terrestres y que, además, fabriquen el 80% del oxígeno que respiramos en tierra firme.

Las algas fijan alrededor de la mitad del carbono del planeta y ayudan, en gran medida, a la sosteniblilidad de los ecosistemas. De las 24.000 especies de algas que se conocen, tan sólo unas pocas se consideran comestibles hoy día. Las algas son un tesoro en minerales y oligoelementos y una bendición para nuestros huesos y el organismo en general.

En los países que consumen algas con asiduidad, como en el Japón, la población es de las más sanas, vigorosas y longevas del planeta.

La función antienvejecimiento de las algas (pardas y rojas, sobre todo) es debida a los antioxidantes polifenoles, los carotenoides y las vitaminas E y C. Las algas son también ricas en ácidos grasos esenciales, enzimas y fosfolípidos.

Las algas de uso más común entre nosotros son: **arame**, **dulse** (o «dulce»), **espagueti de mar**, **hiziki**, **kombu**, **nori** y **wakame** (conocida también como «kelp» en algunos países). El alga **agar-agar** es un excelente gelificante natural.

Y también, entre las algas de lago más conocidas encontramos tres, en forma de suplemento: el alga verdiazul del lago Klamath, el **alga chlorella** (*Chlorella pyrenoidosa*), o la **espirulina** (*Arthrospira platensis* y *A. maxima*).

¿Las algas adelgazan?

Casi todas ellas poseen cualidades depurativas e, incluso, diuréticas, por lo que pueden convertirse en un recurso excelente de los regímenes dietéticos para regular el peso. Son ricas en fenilalanina, un aminoácido que suprime el estímulo nervioso del apetito en el cerebro y que, junto al aporte de yodo y minerales, ayuda al metabolismo y contribuye a regular el funcionamiento de la glándula tiroides, encargada de quemar los carbohidratos que se ingieren. Junto a sus numerosos beneficios para la salud y la belleza (en especial para el cuidado del cabello y la piel), las algas poseen un gran potencial culinario. Ya sea adaptando con ellas recetas de toda la vida como empleándolas en otras nuevas, siempre resulta interesante conocer la mejor forma de prepararlas y conservarlas.

Las setas shiitake y el sistema inmunitario

Además de su suculento sabor, las setas shiitake y también las enoki (enokitake) contienen un potente activador del sistema inmunitario, el lentinan, un compuesto molecular que eleva el nivel de las células T protectoras del organismo.

Las setas maitake y reishi son también extremadamente bajas en calorías y grasas y su peculiar sabor es muy agradable. Esto las ha convertido en un ingrediente ideal para dar vigor y energía a todo tipo de platos, desde los hervidos hasta los fritos.

Los germinados de semillas

Las semillas ideales para germinar han de ser de procedencia ecológica y no transgénica. Existe una amplia gama de semillas disponibles, pero lo más importante es que provengan de plantas de cultivo biológico, es decir, sin tóxicos ni química de síntesis. Así conservan todo su poder germinativo, saludable y nutritivo.

Además de la **soja** y la **alfalfa** podemos descubrir el sabor de otras semillas para germinar con facilidad. Disponemos también de: **amapola**, **arroz**, **azuki**, **cebolla**, **escarola**, **fenogreco**, **garbanzos**, **girasol**, **hinojo**, **lentejas**, **mostaza**, **quinoa**, **rabanitos**, **soja verde**, **trébol** y **trigo**.

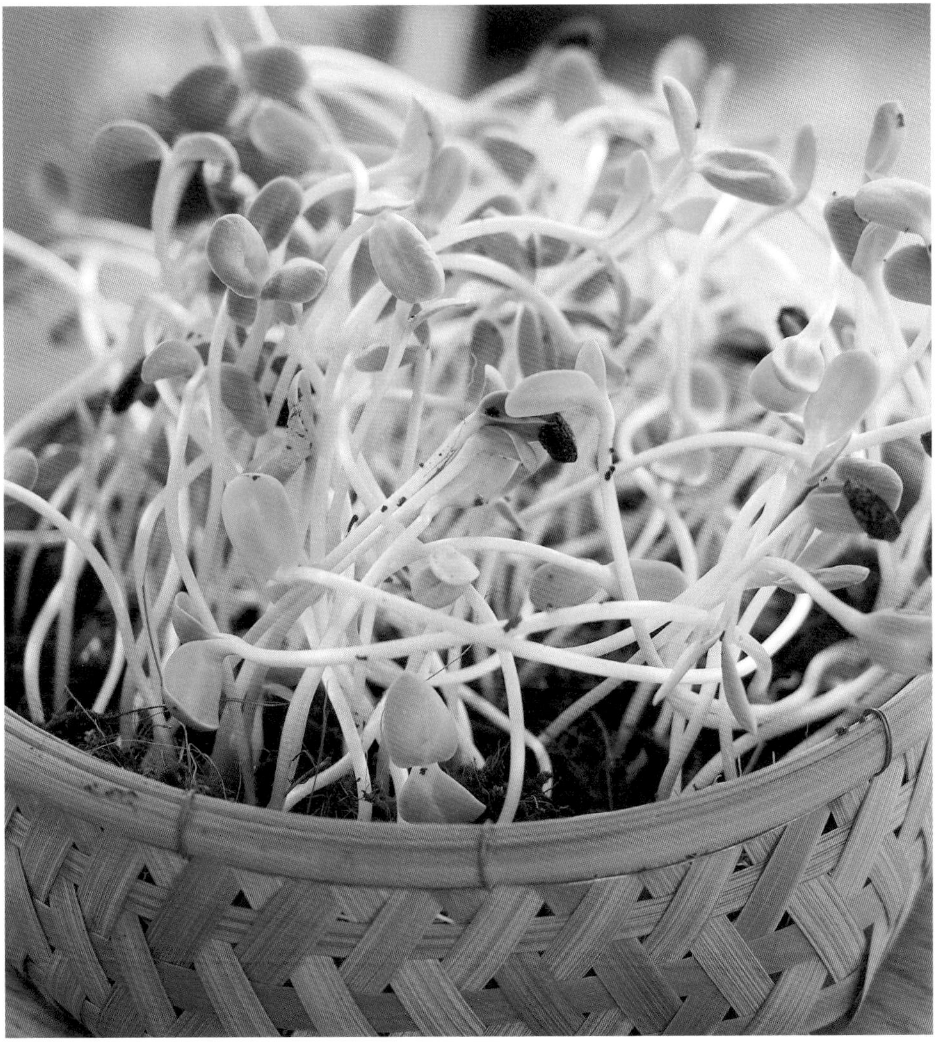

Los nuevos «súper alimentos»

La idea de tomar algunos alimentos «extra», que además resulten beneficiosos para disfrutar de una buena salud y larga vida está de moda. Es más, ha coincidido con la llegada a Europa de algunos alimentos muy interesantes, junto con la posibilidad de preparar, en cualquier momento y en cualquier lugar, toda clase de batidos, gracias a la fuerza expansiva de la deshidratación.

Es decir, que además de las «supersemillas», se ofrecen cada vez más ingredientes en polvo (solos o combinados), para preparar para batidos y bebidas junto a zumos o licuados de cereales. Y también en germinados.

Alguna de estas pequeñas súper semillas, como las de chía y de linaza, concentra el mayor nivel de ácido graso alfa-linolénico omega 3 de las especies vegetales comestibles. Vamos a repasar alguno de estos alimentos.

1. Chía

Las semillas de chía (*Salvia hispánica*) son ricas en antioxidantes y nutrientes como el calcio, manganeso y fósforo. Hoy se conocen como una excelente fuente vegetal de fibra y omega-3, pero también como recurso para aumentar la energía y para mejorar la salud.

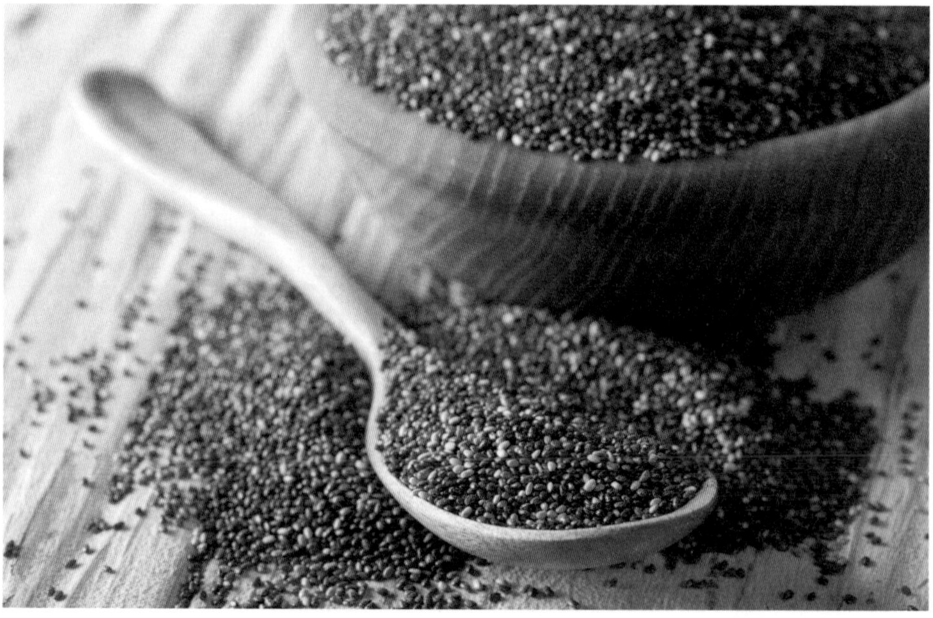

Las semillas de chía también poseen el don de estabilizar el azúcar en sangre, lo que las convierte en muy interesantes para los diabéticos.

Se trata de una planta originaria de México y Guatemala, en donde estas semillas fueron un elemento básico en la dieta de mayas y aztecas durante siglos. Desde 1991, a partir de los trabajos del investigador Wayne Coates, su cultivo se ha recuperado y se han hecho muy populares, al principio porque ayudan a perder peso; después por su riqueza en antioxidantes.

Podemos tomar semillas de chía en zumos y sopas o simplemente en un vaso de agua; o molidas, lo que es una ventaja con otros tipos de semillas. También las podemos espolvorear en nuestras ensaladas, o añadir a la masa del pan, o germinarlas para obtener unos brotes estupendos. Podemos encontrarlas en tiendas naturistas, herbolarios y supermercados. La de mejor calidad es de color negro y blanco.

Contribuyen a la **salud digestiva** regulando la función intestinal por ser fuente natural de fibra, absorben hasta 10 veces su peso en agua, formando un gel voluminoso. Tampoco contienen gluten, por lo que pueden consumirlas personas celíacas.

Las semillas de chía también son una fuente excelente de proteínas para los vegetarianos. Son ricas en triptófano, un aminoácido que ayuda a regular el apetito, el sueño y mejorar el estado de ánimo.

Las semillas de chía **mejoran la salud del corazón**, al **reducir el colesterol**, los triglicéridos y aumentar el colesterol bueno HDL. También disminuyen la presión arterial y la proteína C reactiva (un signo de inflamación) en diabéticos tipo 2.

2. Camu camu

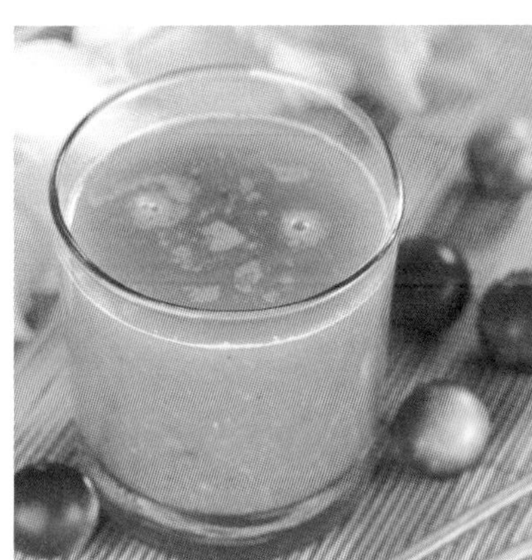

El camu camu (*Myrciaria dubia*) es un arbusto nativo de la Amazonía (Colombia, Perú y Brasil), que crece de forma silvestre cerca de los ríos y en los suelos aluviales inundados durante la época de lluvias. Se encuentra principalmente a lo largo de los ríos Putumayo, Ucayali y Amazonas y sus afluentes, puede llegar a medir hasta 8 m de altura y se cultiva como frutal, apreciándose su fruto por el **excepcional contenido en vitamina C**. Entre 16 y 114 veces más que la pulpa de naranja (se han descubierto ejemplares con entre 3000 a 6000 mg de ácido ascórbico cada 100 g de pulpa).

Se trata de una fruta de alto valor para la agroindustria, pero la alta variabilidad genética origina una calidad muy variable en cuanto al contenido. En América Latina es fácil encontrarlo en forma de helados, bebidas, refrescos y golosinas.

La infusión de la corteza y el tallo de camu camu es un excelente remedio para la diabetes.

3. Cáñamo

Pueden dejarse de lado las bromas y los cigarritos de la risa, porque las semillas de cáñamo (*Cannabis sativa*) son ¡muy saludables! Y nada tienen que ver con efectos alucinantes, porque se trata de un alimento **súper nutritivo**, cada vez más popular entre quienes valoran una dieta sana y equilibrada.

Las semillas de cáñamo son una **excelente fuente de proteínas**, minerales y fibra dietética. Contienen aproximadamente el 44% de aceites y grasas (AGE: ácidos grasos esenciales), incluyen el 33% de proteína y fibra dietética y cerca del 12% de carbohidratos. Además, tienen una gran cantidad de aminoácidos.

• El **aceite de cáñamo** contiene menos del 10% de los ácidos grasos saturados (perjudiciales para el equilibrio del colesterol en sangre) del organismo. Por eso lo promueven los terapeutas y expertos en salud.

El aceite de cáñamo contiene tan solo un 8% de grasas saturadas, una cantidad realmente baja, lo que es algo muy positivo, ya que es precisamente el consumo excesivo y continuo de estas grasas lo que provoca enfermedades cardiovasculares. El aceite exprimido de cañamón contiene un 55% de ácido linoleico y un 25% de ácido linolénico, ácidos encargados de transformar los alimentos en energía vital y de distribuirla por el cuerpo. Solo el aceite de linaza contiene más ácido linolénico, con un 58%.

• Con las **semillas de cáñamo** se elabora leche de cáñamo, por ejemplo. Los beneficios de esta bebida van desde mejorar la salud de uñas, cabello y piel hasta aumentar las capacidades mentales, mejorar la salud del corazón y fortalecer el sistema inmunológico del organismo.

• Podemos utilizarlas también como complemento alimenticio para ensaladas y batidos.

• La **semilla de cáñamo** puede molerse hasta conseguir una pasta similar a la mantequilla de cacahuetes, pero con un sabor más delicado. En términos de valor nutritivo, la mantequilla de cáñamo supera con creces a la mantequilla de cacahuete. Las semillas molidas pueden incorporarse al pan y bizcochos y a los

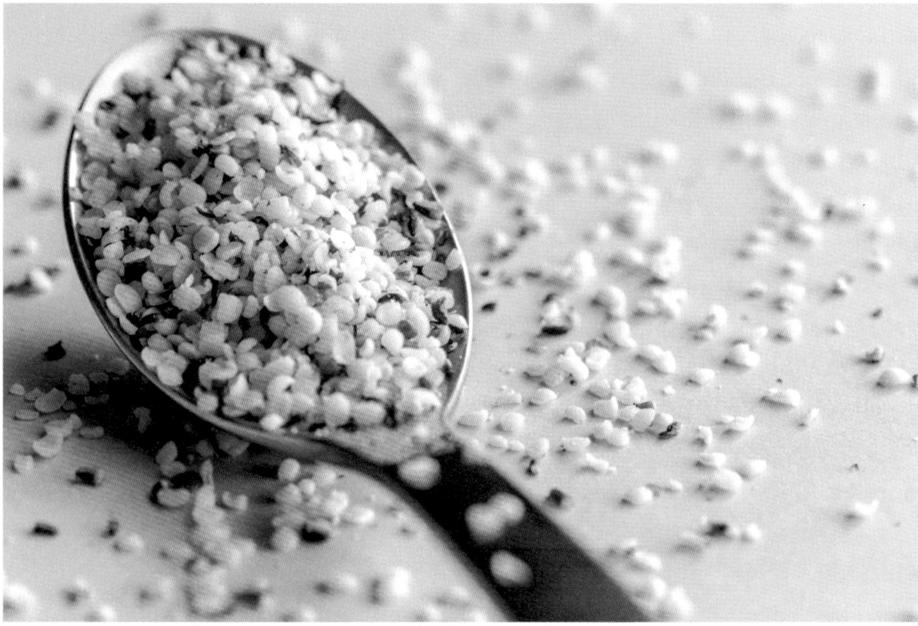

estofados. Las semillas de cáñamo también pueden utilizarse como ingrediente salado en barritas de muesli.

• El **polvo de proteína de cáñamo** es hoy en día bastante fácil de encontrar en herbodietéticas. Está hecho de semillas y es de gran calidad en términos de aminoácidos. Contiene 20 aminoácidos, de los cuales 8 son esenciales.

Ninguna otra planta tiene proteínas de tan fácil digestión ni una proporción tan perfecta entre los aceites esenciales. Además de reforzar el sistema inmunitario, las semillas de cáñamo aportan salud y vitalidad.

4. Maqui

Las bayas de maqui (*Aristotelia chilensis*) tienen aspecto parecido al arándano, de un color azul intenso, jugosas y brillantes. Madura en verano, recogiéndose unos meses después. El extracto de maqui proviene del fruto y su nombre se remonta al alfabeto del pueblo Mapuche, etnia amerindia descendiente de los araucanos originarios de la zona central de Chile. Allí atribuían al maqui una gran importancia y usaban los frutos en su alimentación diaria.

El arbusto crece espontáneamente frente a las costas de Chile (en las islas del archipiélago Juan Fernández). Durante la primavera austral, brotan flores blancas que resaltan en el verde monótono del bosque subantártico. Cada arbusto suele producir apenas 10 kg de frutos... ¡cada siete años! Y no se prevé una producción industrial ni existen cultivos de maqui. La recolección se lleva a cabo exclusivamente a mano y en su ambiente original.

Del maqui se obtiene un extracto de **gran valor antioxidante**. Como hemos visto algunas veces, los nutricionistas valoran los polifenoles para reducir los radicales libres, convirtiéndose en potentes **agentes anti-inflamatorios y anti envejecimiento**. Entre las principales fuentes de **polifenoles** tenemos el resveratrol de la uva, el chocolate negro sin azúcar y las bayas (arándanos, frambuesa, mirtilo...). De los 4.000 polifenoles conocidos, sólo un tipo es común a estos tres alimentos: las **delfinidinas**. Y la fuente más rica en delfinidinas es la baya del maqui. En otras palabras, contribuye a la protección de las células frente al daño oxidativo, a disminuir el cansancio y la fatiga, a la recuperación muscular y al rendimiento intelectual normal.

El índice ORAC (Oxygen Radical Absorbance Capacity), mide la capacidad antioxidante que tienen diferentes sustancias para neutralizar la acción de los radicales libres. Según datos del índice ORAC, la baya del maqui es el fruto con mayor poder antioxidante que se conoce, muy por encima de la uva, el goji o el açaí.

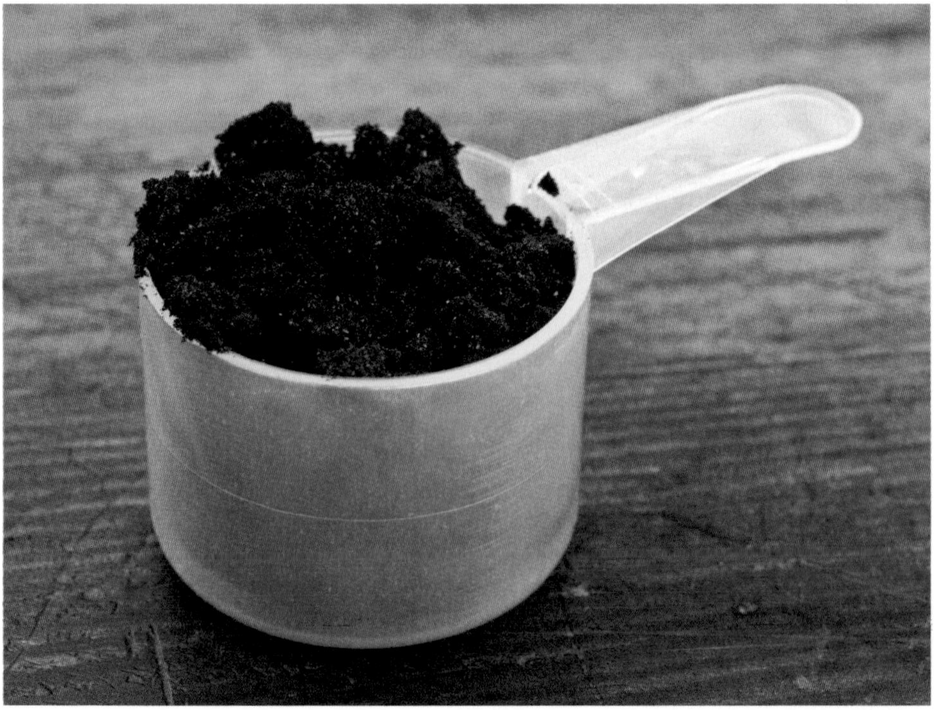

5. Maca

La maca andina (*Lepidium peruvianum*) es una planta maravillosa para mejorar el **sistema inmunitario** y la **fertilidad**: favorece el **equilibrio hormonal** en las mujeres y potencia la **actividad sexual** en los hombres.

Aunque la maca es utilizada por los pueblos andinos desde hace miles de años, ha sido recientemente cuando ha adquirido popularidad mundial y ha sufrido un gran incremento en su demanda debido a sus numerosas propiedades.

Ensayos clínicos realizados en hombres han demostrado que el extracto de maca puede aumentar el deseo sexual y mejorar la producción de espermatozoides, la motilidad del esperma y el volumen de semen, tiene efectos favorables sobre la energía y el estado de ánimo, y puede disminuir la ansiedad.

La raíz de maca tiene **alto valor nutritivo**, es rica en proteínas, carbohidratos, vitaminas y minerales. La planta crece sólo en determinadas altitudes donde se dan condiciones muy duras y donde otras plantas no pueden sobrevivir. Por la forma se parece mucho a un rábano, aunque es más grande.

Siempre y cuando no se abuse, como ocurriría con cualquier otro alimento, la maca no tiene contraindicaciones. Aquí se vende en harina y en extractos (en forma de cápsula). El efecto es mayor cuando se ingiere de forma regular. En cantidades moderadas se puede añadir a los alimentos: sopas, batidos o productos de panadería.

6. Chaga

Sobre este hongo parásito de los árboles (*Inonotus obliquus*), ver pág. 280.

7. Té verde matcha

Para la salud, el té verde (*Camellia sinensis*) es un auténtico torrente de **antioxidantes** (un 3% de polifenoles), que ayudan a retrasar el envejecimiento y a fortalecer el equilibrio energético y las defensas del organismo. Sus hojas contienen minerales: selenio, calcio, cromo, magnesio, manganeso, hierro, zinc... y vitaminas: A, B2, B9, C y E. Y posse un sinfín de virtudes, entre ellas la de favorecer la eliminación del colesterol LDL (el malo) y en cambio puede aumentar el HDL (el colesterol bueno). También ayuda a combatir los triglicéridos y las enfermedades cardiovasculares (efecto coágulos).

El té verde alivia las migrañas, ayuda a prevenir la hipertensión, es suavemente diurético y astringente. Es útil en caso de diabetes (regula el nivel de insulina), alivia casos de asma, previene la caries y ayuda a combatir la halitosis. Y esto es sólo un resumen de sus virtudes.

- **El té verde japonés.** El matcha es una variedad japonesa de té verde que tiene aún más beneficios para la salud. Por su sabor y su atractivo visual se ha convertido en un ingrediente más para cocinar, sobre todo en repostería. Por ejemplo, en forma de riquísimos bizcochos con té matcha. Y hoy en día es cada vez más fácil de encontrar en los comercios.

Los beneficios para la salud de este té son superiores a los de cualquier otra clase de té verde, ya que al beberlo se ingiere el resultado de triturar la hoja entera hasta convertirla en un fino polvo y sin que pierda ninguna de sus propiedades. Puede decirse, en términos de valor nutricional y contenido de antioxidantes, que un vaso de té matcha equivale a diez vasos de cualquier otra variedad de té verde.

La elaboración del té matcha empieza varias semanas antes de la cosecha, cuando se cubren las plantas de té para protegerlas de la luz directa del sol. Ésto ralentiza su crecimiento, intensifica el tono verde de sus hojas y hace que la planta sea más rica en aminoácidos, dando como resultado un sabor más dulce. Es sólo el primer paso de una serie de delicadas operaciones hasta que llega a nuestras casas.

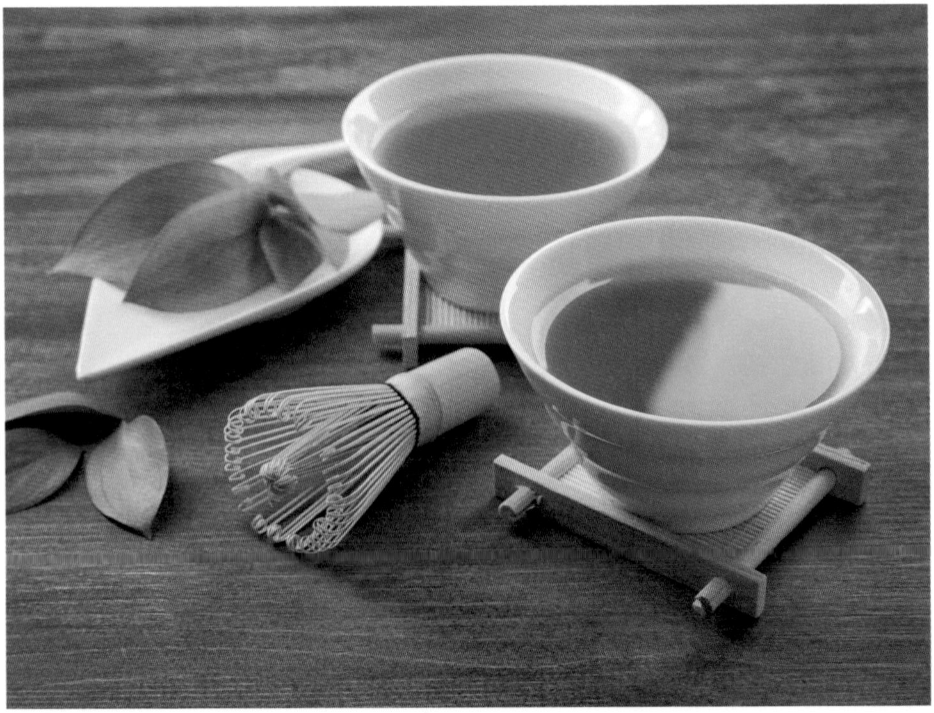

• **Los polifenoles (catequinas)**, sustancia química presente en la planta del té y responsables de su sabor amargo, son un poderoso elemento antioxidante, al que se le reconoce un papel notable en la prevención múltiples enfermedades, incluso severas. Hoy se sabe, además (Universidad de San Francisco), que los polifenoles del té verde pueden potenciar la presencia en el cerebro de dopamina, sustancia clave para desarrollar estados de humor positivos. También ayudan también a mantener constante el suministro de glucosa al organismo, con lo que contribuyen a regular la insulina de forma natural.

En cuanto a los taninos (galotanino), otro de los componentes presentes en la planta de té verde, también se ha demostrado que ayudan al equilibrio natural del sistema nervioso. Y pueden ayudar a la reducción de las secuelas cerebrales, producto de una embolia, si bien de momento no se utiliza formalmente como tratamiento médico.

8. Lino

El lino o linaza (*Linum usitatissimum*) es ampliamente conocido en nuestro país. Hasta la llegada de los derivados del petróleo, su importancia en textiles, pintura, cosmética y medicina herbal estaba oculta, pero hoy sabemos que es una de las plantas con mayor cantidad de **ácidos grasos** Omega 3, Omega 6 y Omega 9 que se conocen, y su aceite es muy apreciado en recetas frescas, como las ensaladas, donde se sirve crudo.

A diferencia del aceite de oliva, el aceite de linaza no es adecuado para freír, ya que su composición molecular se descompone a temperaturas mucho más bajas (alrededor de 180 °C).

Por sus ácidos grasos, fibra dietética y fitoquímicos, la linaza, servida en forma de semillas, se ha convertido en uno de los añadidos más saludables en postres, aliños y panificación.

9. Lúcuma

El lúcumo (*Pouteria lucuma*) es un árbol originario de los valles andinos del Perú y Ecuador, en donde se cultiva por su **fruto**, la lúcuma, empleado en gastronomía, sobre todo, en la preparación de dulces, postres y helados.

El árbol alcanza los 15 metros de altura y el fruto es está recubierto por una piel delicada de color verde brillante que se vuelve parda al madurar. Alcanza unos 15 cm de largo en las variedades de, y unos 200 g de masa. Durante la maduración está saturado de látex; una vez listo para su consumo la pulpa es de color amarillo-anaranjado, inusualmente seca y almidonosa, y muy dulce. Contiene de dos a cinco semillas ovales y achatadas, de color pardo oscuro.

Durante la época prehispánica, la lúcuma era una de los ingredientes principales de la dieta de los aborígenes de los valles, junto con el maíz, las legumbres y la guayaba, así como la quinua y kiwicha en las zonas más altas. Los europeos conocieron la lúcuma en Ecuador, en 1531. Hoy en día en Bolivia se produce en las inmediaciones de La Paz, en Chile se cultiva principalmente en la Región de Coquimbo y en Costa Rica alrededor de San José.

La lúcuma es muy **rica en antioxidantes** y su intenso sabor recuerda al jarabe de arce, aunque muchos la consideran muy superior, y se emplea cocida en toda clase de postres y repostería, sobre todo en Perú y en Chile.

En forma de harina, muy dulce y nutritiva, concentra el hierro, betacaroteno y niacina de la fruta fresca.

10. Quinoa

En 2013 se celebró el año de la quinua (*Chenopodium quinoa*). La hoy cada vez más popular quinoa (palabra castellanizada del quechua «kinwa»), es un cultivo andino con al menos 3.000 años de historia, que los españoles catalogaron como alimento amerindio irrelevante y arrinconaron, aunque sobrevivió en las comunidades tradicionales de la cordillera. Hoy en día ya ha comenzado a cultivarse de forma relevante en la Península Ibérica.

En los últimos años, por su sabor, textura, facilidad de almacenamiento y excepcionales propiedades nutritivas, ha pasado del consumo local de subsistencia a convertirse en el pseudocereal más en boga entre los consumidores.

Otras pequeñas semillas, como el amaranto, han sido hasta ahora poco conocidas por el gran público, pero compiten con la quinoa en protagonismo y propiedades saludables.

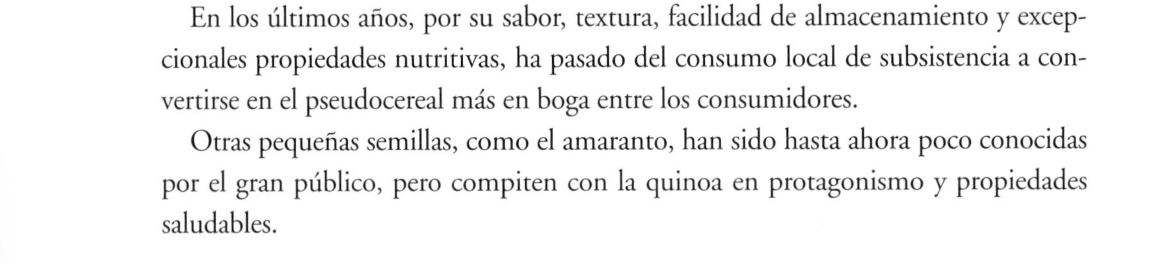

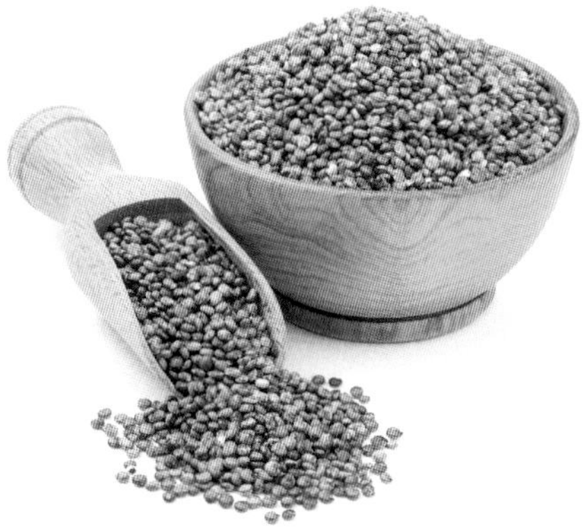

• La **kiwicha andina** (*Amarantus caudatus*) sobrevivió a la imposición de los cereales euroasiáticos de los colonizadores. Se usa desde época incaica como cereal para el desayuno y como harina de pan.

Además de su elevado contenido de calcio, fósforo, hierro, potasio, zinc, vitamina E y vitamina B, la kiwicha comparte los atributos de la quínoa y la chía: su planta es resistente, tolerante a la sequía y la acidez, así como al cultivo en el frío altiplano.

De todas formas, para los paladares occidentales, el sabor del amaranto, la kiwicha y el huautli, no resulta tan grato como el de la quinoa.

Otros superalimentos

La mayoría de seguidores de temas nutricionales solemos tener «nuestro pequeño secreto de salud», a veces con algún ingrediente más o menos familiar o remoto. Tanto si se trata de una tisana de cola de caballo a media tarde como de los trucos para evitar el aliento del ajo, lo cierto es que existen muchas plantas y alimentos que para alguna persona son superiores, son… «súper». Estos diez alimentos que hemos reunido aquí tienen hoy en día este reconocimiento, pero en realidad existen muchos más. Frutas como el açaí y el goji; especias como la cúrcuma; casi legumbres como la soja y sus derivados; germinados como la hierba del trigo; setas como el reishi; plantas como la rosa mosqueta; algas como la espirulina y la chlorella.

Auténticos superalimentos cotidianos

Cada vez vamos a poder elegir entre más y más productos para obtener el plus que cada persona quiera añadir a su vida, así que la alimentación cotidiana puede lle-

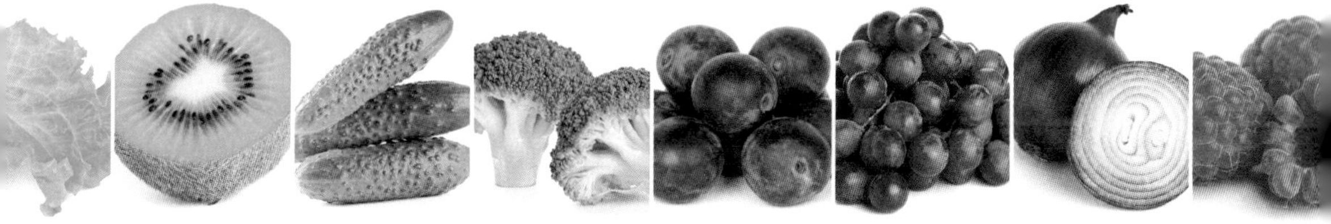

narse de contrastes, con más y más envases de comida preparada desvitalizada junto a productos milagrosos llegados de lejanas tierras.

En las etiquetas de los suplementos dietéticos se nos advierte que «los complementos alimenticios no deben utilizarse como sustitutos de una dieta equilibrada y variada», y en todo caso vale la pena tener en cuenta que, en casa, en las buenas cocinas, podremos encontrar valiosísimos «superalimentos» con los que daremos forma a la base esencial que necesita nuestro organismo. Como por ejemplo...

- **Una gran mayoría de verduras**, de entre las que destacan las anticancerígenas **crucíferas** (todas las coles, incluida la col china «kale», hoy tan de moda) y **alcachofas, calabaza, zanahorias, el ajo y la cebolla**.
- Los **limones, la fruta fresca y los frutos rojos** (arándanos, frutas del bosque...); y los frutos secos, en especial las nueces.
- El **sésamo** y el tahín o pasta de sésamo; las **legumbres**, el **aceite de oliva**, la **avena** y la mayoría de **cereales integrales** de la agricultura ecológica (espelta, arroz, avena, centeno, mijo, teff, kamut...).
- Los suplementos naturistas clásicos, como la **levadura de cerveza**, el **germen de trigo**, el **polen de abeja** junto al **propóleo** y la **jalea real**.
- **Lactobacilos** como los acidophilus, ahora fáciles de encontrar en forma de cápsulas. O endulzantes maravillosos para eliminar el azúcar blanco, como la **estevia** (*Stevia rebaudiana*).
- Y antes de repasar recetas con superalimentos, ¿qué tal un buen zumo de naranja recién exprimido, o un jugo de manzana y zanahoria con una rodajita de jengibre?

Finalmente recordemos, sobre superalimentos y sobre suplementos, que nada es la panacea. Como dicen los que saben de estas cosas, «al santo no hay que sacarlo muy a menudo en procesión para que llueva, porque entonces no hace efecto». Con los efectos en el organismo de la mayoría de suplementos y de «superalimentos» ocurre lo mismo. ¡Vale la pena tenerlo en cuenta!

■ Alimentación y salud

¿Qué comen los yoguis?

Alimentación ayurvédica y salud

En Occidente los practicantes y seguidores del yoga son gente sana que procura mejorar practicando un determinado estilo de vida. En Oriente se refieren mucho más a la unión del alma con lo divino y a una integración absoluta de cuerpo, mente y espíritu. Ambos coinciden en la importancia de la alimentación para la práctica diaria, si bien en lugares como la India la elección de la comida suele ser más estricta y relacionada con el Ayurveda tradicional.

Grandes maestros entre nosotros

Los yoguis siguen una alimentación sátvica, pura, basada en parte en la tradición ayurvédica de la India. Sabemos de la existencia del yoga por lo menos desde hace 2.300 años, aunque en occidente se comenza a practicar a través de los relatos de grandes viajeros desde hace poco más de cien años y, sobre todo, con la llegada de algunos grandes maestros a Norteamérica. Hoy en día se conocen bien las enseñanzas de Ramakrishna (1836-1886) que uno de sus discípulos, Swami Vivekananda (1863-1902), daría a conocer en Occidente; por eso se le considera uno de sus principales primeros introductores. O de Sri Aurobindo (1872-1950), que tradujo textos de los Upanishad y del Bhagavad Gita. Y también de Paramahansa Yogananda (1893-1952), autor de «Autobiografía de un yogui».

Destaca la obra del médico y yogui Swami Sivananda (1887-1963), que en Rishikesh, un pueblecito de los Himalaya, creó la *Divine Life Society* y escribió más 300 libros y manuales (yoga, religión, espiritualismo, hinduismo, moral, higiene y salud…), muchos de los cuales siguen vigentes hoy en día.

Sivananda tuvo numerosos discípulos, dos de ellos bien conocidos en Occidente, como Swami Satchidananda (1914-2002), que fue uno de los animadores, en la California de 1966, del movimiento pacifista hippie para detener la guerra de Vietnam. Y Swami Vishnu Devananda (1927-1993), que fue el fundador de los centros de yoga Sivananda en todo el mundo y buen conocedor del hatha y raja yoga.

Cuatro senderos, Cinco prácticas

Existen muchos tipos de yoga —Sivananda realizó en su momento una gran labor para integrarlos—, si bien en realidad pueden considerarse variantes de un tronco esencial común con **Cuatro Senderos:** *Karma Yoga* (la Acción), *Bhakti Yoga* (Devoción, amor divino), *Jñana Yoga* (Conocimiento, sabiduría) y *Raja Yoga* (el Control de la mente y de lo físico).

Las populares "asanas", o posturas del Hatha Yoga, son una práctica cotidiana y común para esos cuatro senderos.

Existen también **Cinco Prácticas** aconsejables para la vida cotidiana:

Ejercicio adecuado, Respiración adecuada, Alimentación adecuada, Relajación adecuada y Meditación (o pensamiento positivo).

Vamos a fijarnos en la Alimentación adecuada, en la comida saludable según su modo de ver las cosas.

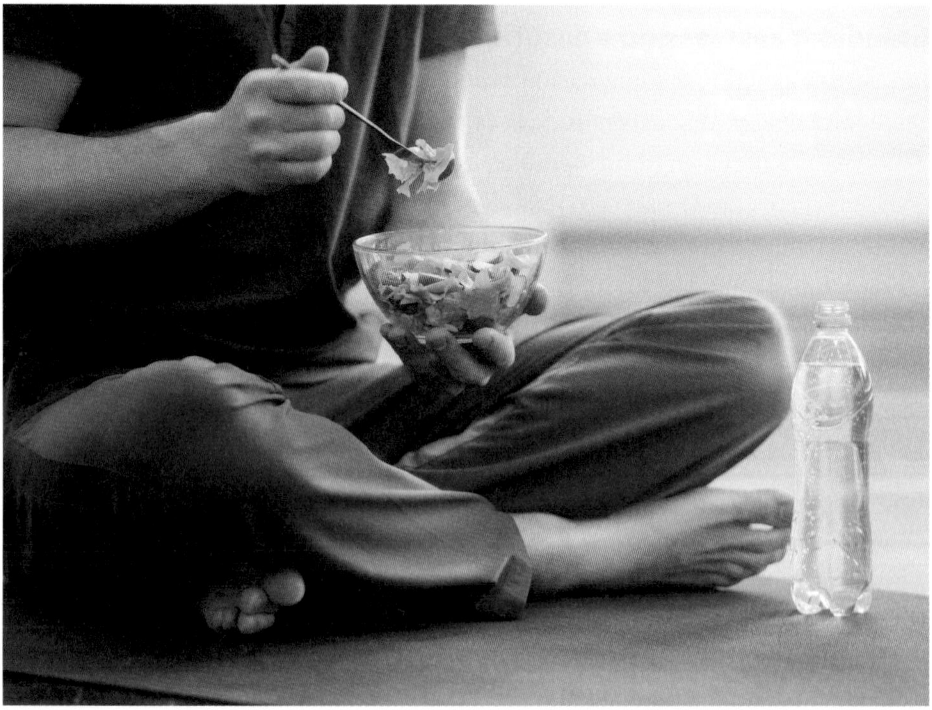

Dieta adecuada, energía directa

En el yoga tradicional, la dieta yóguica es vegetariana y consiste en alimentos puros, (*sátvicos*), simples y naturales, que se digieren en forma sencilla y promueven la salud.

Alimentos recién cosechados, frescos, provenientes de la naturaleza, preferentemente de cultivo ecológico, sin procesar ni refinar. Y también sin cocinar en exceso, para evitar la destrucción de gran parte de su valor nutritivo.

Proteínas

La carne se desaconseja, entre otros motivos, porque es un alimento de «segunda mano», rico en putrescinas y cadaverinas (no seremos truculentos: podéis ver en Internet lo que son y lo que suponen las putrescinas y las cadaverinas). De modo que la carne animal es más difícil de digerir y su valor y riqueza vital son menores en el metabolismo corporal.

¿Qué significa «de segunda mano»? A partir del Sol, nuestra fuente de energía vital, se nutren las plantas (el vértice de la cadena alimenticia) que luego son ingeridas por animales (vegetarianos), que a su vez son comidos por otros animales (carnívoros). Los alimentos en el vértice de la cadena alimenticia, nutridos directamente por el sol, poseen mejores cualidades vitales.

Mucha gente se inquieta por si aportan o no proteína suficiente al organismo, pero no tienen en cuenta que la **calidad de la proteína** es más importante que la cantidad. Y los derivados lácteos en cantidad moderada, las legumbres, los frutos secos y las semillas nos proveen de proteínas en cantidad y calidad adecuadas.

Hay que tener en cuenta también que las cifras sobre requerimientos proteicos que aún se usan en muchas Tablas y Departamentos de Salud se basan en datos antiguos, de otra época. Hace ya bastantes años que se viene planteando seriamente esta cuestión en las publicaciones científicas más relevantes.

Cambios graduales

Comer ayuda a suministrar al organismo fuerza vital (*prana*, para los para los yoguis). Para ellos, la mejor dieta es simple, con alimentos naturales y frescos; pero en sentido estricto es más selectiva: el yogui se preocupa por el efecto sutil que los alimentos ejercen sobre su mente y su cuerpo astral. Por eso evita alimentos excitantes o demasiado estimulantes y prefiere aquellos que le dejan la mente en calma y el intelecto agudo.

Y por eso también los seguidores del camino del yoga evitan la ingesta de carnes, pescado, huevos, café (que se sustituye por deliciosas tisanas sin excitantes), alcohol o drogas. En cambio, evitan curiosamente también los ajos y cebollas, por considerarlos «rajásicos» (excitantes).

Para avanzar por este camino cualquier cambio en la dieta se hará de forma gradual. Comenzaremos sustituyendo grandes porciones carne y pescado por sabrosas recetas a base de cereales y legumbres, hortalizas, semillas y frutos secos, hasta que al final todos los productos cárnicos se hayan eliminado de la dieta. El resto son matices.

Las Tres Gunas

Para comprender el enfoque yóguico en la alimentación, y sus beneficiosos efectos sobre la salud y serenidad personal, hay que tener en cuenta la tradición ayurvédica de la India y *Las Tres Gunas*, o cualidades sutiles de la Naturaleza que forman parte del Universo:

- Sattva (bondad contemplativa, pureza),
- Rajas (pasión activa, axcitación, actividad),
- Tamas (ignorancia inerte).

Se considera que forman parte de los poderes del alma que mantienen la materia, la vida y la mente, así como el karma y los deseos que nos impulsan nacimiento tras nacimiento. Son energías que actúan en nuestra mente superficial y en nuestra conciencia profunda. Todo, en el universo, posee varias combinaciones de las tres gunas:

Las Tres Doshas

En medicina ayurvédica existen tres "Doshas" o "temperamentos": Vata (aire), Pitta (bilis), Kapha (flema). Cada uno de estos temperamentos o *constituciones* de la persona (y sus variantes, ya que todos tenemos algo de cada una de las tres *doshas*) indican un camino a seguir en las comidas y en las terapias. Se trata de una sabiduría compleja y muy interesante, si bien los yoguis no suelen poner tanto énfasis en ella, porque valoran más la práctica diaria de lo que comemos.

Qué alimentan los pensamientos

La alimentación yóguica nos propone una vida equilibrada basada en principios de pureza (sattvas) y no-violencia (ahimsa). En su origen, el yoga sólo se practicaba para lograr la iluminación espiritual; el fin último en un yogui era lograr una conciencia elevada y el despertar supremo de la mente, la *iluminación*, a través de una serie de actos puros, entre ellos la comida.

La filosofía del yoga y la meditación enseñan que el cuerpo y la fuerza vital, el prana, provienen del aire, el agua y los alimentos... pero también de los pensamientos. Comer alimentos puros, como los de la agricultura ecológica, aumenta nuestro prana, nuestra fuerza vital y la esperanza de vida. Y los pensamientos son un alimento tanto o más importante, por eso conviene elegir los mejores y evitar que los pensamientos inútiles o negativos puedan entrar y tener presencia en nosotros mismos.

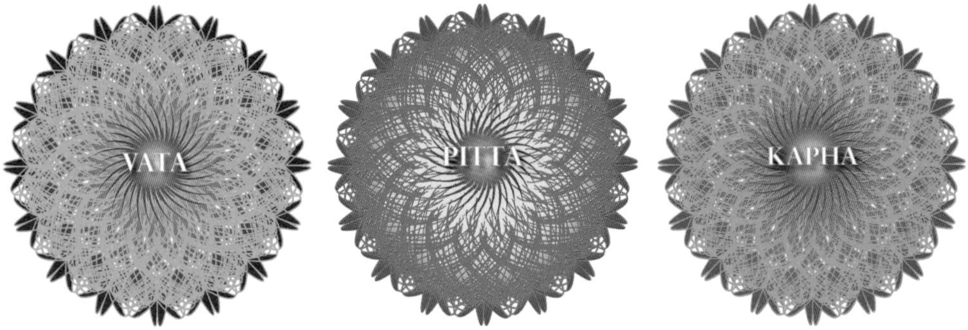

El yoga ayuda a cultivar un cuerpo magnífico, una mente despierta y un espíritu sin velos. Incluir los mejores alimentos en la dieta ayuda a que la mente se clarifique y el espíritu mantenga la calma. También ayuda a reducir el riesgo de enfermedades cardíacas, cáncer, obesidad, diabetes, desequilibrios hormonales y otras enfermedades crónicas.

Comer como un yogui. Primeros pasos

Algunos consejos para empezar a comer como un yogui o como una yoguini.

• **Evitar la carne**: no hay que ser vegetariano para hacer yoga, pero a medida que uno se va haciendo más consciente del propio cuerpo se da cuenta de que comer carne convierte las digestiones en una pesadez. En cambio, los cereales, hortalizas, frutas... ayudan a mantener esa agradable sensación de ligereza, de luz y de energía que aporta la practica del yoga.

• **Hidratación:** la cantidad de agua que se necesita varía bastante en función de cada persona y estilo de vida. Una recomendación es de 6-8 vasos, sobre la base de 2000 calorías al día. Al principio, y además de agua, se puede tener en cuenta el té verde: es rico en antioxidantes, muy poco excitante y ayuda a lograr el equilibrio de líquidos. También podemos consumir habitualmente los licuados o leche de cereales (arroz, avena...) o de soja, y los alimentos que hidratan, como las frutas frescas y casi todas las verduras.

• **Incluir nuevas fuentes de proteínas:** la no violencia es una de las esencias del yoga; no hacer daño a uno mismo ni a los demás. Por eso muchos practicantes de yoga no comen carne ni huevos, e incluso algunos evitan los lácteos. Es una decisión personal, pero comer tofu (ahora se puede obtener mucho más sabroso), tempeh, seitán, frutos secos y semillas, arroz o legumbres es una buena manera de fijar las proteínas y sus beneficiosos efectos. También podemos añadir algas en ensaladas, sopas (como la sopa de lentejas) y verduras. Sólo quien siga una dieta muy estricta podrá, en algún caso, tomar algún suplemento de vitamina B12.

• **Cereales y legumbres:** el *prana* o energía vital que contiene un solo grano de cereal nos invita a evitar los alimentos procesados o elaborados con edulcorantes artificiales. La «comida rápida» de hoy está desvitalizada, carece de *prana* y reduce la fuerza vital al que la come. Cuando sintáis algo de apetito, siempre «es mejor comer un puñado de almendras que una bolsa de patatas fritas...»

•**¿Qué hago si tengo que comer fuera de casa cada día?:** hay bastantes trucos para evitar las comidas poco recomendables. A modo de ejemplo: 1) Controlar el tamaño de los platos. 2) Tomar los alimentos crudos al principio de cada comida. 3) No tomar alcohol. Beber siempre despacio, a sorbitos, los zumos de frutas y verduras 4) No comer todo lo que nos ponen. 5) Evitar el postre final, sobre todo si se trata de fruta cruda.

• **Vitaminas, minerales y oligoelementos:** cada día, la vitamina B6 como nutriente produce más de 100 reacciones químicas y regula, con las enzimas, todo tipo de procesos en el organismo. La encontraremos sobre todo en el germen de trigo, pero también en las legumbres, los frutos secos y el pan y cereales integrales.

• **Antioxidantes, como la vitamina E:** conviene comer también alimentos ricos en vitamina E natural, y otros importantes antioxidantes que ayudan a evitar trastornos y enfermedades... y a ralentizar el proceso de envejecimiento, fortaleciendo las células que combaten infecciones. La encontraremos en los frutos secos, aceites vegetales, legumbres y cereales integrales (incluida la súper nutritiva quinoa). Conviene elegir alimentos que contengan flavonoides, importante sustancia antioxidante que se encuentra en abundancia en los frutos rojos, entre ellos la granada.

Muchos nutricionistas recomiendan también incluir en la dieta un suplemento multivitamínico. Podemos valorarlo, sobre todo al principio de nuestro camino en el yoga. También puede ser interesante el reforzar el sistema inmunitario, por ejemplo, con equinácea (*Echinacea purpurea*), y vitamina C (en hortalizas de hoja verde, kiwi y toda clase de cítricos).

• **Los aceites esenciales,** como el Omega 3, reducen inflamaciones, revierten los signos de envejecimiento, previenen las enfermedades del corazón y ayudan a mantener los niveles de colesterol. Se encuentran en las nueces y otros frutos secos, en la soja y en las semillas de lino.

Y todo esto, ¿para qué? Comida y amor

Nuestra conciencia está apresada en la repetición de costumbres (pensamientos, deseos, impulsos... y hábitos alimentarios), todo ello crea una personalidad a la que llamamos "yo". El yoga ayuda a romper esos hábitos y a liberar energías para repartirlas hacia un proceso más interior. Tradicionalmente se conoce como la práctica en la que cada uno aprende a separar *Purusha* (Ser o Espíritu) de *Prakriti* (energía)

El deseo de comer es un deseo muy difícil de controlar. Comer en exceso no deja de ser una deformación del deseo de ser amado. Todos queremos ser felices, pero seguimos llenándonos de alimentos poco recomendables y que suelen conllevar todo tipo de trastornos. El deseo del amor o la búsqueda del amor se transforma en el deseo compulsivo de estar saciado (y la comida es un muy buen ejemplo de ello). La verdadera felicidad consiste en llenarnos de nuestra propia dicha, pero antes hay que ganar el control o la batalla a «uno mismo», y entre otras cosas la batalla del comer.

Cuatro formas de comer

Desde el lado psicológico del yoga se pueden identificar tres formas de comer.

• **El Camino del Glotón:** aquí la persona expresa plenamente su deseo de comer y se entrega a los alimentos, incluso sin mesura, cuándo y donde le sea posible.

• **El Camino de Epicuro:** los cambios personales empiezan a notarse y las personas comienzan a consumir como si fuese una forma de arte. El paladar se va educando, lo cual es bueno como camino, aunque no sea el objetivo de un yogui.

• **El Camino Ascético:** el asceta suprime el deseo de comer y rechaza el sabor como parte de una de las disciplinas más duras. Puede causar problemas de salud: la represión de los deseos introducidos en el subconsciente hace que más tarde surja la enfermedad como debilidad reprimida.

• Buda y otros maestros recomendaron **"El Camino de la Ecuanimidad"** (*Samatha*), donde se come sin renunciar conscientemente o reprimir el deseo de comida: «el que come o duerme demasiado o demasiado poco no puede convertirse en un yogui».

Combinaciones, compatibilidades e incompatibilidades de los alimentos

¿Beberíamos un vaso de leche con vinagre? Claro que no, el mismo instinto personal nos dice que es algo que no liga. Del mismo modo existen alimentos que armonizan bien con unos y son incompatibles con otros, pero que nuestro instinto ha olvidado. Es decir, que existen buenas y malas combinaciones, e incompatibilidades entre alimentos que hemos olvidado. Por ejemplo, pan con patatas, o bien azúcar con aceite. Por ejemplo, cualquier persona que coma una bolsa de apetitosos churros (azúcar, aceite, harina y patatas) puede confirmarlo: enseguida se sentirá atiborrada. O cualquiera que añada harinas (galletas, bizcocho) a su vaso de zumo de naranja. Al cabo de ingerir una poca cantidad de estas malas combinaciones, lo normal es sentir como el estómago se hinfla y aparece una sensación de embotamiento.

El resultado

La combinación de determinados alimentos puede producir trastornos en el organismo. Fermentaciones, malas digestiones, eructos, acidez y hasta la generación de ciertas sustancias tóxicas son los nocivos resultados de mezclar en una misma comida alimentos incompatibles entre sí.

No es cuestión de que determinados alimentos sean perjudiciales, ya que tomados solos o combinados con otros resultarán excelentes para una correcta nutrición. Así, por ejemplo, es posible combinar las frutas dulces entre sí, pero se sufrirá problemas durante la digestión si estas mismas frutas dulces se ingieren junto con frutas ácidas o con hortalizas.

¿Compatible o incompatible?

La composición del jugo digestivo corresponde a las características del alimento que debe ser digerido, y cada alimento requiere una modificación concreta de este jugo. De este modo, las mezclas complejas, es decir, los platos con una excesiva variedad de nutrientes, interferirán mucho en la eficacia de la digestión, mientras que las comidas sencillas, con pocos elementos y no en demasiada cantidad, serán asimiladas más fácilmente, con lo que serán más provechosas.

Conviene obtener pues los beneficios de los diferentes principios immediatos y nutrientes a lo largo de diversas comidas y no de una sola vez.

De todas formas, asimilar bien los alimentos es algo muy personal que depende también de las circunstancias. Además, la combinación de alimentos incompatibles entre sí no afecta a la digestión si se toman en pequeña cantidad, ya que las compatibilidades o incompatibilidades alimenticias mantienen una estrecha relación con la cantidad que se consume de dos alimentos determinados. Y también se producirán mucho menos si no se bebe durante la comida.

Incompatibilidades demostradas. El Dr. Hay

Los estudios al respecto comenzaron ya a finales del siglo XIX, si bien los diferentes investigadores no terminaban de ponerse de acuerdo. La dificultad a la hora de generalizar en el tema de las compatibilidades alimenticias viene dada por el hecho de que lo que a unos les sienta bien o mal no puede interpretarse como un patrón para todos.

En ambientes naturistas circulan algunas tablas de incompatibilidades muy válidas para enfermos crónicos del estómago, pero que pueden resultar contraproducentes para el resto de la población. De todas las teorías, la más generalizada y fundamentada científicamente es la de los doctores Hay y Walb y que incluimos en el recuadro adjunto. Según estos médicos, existen hoy en día cuatro grandes errores alimenticios que conducen a la aparición de enfermedades:

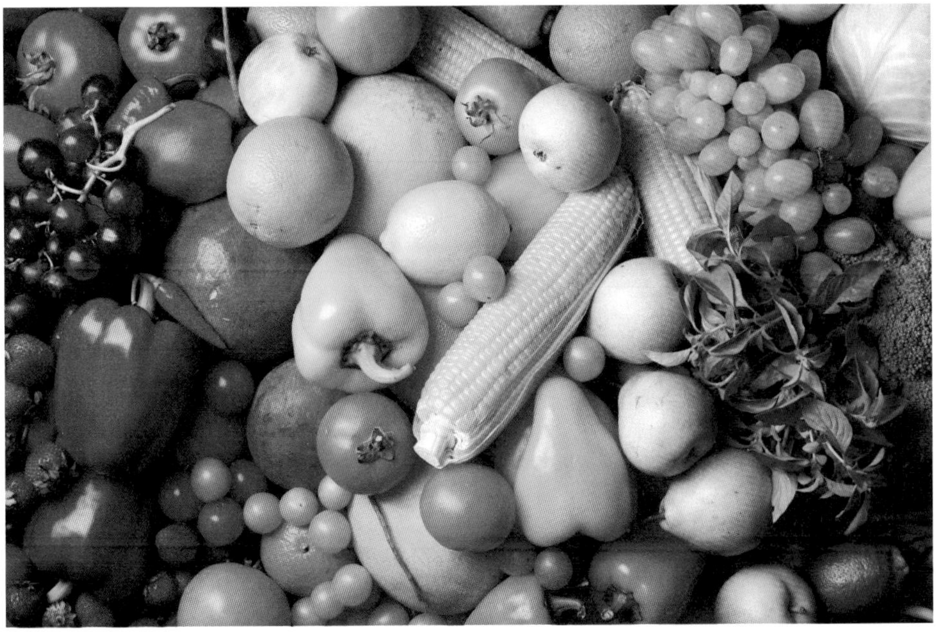

Los alimentos según la ley de incompatibilidades del Dr. Hay completada por el Dr. L. Walb

1) Predominan los carbohidratos

- Harina y cereales, pan y pasta de sopa, arroz
- Plátanos, patatas
- Col
- Miel, azúcar integral, higos, dátiles

2) Grupo de grasas

- Aceites y grasas
- Nata, mantequilla, quark, requesón, queso con más de un 60% de grasa
- Yema de huevo
- Frutos secos

3) Grupo de verduras

- Lechuga, apio, remolacha, cebolla, judías verdes, guisantes, acelgas, espinacas, rabanitos, pimientos, peinos, tomate crudo
- Setas
- Especias y condimentos

4) Predominan las proteínas

- Carne y pescado,
- Leches de todo tipo, queso con menos del 60% de grasa
- Huevos,
- Harina de soja y derivados

5) Grupo de frutas

- Cítricos, granadas, piña americana,
- Frutas de pepitas o con hueso
- Bayas
- Tomates cocidos
- Melón

- Los alimentos del **grupo 1** combinan bien con los del **grupo 2** y **3** y mal o regular con los del grupo 4 y 5.
- Los alimentos de los **grupos 2** y **3** combinan bien entre sí.
- Los alimentos de los **grupos 4** y **5** combinan bien con los del **grupo 2** y **3**.
- Los alimentos de un mismo grupo combinan bien entre sí.

- Consumo excesivo de proteínas
- Consumo desproporcionado de productos refinados y desnaturalizados (azúcar y harina blanca y los productos que se elaboran con ellos).
- No respetar las incompatibilidades de los alimentos.
- Escaso consumo de frutas y verdures.

El higienismo

La «higiene vital» o higienismo es una tendencia radical, basada normalmente en ayunos y dietas estrictos y en tratamientos de reposo. La idea es que el organismo supere la «toxemia» con la eliminación de venenos acumulados, y tienda a favorecer una regeneración integral. Su utilidad se puede apreciar con la actividad de las «casas de reposo» que lo ponen en práctica en nuestro país. Los efectos suelen ser impresionantes en personas que hayan seguido durante años una alimentación convencional, incluso sin ser especialmente desequilibrada o nociva.

El naturópata Herbert M. Shelton fue un higienista de referencia, con amplia experiencia sobre la alimentación y la salud. Este era su punto de vista sobre las combinaciones alimenticias: «combinar bien los alimentos no es una moda más para complicarnos la vida. Por el contrario, nos hemos "complicado la vida", mezclando muchos alimentos en una misma comida que no hacen más que obligar a nuestros órganos digestivos a un trabajo superfluo, así que le restamos energía y a la larga vamos minando poco a poco la salud de todo nuestro organismo. Por eso, si observamos de la forma más sencilla cómo funciona nuestro cuerpo, comprenderemos enseguida los porqués de la digestión y asimilación de los alimentos y actuaremos en consecuencia».

El estudio de las combinaciones alimenticias suele llevar, a quienes lo siguen, a una práctica que favorece la digestión y la mejora, con lo que obtendremos una mejor nutrición. En la práctica es un conocimiento útil tanto para mantener la salud como en caso de enfermedad, y cobra una importancia mayor en personas deficitarias en el sistema digestivo.

Toxemia

Los higienistas consideran la toxemia como la acumulación de tóxicos en el organismo. Existe un gráfico sobre el «árbol» de la toxemia, que asienta sus raíces en emociones nocivas, carencias y excesos nutricionales, sobrealimentación, falta de descanso o reposo, etc. Dicho árbol crece con sus consecuencias inmediatas, en forma de insuficiencias e inflamaciones, estreñimiento, indigestiones o digestiones pesadas, fiebre, granitos e irritaciones en la piel. Avanza con desequilibrios glandulares, cansancio e insomnio y todo tipo de esclerosis, hasta llegar a la copa del árbol, con enfermedades cada vez más serias.

Lo ideal sería que todos evitásemos entrar en esa dinámica de toxemia y para ello, junto a un estilo de vida más armonioso, se ofrecen las recomendaciones higienistas entre las que destaca, precisamente, un mejor control de lo que comemos a través de las buenas compatibilidades de los alimentos.

Enzimas

Tras masticar e ingerir los alimentos, es decir, la parte mecánica de la digestión, aparece la parte química, que provoca cambios en los alimentos a su paso por el tubo digestivo. La transformación de los alimentos en la digestión se lleva a cabo bajo la acción de un grupo de fermentos inorgánicos, los enzimas.

Los enzimas ayudan a descomponer los alimentos que ingerimos en elementos más simples, de forma que puedan pasar al flujo sanguíneo y ser asimilados.

Un enzima es un catalizador fisiológico. Muchas sustancias, que normalmente no se combinan entre sí, reaccionan en presencia de una tercera, que no entra en la combinación ni toma parte en la reacción. Esta sustancia es un catalizador.

Cada enzima tiene una acción específica, es decir, actúa sólo sobre un tipo de sustancia alimenticia y bajo unas condiciones concretas. Los principales enzimas que intervienen en la digestión son: ptialina (secreción en la boca), amilasa (secreción en el páncreas), pepsina, lipasa (secreción en el estómago) y, en los niños, la renina que coagula la leche.

La ptialina, que actúa sobre los almidones, es destruida por un ácido o por una reacción fuertemente alcalina; sólo puede actuar en un medio moderadamente alcalino. La enzima amilasa también actúa sobre los almidones.

La pepsina actúa sobre las proteínas, pero sólo en un medio ácido y es destruida en un medio alcalino. Una baja temperatura, como la que produce la absorción de bebidas heladas, retrasa y suspende su acción.

Y la enzima lipasa, por su parte, actúa sobre las grasas. Según las necesidades, la saliva y los jugos gástricos e intestinales se adaptan a los diferentes alimentos y a las necesidades digestivas. Por eso, si mezclamos demasiados alimentos en una misma comida, la digestión se hará más pasada, sobre todo si son, como hemos visto, poco compatibles.

Combinaciones especiales de algunos alimentos

- **Melones y sandías.** Deben comerse solos, sin ningún otro alimento, dado que su tiempo de permanencia en el estómago es menor que el de cualquier otro producto y su digestión tiene lugar exclusivamente en el intestino.

- **La leche.** Lo natural para todas las especies es que el recién nacido tome la leche sola. Debido a las proteínas y grasas en forma de crema que contiene, la leche combina mal con casi todos los alimentos. Sólo combina en forma más o menos aceptable con las frutas ácidas.
Los grumos de leche cuajada que se forman en el estómago tienden a rodear partículas de otros alimentos aislándolas así del jugo gástrico. Esto paraliza la digestión de estos alimentos hasta que sea digerida la leche.

- **Los postres.** Los pasteles, flan, helados, fruta, etc. al final de la comida no tienen una utilidad nutritiva, ni son necesarios, y combinan mal con el resto de la comida. Conviene e-li-mi-nar-los durante las comidas habituales o, si se trata de fruta, comerla al principio.

Combinaciones favorables

- **Fruta.** Las frutas pueden combinarse entre ellas, mientras no mezclemos frutas muy dulces (por ej. dátiles) con frutas muy ácidas (por ej. naranjas). Pero podemos tomar, por ejemplo: naranjas con manzanas, higos con uva, etc.

- **Vegetales verdes con proteínas.** Es una combinación excelente, dado que las verduras neutralizan el efecto inhibidor de las grasas y su tiempo de digestión concuerda con el de las proteínas. Además, suministran el agua y las sales minerales necesarias para la digestión de las proteínas. Podemos por tanto añadir, por ejemplo: almendras o nueces a una ensalada de vegetales verdes.

- **Vegetales verdes y almidón.** Es también una combinación recomendable, dado que los vegetales verdes facilitan la digestión de los almidones. Podemos añadir por tanto un producto concentrado en almidón, como por ejemplo patatas, a una ensalada verde, y en este caso puede haber también alguna hortaliza, como por ejemplo zanahoria, alcachofas, etc.

- **Vegetales verdes y grasa.** Es también una buena combinación. Por tanto, podemos añadir aceite a una ensalada (si no vamos a tomar frutos oleaginosos, ya que hemos visto que las grasas no son compatibles con las proteínas).

- **Almidón y grasa.** Es una combinación tolerable, ya que la grasa no destruye la acción de la ptialina ni de la amilasa pancreática, necesarias para digerir los almidones.

Compatibilidades y combinaciones dietéticas. Clasificación de alimentos

Esta otra clasificación por grupos de algunos de los principales alimentos se incluye a modo de guía orientativa. Recordad que hay alimentos que por su composición pertenecen a más de un grupo.

- **Proteínas:** frutos oleaginosos (nueces, etc.), cereales, aguacates, cacahuetes, queso, leche.
- **Almidones:** cereales, patatas, castañas, cacahuetes...
- **Verduras con almidón:** nabos, zanahorias, remolachas judías verdes, alcachofas, guisantes tiernos...
- **Verduras con poco almidón:** lechugas, acelgas, hojas de zanahoria y remolacha, pepinos, berenjenas, pimientos dulces...
- **Grasas:** todos los tipos de aceite, aguacates, nueces, aceitunas, cacahuetes...
- **Frutas ácidas:** naranja (excepto las naranjas imperiales), piña, granada, pomelo, tomate (el tomate es un fruto ácido, pero en las combinaciones se incluye en el grupo de las verduras verdes, si bien por su acidez no combina con los almidones).
- **Frutas semiácidas:** la mayoría de las frutas: peras, manzanas, melocotones, uvas...
- **Frutas dulces:** todas las frutas dulces secas (higos secos, pasas...), dátiles, bananas, palosantos.
- **Melones:** todos los tipos de melones y sandías.

La dieta ecológica

Con el paso de los años, la obra pionera de Frances Moore Lappé cobra toda su importancia y significado. Ella fue la primera en fundamentar, sobre bases científicas, algunos de los cambios nutricionales favorables que hoy disfrutamos, con su hallazgo sobre las combinaciones de alimentos para aumentar el valor proteico de los mismos. Hasta entonces no se sabía, por ejemplo, que el valor proteico de las patatas y los lácteos es más elevado si se comen juntos que sumando los dos, comidos por separado.

Hace ahora 50 años, y tras un viaje a la India, la vida de Frances Moore Lappé cambiaría para siempre, al buscar respuestas para una pregunta simple: «¿por qué la gente pasa hambre?». Unos años después, a principios de la década de 1970, publicaba *Diet for a small planet*, un libro convertido en best seller y traducido a 15 idiomas, que en algunos países europeos se rebautizó como "La dieta ecológica". Tras una investigación basada en el simple sentido común, en las décadas siguientes se dedicó a dar a conocer sus hallazgos a escala más local y a divulgar todo lo posible una política radical en relación a los alimentos, en colaboración con organismos e Institutos creados por ella misma, convertida en una gran activista. En 1987, Frances Moore Lappé recibió el Premio Nobel Alternativo (*Right Livehood Award*) por su contribución para mejorar el mundo.

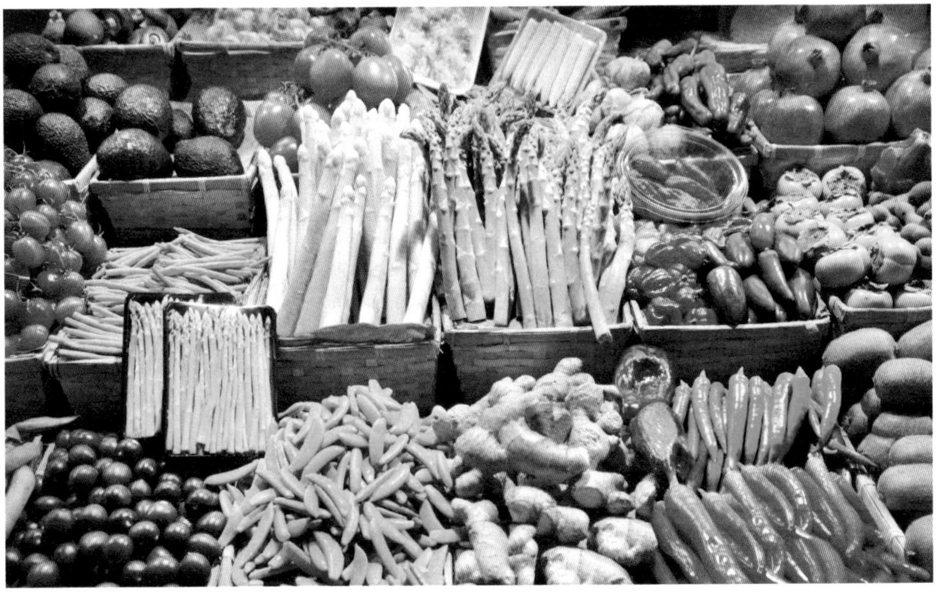

Proteínas en todos los platos

Tenemos que desechar la idea de que las proteínas están en uno solo de los productos alimenticios que tomamos, y que el resto es relleno para obtener calorías o vitaminas. Por el contrario, si casi todo lo que comemos tiene algunas proteínas, nuestro consumo de proteínas terminará por satisfacer nuestra necesidad de proteínas en el curso del día. En otras palabras, los platos hechos al horno pueden llevar fácilmente soja o leche, las ensaladas y salsas de ensalada pueden hacerse con toda clase de productos lácteos. Los frutos secos, semillas y productos lácteos enriquecen cualquier plato de verdura. Los postres no deben aportar únicamente «calorías va-

20 combinaciones de alimentos cuyo valor proteico aumenta si se comen juntos

1. Arroz y legumbres
2. Arroz y grano de soja (incluye derivados)
3. Arroz, trigo y grano de soja
4. Arroz y levadura de cerveza
5. Arroz y semillas de sésamo
6. Arroz con leche
7. Trigo (y derivados) con leche o queso
8. Trigo y alubias (incluidas habas, guisantes, etc.)
9. Trigo y derivados de la soja
10 Harina de trigo, semillas de sésamo y productos de la soja
11 Harina de maíz y alubias
12. Maíz, productos de la soja y leche
13. Guisantes y productos lácteos
14. Garbanzos y semillas de sésamo
15. Productos de la soja, trigo, arroz y cacahuetes
16. Productos de la soja, semillas de sésamo y cacahuetes
17. Cacahuetes y semillas de girasol
18. Cacahuetes, leche y trigo
19. Semillas de sésamo y leche
20. Patatas y leche

cías», ya que también pueden constituir una rica fuente de proteínas. Si logramos que todo lo que comemos sea nutritivo, no tendremos que tomar un pedazo de carne para obtener proteínas.

Cinco Propuestas de menús

(entre paréntesis, necesidades proteicas que cubre)

Desayunos

1. Zumo de frutas; 1 panecillo de sésamo y 1 huevo bio (28-31%)
2. ½ pomelo; 2 galletas de maíz y tisana o té (30-36%)
3. Zumo de frutas fresco; 75 g de harina de avena cocida con 2 cucharadas de sémola de soja y ½ taza de leche (29-35%)
4. Tajada de melón; soufflé dulce y crujiente de cereales (viene a ser un muesli) y ½ taza de leche (29-35%)
5. 150 g de arroz cocido con 2 cucharadas de sésamo, pasas sin pepitas, azúcar integral de caña y ½ taza de leche (22-27%)

Comidas

1. Ensalada de macarrones con requesón; ½ huevo duro; crackers de sésamo (32-39%)
2. Entremeses de arroz; ensalada de guisantes (33-39%)
3. Sopa de arroz con limón; pasta al horno; zumo de manzana (42-51%)
4. Zumo de tomate; sopa de coliflor y patata; horneado de pan con queso (26-31%)
5. Rodajas de tomate y hojas de ensalada; 2 rebanadas de pan integral tostado; pasta para untar a base de sésamo, soja y cacahuete; 30 g de queso (26-31%)

Cenas

1. Ensalada; sopa minestrone de verduras; berenjenas rellenas (51-62%)
2. Sopa de tomate con arroz; soufflé de queso y nueces; guisantes con cebollas tiernas; torta glaseada (65-78%)
3. Croquetas con soja; judías verdes con champiñones rehogados; budín indio con yogur (62-76%)
4. Rodajas de tomate y pepino ligeramente escabechadas; albóndigas de arroz fritas; espinacas u otra verdura de hoja verde; panecillos de maíz con piña americana (30-39%)
5. Pan de cebolla; ensalada libanesa; pan integral tipo alemán-westfalia; soufflé dulce de arroz y sésamo (53-65%)

Cómo evitar la acidificación del organismo

El equilibrio ácido-base como factor de salud

La formación de ácidos en el organismo es una muestra más de los hábitos erróneos de nuestro modo de vivir y uno de los factores más claramente determinantes en la formación de enfermedades crónicas. ¿Qué podemos hacer? Hace casi 150 años del nacimiento del químico y fisiólogo sueco Ragnar Berg (1873-1956), cuya contribución a las bases de la medicina y estilo de vida naturistas sería tan decisiva como sus aportaciones para conocer mejor la importancia de la alimentación a la hora de mantener la salud y larga vida. Él puso la primera piedra sobre la acidificación.

Acidez y alcalinidad en la dieta: un equilibrio mineral

¿Puede la salud de los huesos, o la eficacia de nuestras defensas, depender del grado de acidez de los tejidos del organismo? Todos sabemos qué hacer para desincrustar la cal de una cacerola: basta un buen chorro de vinagre y calentarla para acelerar la reacción. La cal, que es *alcalina*, se desprende porque se combina con el vinagre, que es *ácido*, dando como resultado una sal neutra, que se elimina con el agua. Algo así ocurre cuando nos acidificamos por dentro. Internamente, nuestro cuerpo reaccionará con enfermedades y trastornos.

Las bases alcalinas de nuestros depósitos de reserva (huesos y dientes) pueden ser utilizadas para neutralizar una excesiva acidez sanguínea y de los tejidos, eliminándose por la orina. Esto ocurre cuando los otros sistemas de neutralización

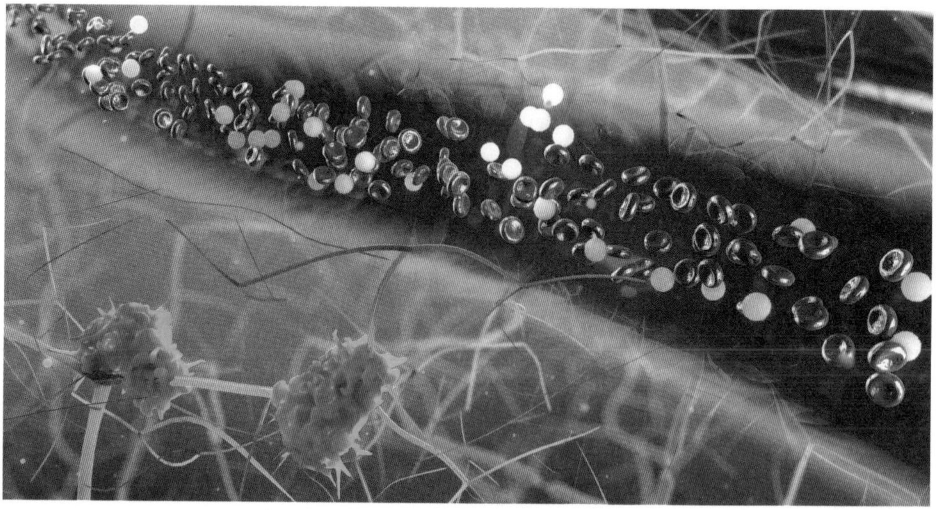

están desbordados por una dieta muy acidificante. Por ejemplo, si comemos carne con frecuencia.

El calcio, por ejemplo

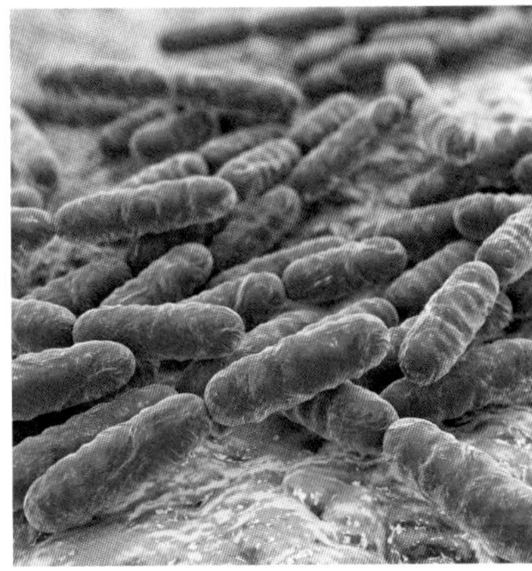

Los niveles en sangre de nutrientes, hormonas y otras sustancias se mueven dentro de unos márgenes muy estrechos, disponibles para intervenir en múltiples reacciones. En el caso del calcio, un 99% está en los huesos y dientes, pero un 1% circula por la sangre para desempeñar funciones tan importantes como la transmisión nerviosa, la contracción muscular, el funcionamiento del corazón, la coagulabilidad sanguínea, etc.

El calcio sanguíneo debe atender estas demandas; si disminuye se reequilibra inmediatamente tomando, si es preciso, del que se conserva almacenado en huesos y dientes. Sería algo así como disponer de los fondos de inversión o de los ahorros cuando la cuenta corriente se agota. Este es uno de los motivos por los que una dieta rica en calcio no siempre garantiza unos buenos huesos, porque puede estar utilizándose para otros menesteres, como en el caso de que el organismo deba neutralizar una excesiva acidez.

¡Necesitamos más alimentos alcalinizantes!

El calcio, magnesio, sodio y potasio son elementos alcalinos. Sodio y potasio son abundantes en la dieta, tanto por el abuso de sal como por el abuso de fertilizantes, ricos en potasio. En cambio, el calcio y magnesio son más problemáticos. Se puede tomar una dieta rica en calcio, pero que en cambio sea acidificante en su conjunto, dando lugar a un balance negativo de calcio. Si además faltan ciertos oligoelementos (magnesio, boro, silicio, manganeso…) se entorpece la asimilación del calcio.

Y si tomamos demasiado de un mineral se puede dificultar la absorción de otros: mucho calcio puede obstaculizar aún más la absorción del generalmente insuficiente magnesio… disminuyendo la asimilación de calcio.

En una dieta equilibrada, el efecto de los alimentos acidificantes queda neutralizado por las bases alcalinas de los alimentos alcalinizantes. Por eso es importante que tengamos un buen aporte de ellos.

En caso de excesiva acidez...

Entre los síntomas habituales de la acidosis (acidez excesiva) están los problemas osteo-articulares, la caries y la sensibilidad de los dientes al calor, al frío o a los ácidos, facilidad para contraer infecciones, sensibilidad al dolor, espasmos y contracturas musculares, músculos doloridos, piel seca y agrietada, tendencia depresiva. Pero ante todo, como decimos, favorece un desgaste excesivo de energías en el organismo, que favorece el envejecimiento y el desarrollo de enfermedades y trastornos.

Alimentos que acidifican

• Las **proteínas**, y mucho más las animales (carne, embutidos, pescado, huevos, quesos...) que las vegetales (legumbres, frutos secos excepto la almendra). La muy conservadora OMS recomienda un porcentaje de proteínas del 12-15% de las calorías totales, así que, si se consume en cantidades adecuadas y se compensa con suficientes alimentos alcalinizantes, el resultado final se equilibra.

• **Azúcar.** El muy nocivo azúcar blanco es un auténtico «ladrón» de calcio del organismo. El azúcar blanco ha sido desprovisto de todos sus minerales y enzimas, y los residuos ácidos que genera su metabolismo son difíciles de neutralizar.

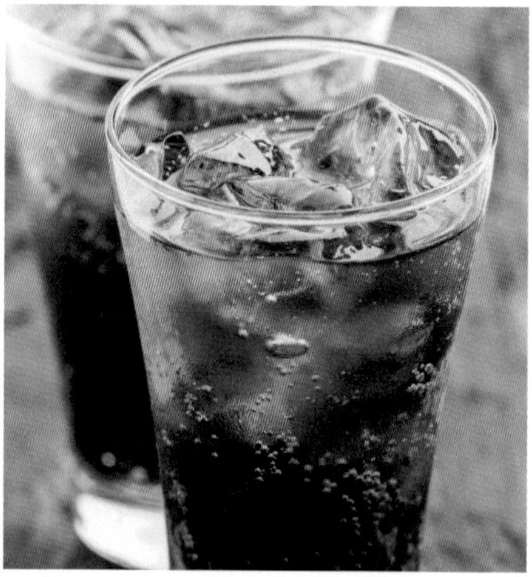

• El **ácido fosfórico** (E-338) de ciertos refrescos acentúa el efecto acidificante. Algo que podría en parte explicar el estudio sobre la mayor tasa de fracturas óseas haciendo deporte en adolescentes que consumen muchas bebidas carbónicas, especialmente de cola.

• **Cereales refinados.** Los cereales que comamos han de ser integrales. ¿Por qué? Entre otros muchos motivos, porque los cereales integrales son considerados neutros a efectos de acidez/alcalinidad: su ligero efecto acidificante se compensa con los minerales alcalinos que contienen la cáscara y el germen. En cambio, el refinado... elimina los minerales.

Para ser definitivamente eliminados, los residuos del metabolismo atraviesan varias reacciones, catalizadas por vitaminas y minerales... que son escasos en una dieta de productos refinados de cultivo convencional.

• **Té, chocolate y café.** También son acidificantes el café, el té (particularmente todos los tés negros y fermentados), la miel, el cacao, el vino, y alcoholes. El tabaco provoca también una gran acidosis.
• Recordemos además que el metabolismo, consta de **anabolismo** (formación de nuevo material corporal) y **catabolismo** (desintegración del material nutriente o del propio cuerpo). La descomposición del material nutriente, por combustión con oxígeno, produce desechos de naturaleza ácida.

Alimentos que alcalinizan

• Las **verduras** (excepto el tomate) especialmente las de hoja verde. Hasta donde sea posible, deben ser de cultivo biológico, porque la abundancia de nitratos y potasio en los abonos reduce la absorción en la planta de otros minerales. Además, el suelo agrícola va teniendo un contenido progresivamente menor de oligoelementos, esenciales para la formación de hueso. En las verduras los nitratos se concentran en las hojas, pudiéndose transformar en nitritos y éstos en nitrosaminas, reacción que el envasado en plástico favorece.

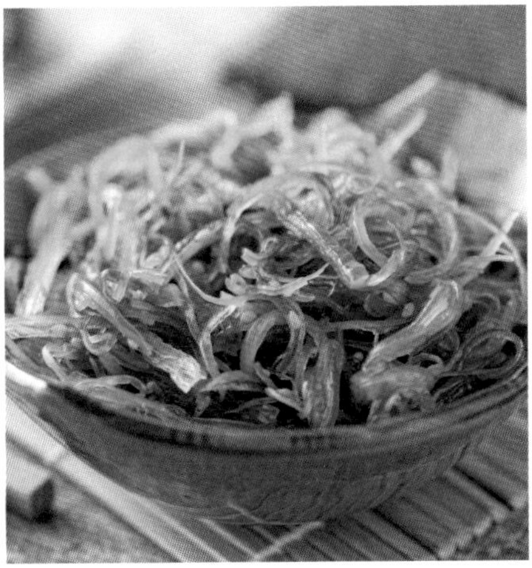

• Las **algas**, por su riqueza en calcio, magnesio y otros oligoelementos que facilitan su la absorción. Puede añadirse una hoja de alga wakame a las sopas y de kombu a las legumbres. También el miso y el tamari, productos fermentados de soja.
• **Leche, nata y requesón.** La leche es el principal alimento neutralizador del exceso de acidez de la dieta occidental, una dieta con exceso de productos cárnicos, de cereales refinados y de bebidas exageradamente dulces. Dejar de beber leche, sea por el motivo que sea (en adultos, en dietas veganas, etc.) puede ser encomiable, pero no tiene mucho sentido si al mismo tiempo no se reorienta la totalidad de la dieta. Según sea la proporción entre calcio y fósforo no todo el calcio de la leche será asimilable. Además, el aprovechamiento real del calcio de la leche por parte del organismo se ha exagerado.
• **Frutas.** Contrariamente a lo que se podría pensar, las frutas ácidas —como el limón, por ejemplo— no son acidificantes, ya que su digestión deja como residuos

minerales alcalinos. Si causan acidez podría deberse a una dificultad digestiva para transformar esos ácidos. En todo caso hay que elegir lo que nos sienta bien: mejor la fruta local y de la estación.

- **Almendras y leche de almendras.**

Medir el grado de acidez o alcalinidad. El pH

Las reacciones bioquímicas de la célula humana se realizan adecuadamente cuando el equilibrio entre las sustancias ácidas, y las sustancias alcalinas, medido por una escala del pH (el grado de acidez) que se sitúa entre 7,35 y 7,45. Esta medida del pH nos indica la proporción entre iones positivos (+) y negativos (-) en el cuerpo.

Las reacciones complejísimas del metabolismo bioquímico celular se rigen por las cargas eléctricas y magnéticas de las sustancias y del medio en que se desenvuelven. Si el pH de la sangre desciende por debajo de 7,35 existe una acidosis, y si sube por encima de 7,45 como factor de salud hay una alcalosis. Tanto la acidez como la alcalinidad de la sangre pueden producir enfermedad.

Se sabe (Dr. Ernst Adler) que los animales carnívoros tienen un pH sanguíneo sensiblemente más ácido que el humano, mientras que los herbívoros, como los rumiantes, tienen un pH más alcalino. El pH de los simios, aun siendo más alcalino que el humano, es mucho más similar al del hombre.

Las razones de estas diferencias son lógicas, ya que los alimentos cárnicos son grandes productores de acidosis en el cuerpo, y, como hemos dicho, necesitan a su vez de un medio ambiente muy ácido para ser desintegrados.

Por eso los animales carnívoros tienen una mayor secreción de jugos gástricos ácidos en el sistema digestivo. Y por eso la persona que consume un exceso de alimentos cárnicos tiene también un exceso de acidosis en su equilibrio corporal.

Exceso de ácidos en el organismo

- Son bastantes los procesos bioquímicos corporales que producen ácidos como resultado final. En otras palabras, para producir la energía que necesita el cuerpo, el sistema de «quemar» los alimentos origina ácidos que han de ser eliminados por los sistemas de depuración.
- Entonces, una dieta con pocos vegetales y abundancia de carne, pescado, leche, huevos, queso, pastas y harinas refinadas, azúcar industrial, etc., provoca una acidosis anormal, es decir, una excesiva acidificación y un desajuste del ecosistema interno.

• Los ejercicios prolongados producen acidosis (en especial el ácido láctico), puesto que durante el ejercicio se «queman» nutrientes para absorber su energía.
• Se ha comprobado que el estrés, la angustia, las prisas, etc., originan acidosis corporal.
• Las enfermedades crónicas y degenerativas, cuando son importantes, acaban produciendo acidosis en el enfermo. Los trabajos que exigen una gran concentración intelectual, son también acidificantes.
• Los locales artificiales, las viviendas urbanas, los coches, el aire que respiramos en las ciudades, suelen tener una carga positiva mucho más elevada de lo usual. En cambio, los ambientes montañosos, costeros, lejanos del medio ambiente industrializado, están más cargados de iones negativos y por ello son alcalinizantes.

La dieta y la regulación acidez-alcalinidad

Entre los alimentos más acidificantes encontraremos, por este orden, la carne (más la roja que la blanca), el pescado (más el azul que el blanco), los huevos, las legumbres y los cereales. Un alimento formador de ácidos por excelencia es el marisco.

Mientras que la carne, el pescado y los mariscos son muy acidificantes, la reacción de los cereales y legumbres es mucho más moderada, de forma que, en el trigo

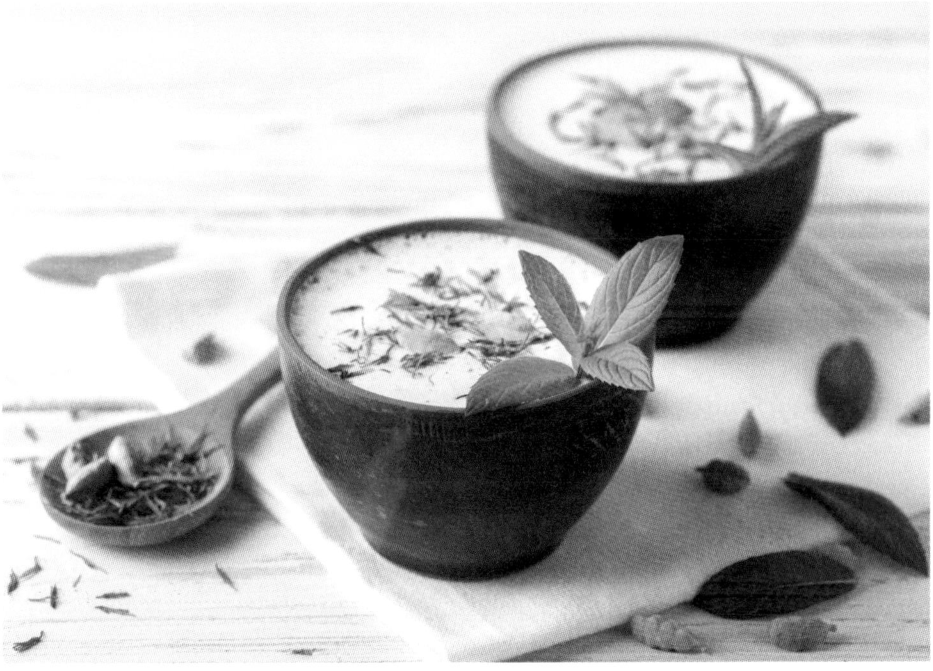

integral en grano, el centeno, el sorgo, las alubias y las lentejas es muy cercana a la neutralidad ácido-básica.

Los alimentos más alcalinizantes se sitúan en el reino vegetal, y, por orden de importancia, podemos citar: los higos secos, las frutas secas en general (orejones, albaricoques, pasas, ciruelas, etc.), los germinados, la calabaza, el aguacate, el diente de león, la espinaca, la remolacha, etc.

«No nutre lo que se come, sino lo que se digiere», y por ello, una alimentación alcalinizante, ingerida con preocupaciones en la cabeza, rápidamente y sin ensalivar lo necesario, disminuye sus posibles efectos beneficiosos al producirse un estado de ánimo acidificante.

• **Crudos y frescos.** Las verduras y hortalizas, en especial si se comen crudas, son elementos alcalinizantes por excelencia. Las frutas ácidas o maduras (muy especialmente estas últimas), tienen una reacción alcalina moderada.

La frescura del alimento también está en relación a su contenido de ácidos. Las reacciones de putrefacción y fermentación suelen cursar con acidosis en trastornos metabólicos del cuerpo humano. La excesiva conservación de los alimentos ocasiona un exceso de ácidos en relación a lo que implicarían si se ingirieran en estado fresco y natural.

Acidosis y enfermedades

Todo ello conlleva a la larga un proceso de enfermedad. En pocas palabras, hoy en día el problema principal es el de la acidosis (actividad, dieta y medio ambiente suelen ser acidificantes), ya que la alcalosis anormal no suele darse con frecuencia.

La acidosis en el cuerpo es sinónimo de intoxicación. Las «toxinas», tan renombradas en medicina naturista, son esencialmente de naturaleza ácida. Los «excrementos» celulares que no son evacuados correctamente, y que se depositan en zonas poco conflictivas de nuestro organismo, son primordialmente de naturaleza ácida.

El resultado, con el paso del tiempo, lo encontraremos en forma de úlcera gástrica y duodenal, artrosis, reumatismos y otros trastornos, cada vez más severos.

• Otro ejemplo es la **diabetes**. La ingestión de productos acidificantes, como la harina y azúcar refinados, es extremadamente perjudicial para los diabéticos, y no sólo por su contenido en carbohidratos. Por eso es errónea la clásica dieta que elimina carbohidratos y satura al paciente de proteína, ya que un exceso de proteínas no sólo aumenta la acidosis, sino que es un factor que eleva el alto riesgo de esclerosis vascular que ya padecen de por sí.

En todos estos casos es conveniente una dieta altamente alcalinizante, con zumos de frutas y jugos de verduras, ensaladas, macedonias, compotas, etc., siempre regulando la cantidad ingerida, según la enfermedad.

La necesidad de una alimentación más rica en vegetales

«Los gérmenes no son la causa de la enfermedad, sino que buscan su hábitat natural –los tejidos enfermos–, de igual manera que los mosquitos buscan en agua estancada y putrefacta, pero no son la causa de la putrefacción del agua».

RUDOLPH VIRCHOW

El pH sanguíneo humano nos indica que los alimentos más adecuados son los cereales, la fruta, las verduras y las legumbres, por este orden. Sin embargo, conviene ser prudentes, ya que en los últimos años se están conociendo mucho mejor las interacciones de cada alimento. Hoy sabemos que, aunque la dieta ideal no existe porque varía de persona a persona, eso no debería ser excusa para esta auténtica gastropatía que vive el mundo moderno.

Es cierto que los procesos de digestión, asimilación y formación de energía cambian de una persona a otra, según la carga de enzimas y otros productos del metabolismo que tienen asignados genéticamente. Los mecanismos de formación de ácidos y los de depuración son diferentes entre las personas, por eso es necesario individualizar la dieta y el tratamiento.

Desde el punto de vista del pH sanguíneo, se puede afirmar que no somos carnívoros como los leones, pero tampoco exactamente herbívoros como los rumiantes. Por eso los flexitarianos insisten en que la franja alimentaria humana se sitúa entre estos dos grupos. En general, esto nos orienta de forma esencial hacia la dieta de tipo vegetariano.

En los debates sobre el estilo de vida vegetariano, se ha dicho que, si un chimpancé puede comer termitas, bien podría un humano comerse un filete, cosa que, en cierto modo, no parecería tan disparatada. Pero se ha de tener en cuenta la frecuencia con que los chimpancés ingieren estas proteínas animales. Estas termitas serían el "pollo de Navidad" de hace cien años, cuando había escasez de alimentos cárnicos. Además, la proteína animal que se toma en un régimen ovo-lacto vegetariano supera con creces la cantidad de proteína animal que ingieren los animales frugívoros en estado libre.

Los antinutrientes y la salud

Cuando algunos alimentos saludables pueden convertirse en un problema

Es fácil encontrar información sobre las virtudes de determinadas sustancias que contienen los alimentos: los ácidos grasos omega 3 en las semillas de lino para el cerebro, las fitohormonas de la soja para la menopausia, el ajo y la cebolla como antibiótico natural. Hoy en día incluso se dice que el chocolate, (¡y hasta el café y el vino!) son beneficiosos gracias a sus propiedades antioxidantes. Pero nos olvidamos que todos estos alimentos pueden tener ciertos efectos perjudiciales.

¿Por qué? Porque hay que tener en cuenta también, por ejemplo, los efectos del ácido fítico de las semillas de lino; de las lectinas, saponinas, oxalatos, inhibidores enzimáticos y goitrógenos de la soja; de la alicina del ajo y cebolla; de los taninos y oxalatos del chocolate y el café... Vamos a ver brevemente algo de los anti-nutrientes.

Qué son los antinutrientes

Así como los alimentos contienen nutrientes, es decir, sustancias que nutren al organismo, también todos ellos contienen cierta cantidad de antinutrientes: sustancias que no nos nutren. Dentro de ellas podemos encontrar algunas más o menos nocivas para el cuerpo, desde las que simplemente no aportan nada a las que pueden considerarse como veneno para las personas.

Los antinutrientes que existen en las semillas (granos de cereales y de legumbres, frutos secos), hojas, raíces y flores de las plantas y en los huevos, tienen la finalidad de evitar que los depredadores se los coman, o para protegerlas, si se comen, de su destrucción durante la digestión. También permiten evitar la germinación prematura de las semillas.

Pero los animales han desarrollado diferentes sistemas para neutralizar estas sustancias y así poder alimentarse. Cada especie animal está adaptada para nutrirse con diferentes tipos de plantas y/o otros animales. La cuestión es, ¿a qué tipo de vegetales y animales está adaptado el sistema digestivo del ser humano para poder neutralizar estas sustancias?

En algunas especies animales, algunos de los antinutrientes son fácilmente digeridos, neutralizados o eliminados, pero en los humanos este proceso es más complicado y se produce con un coste más o menos elevado para el organismo. Por eso es necesario que los alimentos con antinutrientes sean procesados previamente, para reducir o transformar su contenido antes de ser ingeridos (aunque no todos los anti-nutrientes son sensibles a algún tipo de procesado culinario). Además, dichos procesos pueden alterar los nutrientes benéficos de los alimentos.

Ácido fítico y pan integral

En resumen, si bien los antinutrientes protegen a las semillas o a los cereales de insectos, hongos o plagas y permiten garantizar las condiciones para que la semilla germine; pueden producir diversos problemas nutricionales y de salud al ser humano que las consume regularmente, ya que disminuyen o impiden nuestra capacidad para asimilar los nutrientes del propio alimento o de otros.

Un buen ejemplo de antinutriente es el ácido fítico, que dificulta o impide la absorción de minerales por los intestinos. Su presencia en el pan origina todavía cierta polémica, de la que nos ocuparemos en el futuro.

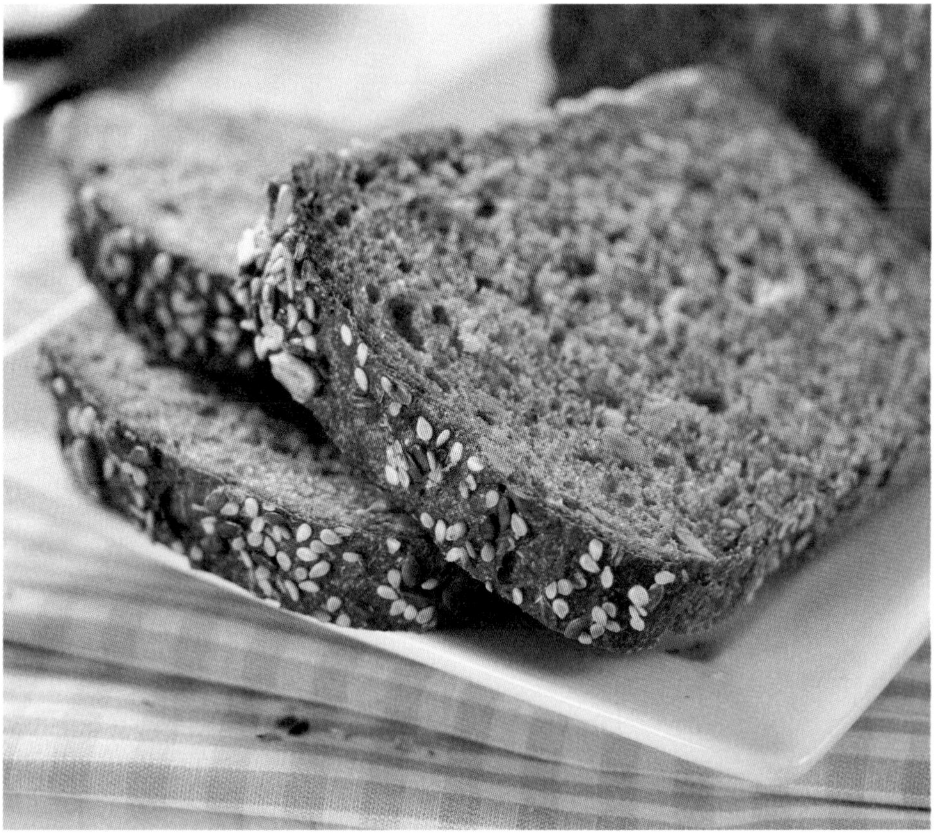

Algunos antinutrientes y cómo nos afectan

Como decimos, los antinutrientes impiden que el organismo pueda aprovechar correctamente algunos nutrientes específicos, lo cual depende de cada sustancia con efecto antinutritivo. Por ejemplo:

• **Saponinas:** contenidas en las legumbres, pueden dificultar la absorción del hierro y de algunas vitaminas, reduciendo su disponibilidad por el organismo.

• **Taninos:** las infusiones como el té o café suelen tener esta sustancia que, si se consume simultáneamente, o hasta dos horas después de haber ingerido alimentos ricos en hierro, disminuirán su absorción.

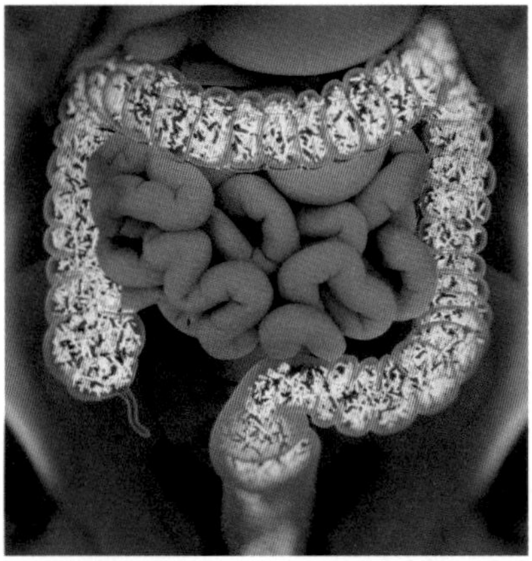

• **Avidina:** esta proteína que posee la clara de huevo impide la absorción de la vitamina B8 al competir en este proceso y limitar el aprovechamiento de este micronutriente que interviene en el funcionamiento del sistema nervioso central.

• **Oxalatos:** también llamados ácido oxálico, estas sustancias impiden la absorción del hierro y calcio. Los alimentos con mayor contenido en oxalatos son la espinaca, remolacha, acelga, cacao y pimiento.

• **Fitatos:** al igual que los oxalatos, los fitatos reducen la absorción de hierro y calcio en el intestino. El ácido fítico está presente en alimentos integrales —como los cereales sin refinar—, sobre todo en el salvado de trigo, cereales integrales y sus derivados, y también los frutos secos y semillas en general. Se decía que, en la alimentación vegana o vegetariana con exceso de fibra (y fitatos), se podían dar anemias o carencias nutricionales, tanto por éste como por otros motivos. Hoy sabemos que, si la dieta es equilibrada, se trata de un inconveniente fácil de resolver.

• Entre otros antinutrientes también están los **inhibidores enzimáticos**, las **lectinas** y hasta del gluten, hoy tan de actualidad.

Recuerdo histórico. Nutrientes predigeridos

Los antinutrientes existen en la alimentación humana, en los cultivos, desde hace unos 6 a 10 mil años, según la región. A lo largo del tiempo, fueron desarrollándose técnicas para eliminar o transformar estas sustancias nocivas, pero ahora la mayoría de estas prácticas se han ido perdiendo. Además, hoy en día el problema se agrava por la presencia de antinutrientes sintéticos.

Hasta hace 150 años, el pan era fermentado y su elaboración llevaba entre 24 y 48 horas. La levadura no existía, y en su lugar se utilizaba la masa agria o masa madre, que fermentaba y transformaba los antinutrientes del trigo o centeno.

En África, el mijo era fermentado durante varios días, para dar lugar al oji, una papilla de sabor ácido altamente nutritiva que hoy en día aún se sigue elaborando. Lo mismo sucedía en América con el maíz y las judías (porotos, frijoles) o en Europa con la avena.

Los aztecas remojaban las semillas de calabaza en salmuera y luego las secaban al sol o las cocinaban antes de comerlas.

En Oriente se fermentaba el arroz y las lentejas por lo menos durante dos días para hacer las dosas o idli. Y la soja, una de las semillas con mayor contenido de antinutrientes, era consumida sólo después de ser fermentada (miso, shoyu, tamari, natto y tempeh). En fin, todas las semillas eran remojadas, germinadas o fermentadas y cocidas.

Todos estos procesos de elaboración de los alimentos, transforman o desactivan los antinutrientes, incrementan su valor nutricional (se sintetizan vitaminas y enzimas) y predigieren nutrientes (por ejemplo, las proteínas se desdoblan en aminoácidos, los azúcares complejos en azúcares simples, etc.). Esto hace que el alimento sea más fácil de digerir y los nutrientes estén disponibles para ser correctamente asimilados.

¿Qué sucede hoy en día?

Lamentablemente, esta sabiduría milenaria, patrimonio de la evolución humana, se está perdiendo. Aún en el ámbito naturista, donde se supone que existe una mayor conciencia en relación al alimento que se ingiere, se ignoran todos estos métodos de elaborar los cereales, legumbres y semillas. El pan, sea blanco o integral, se leuda rápido con levadura quedando así todos los antinutrientes intactos. Y empeora aún más la situación cuando se le añade salvado.

Prácticamente toda la repostería integral naturista, que se supone mejor que los panificados blancos industrializados, se elabora con harina integral que no ha sido fermentada. Así galletas, budines y tortas integrales, contribuyen día a día a desmineralizar la dieta y generar todo tipo de alergias. Los cereales no se remojan, se comen «al dente», mal cocidos, como el caso de las pastas o cereales cocidos a medias.

En este caso, al problema de los antinutrientes sumamos el de los almidones crudos o mal cocidos, que son sustancias tóxicas.

Las semillas, en muchos casos se comen secas (tal como se compran en la dietética o almacén) o tostadas a altas temperaturas (donde se generan sustancias tóxicas) con todos los inhibidores enzimáticos presentes.

Es el ejemplo también de la soja, tanto si es transgénica como biológica, mal procesada y con todos sus problemas nutricionales, en la mesa de vegetarianos, de veganos y de cada vez más personas, a modo de milanesas, hamburguesas, leche, texturizados y barritas.

Finalmente conviene precisar que los antinutrientes y sus efectos son un tema que de vez en cuando genera controversia, entre otros motivos porque el método científico no siempre funciona en el consultorio del médico, ya que se considera que es debido a la inacabable cifra de variables en la asimilación individual de cada alimento y sus combinaciones. De ahí la necesidad del trato personalizado para cada caso, tanto al abordar sus efectos como la forma de tratarlos.

En la cocina. Algunos consejos

No siempre podemos reducir el efecto de los antinutrientes, pero en algunos casos podemos actuar para aprovechar mejor los nutrientes del plato, por ejemplo, evitar combinaciones de alimentos poco aconsejables y procurar evitar mezclas de nutrientes y antinutrientes en un mismo plato. Los antinutrientes en carnes y pescados merecen un capítulo aparte.

- No beber té o café hasta pasadas las dos horas de haber ingerido alimentos ricos en hierro, como las lentejas o los garbanzos.
- Remojar y cocinar bien las legumbres debilitará las saponinas que poseen y reduce el efecto antinutriente que puedan contener.
- Cocinar siempre la clara de huevo (en los ovo-vegetarianos), porque la cocción inactiva la avidina.
- Evitar la mezcla de oxalatos con alimentos ricos en calcio, por ejemplo, evitar el consumo de espinacas junto con lácteos (o alimentos que los contengan), porque el aporte de calcio que puedan contener se reducirá debido a los oxalatos del vegetal.

¿Qué hacer? El ejemplo de la quinoa

La cocción ayuda a reducir el ácido fítico, pero no alcanza si el cereal no se remojó previamente en un medio ácido. Así es que hoy en día usamos suero, kéfir, kombucha, vinagre de manzana o limón (de cultivo ecológico) en el agua de remojo. De esta forma el agua tibia acidificada, permite la fermentación y reduce aún más el ácido fítico. Por ejemplo, aquí podemos observar la reducción de los fitatos en la quínoa, según los diferentes métodos de preparación*:

Preparación de la quinoa	**Reducción de ácido fítico**
Cocida por 25 min. a 100 °C.	15 a 20%
Remojada 12 a 14 horas, a 20 °C, luego cocida.	60 a 77%
Fermentada con suero durante 16 a 18 h. a 30 °C, luego cocida.	82 a 88%
Remojada 12-14 h, germinada 30 h, lacto-fermentada entre 16-18 h, y cocida a 100 °C durante 25 minutos	97 a 98%

• Los inhibidores enzimáticos, por ejemplo, bloquean la pepsina (necesaria para digerir proteínas en el estómago), o la amilasa (necesaria para digerir carbohidratos) y la tripsina (enzima encargada de digerir proteínas en el intestino delgado).
• La lectina (hemaglutinina) presente en las legumbres, especialmente en la soja, promueve la formación de coágulos. Las lectinas y el gluten están relacionados con diferentes alergias y problemas inmunitarios.
• El consumo diario de alimentos con alto contenido de antinutrientes (cereales, legumbres y semillas) que no hayan sido transformados adecuadamente, está relacionado con diversos problemas digestivos y falta de apetito, dientes cariados o débiles, alergias, o con deficiencias nutricionales (anemia o la osteoporosis y en el sistema inmunitario.

Las alergias y los alimentos

Las reacciones alérgicas pueden considerarse como un problema de irritación intestinal crónica. Por eso, para remediarlas o impedirlas, es esencial cuidar la alimentación.

Una historia frecuente

JSL tiene ahora 15 años. Cuando nació, su madre le dio el pecho durante apenas un mes. «No tenía demasiado y como pronto tendría que volver a trabajar...». Y continuaba: «Era muy mala durmiendo, poco después de nacer empezó por las noches a despertarse. El pediatra nos decía que eran los cólicos del lactante y que se le pasarían. Se le pasaron, pero entonces aparecieron las diarreas seguidas de estreñimiento, y cuando por fin mejoró, tuvo la primera otitis. Al parecer eran los dientes. Le dieron antibióticos y después de una corta mejoría se le volvió a presentar otra infección. Los antibióticos se hicieron tan normales como el postre.

Una de las infecciones ya fue una bronquitis, casi sin fiebre y supuso nuevos medicamentos. Esa vez terminó en urgencias de un hospital. Regresó a casa con una receta, para empezar a tomar de manera sistemática, aerosoles inhalados. JSL mejoró, pero desde entonces las crisis de asma se presentan más intensas con cada catarro que coge, que ya no son, como al principio, con fiebre.

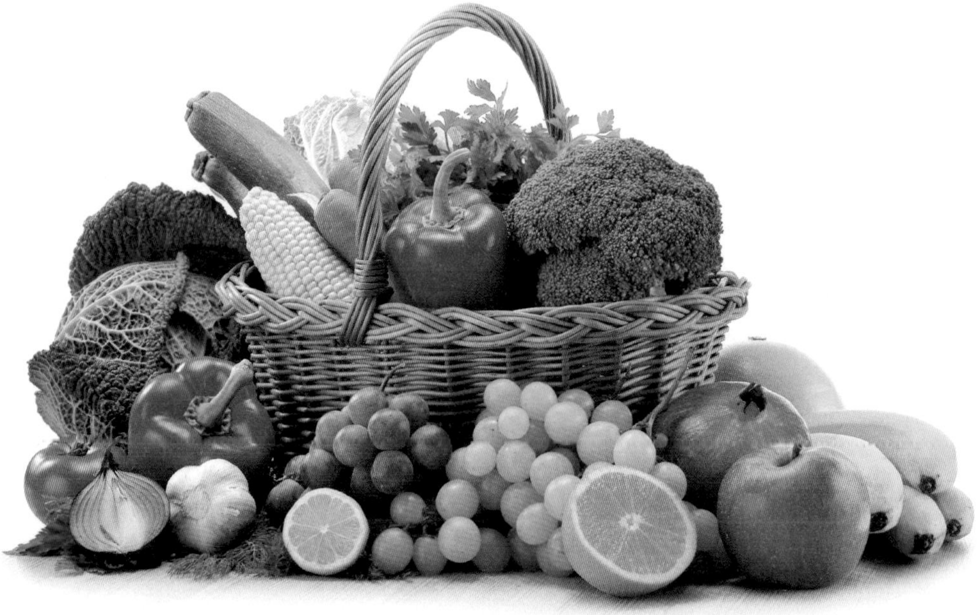

Ésta es una historia similar a la de miles de niños que cada año se incorporan a la legión de nuevos alérgicos y que tienen como única esperanza llegar al «cambio», a la pubertad.

Pero el auténtico cambio que deberían hacer, la alimentación, no le interesa a nadie. A los padres, porque supone enfrentarse con las costumbres actuales de permisividad y falta de criterio en lo que es saludable y no lo es. Y a la clase médica, porque de la industria farmacéutica sólo recibe información de los medicamentos como único tratamiento para estos trastornos. Pero con ello no solucionamos el problema de esta enfermedad de mil caras.

¿Qué es la alergia?

Veamos primero lo que es una alergia. Básicamente, una reacción excesiva o inadecuada del sistema inmunológico (SI) frente a una sustancia con la que el organismo ya ha tenido un contacto previo. Con el segundo contacto se produce una reacción inflamatoria en alguna zona o zonas de nuestro cuerpo.

Esta reacción, dependiendo del tipo que sea, aparece de manera inmediata o más lentamente; su duración es variable y puede, por la intensidad de la misma, llegar a poner en peligro la vida del que la padece. Las manifestaciones de la alergia son muy variadas y comprenden un grupo de enfermedades cada vez más amplio (ver el recuadro «Tipos de alergias»). Los factores causantes de alergias que hoy se conocen son muchísimos, y van desde las partículas del diésel al quemarse hasta los conservantes empleados en las vacunas.

¿Hay una alternativa?

La respuesta es clara: sí. Si utilizamos lo mucho que ya conocemos del desarrollo del SI y las respuestas orgánicas frente a esta enfermedad. Hagamos un poco de historia para entender el proceso. Durante estos millones de años de vida y evolución en el planeta, se ha ido creando una relación de dependencia muy íntima entre los micro y los macro organismos. Generalmente tenemos una visión negativa de los MO, como los que dañan y perjudican al ser humano y debemos combatirlos sin tregua. Pero la realidad es muy distinta, ya que son ellos, cuando perdemos nuestro

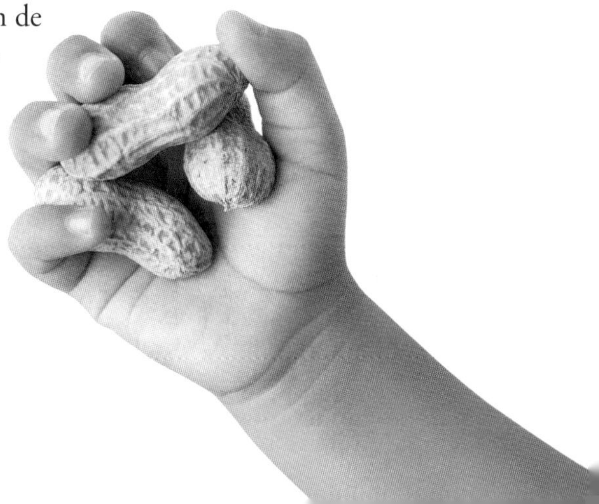

Relación entre asma y psique

Durante largo tiempo se discutió sobre las posibles causas psicosomáticas de las alergias. Un hecho hizo que esta duda se disipara bastante: entre un 20-50% de los asmáticos tienen una crisis si inhalan un placebo. Lo más interesante es que estas reacciones no están producidas por la liberación de histamina, sino por la acción de las emociones sobre la vía vagal eferente del sistema nervioso parasimpático.
El sistema respiratorio del asmático es un órgano lábil en donde se manifiesta un conflicto. Por lo general se trata de personas que han tenido una madre sobreprotectora, la cual ya a su vez presenta algún problema alérgico. Esto hace del asmático una persona con bastantes miedos y, con frecuencia, tendencias catastrofistas. Su capacidad de autosugestión es enorme: puede provocar una crisis en cualquier momento o solucionarla. Con frecuencia, sus periodos de salud o enfermedad dependen de la situación personal que esté viviendo con la familia, trabajo, amigos... Una gran ayuda para estos pacientes consiste en analizar los momentos de las crisis, para que tomen conciencia de los fenómenos que se producen y, por lo tanto, sean conscientes de la forma de reacción que se tiene.

equilibrio interno, los que nos permiten recuperarlo gracias a los mecanismos que ponen en funcionamiento. La infección es una respuesta precisa y necesaria, desarrollada durante estos millones de años; secundaria a un problema previo y no, como se cree, el problema en sí mismo. Pero, ¿dónde se produce esa respuesta inmunológica?

El sistema inmunológico

El intestino es, como ninguna otra parte de nuestro organismo, el lugar donde el mundo exterior está en más íntimo contacto con el interior. Lo ajeno a nosotros se convierte en propio y como consecuencia se produce un filtrado y reconocimiento de sustancias que luego permitirá al SI distinguir y estar preparado para la respuesta defensiva en caso de ser preciso.

Para ello la naturaleza ha ido generando en el ser humano un SI que se ha bautizado como GALT (*Gutassociated Lymphoid Tissue*). Se sitúa a lo largo del intestino y fundamentalmente en la última porción del intestino delgado y principio del grueso (placas de Peyer). De aquí parte el 80% de la información y sustancias que rigen el comportamiento del sistema inmunológico de la mucosa bronquial BALT (*Bronchus associated lymphoid Tissue*), así como el de las mucosas llamado MALT.

Dicho de otra manera, cualquier reacción que se produzca en el organismo a nivel inmunitario, será determinada por lo que esté pasando en el sistema GALT Si en éste predomina la inflamación, los mediadores inmunitarios que allí se producen estarán prestos a entrar en funcionamiento en cualquier parte del organismo y dar las patologías hiperreactivas correspondientes.

Esto no es de extrañar, ya que son más de 300 m^2 los que tenemos de mucosa intestinal, y por donde pasan la mayor parte de sustancias que debemos incorporar a nuestro cuerpo y hacer propias para su conservación y desarrollo. La inmunidad se limita a eliminar aquello que no puede ser incorporado en nuestro organismo y por lo tanto lo percibe como ajeno.

Por todo ello la respuesta inmunológica tiene un primer condicionante: lo que comemos. De este condicionante dependen los productos metabólicos que se originen con la alimentación y el tipo de bacterias que allí se generen. En función de éstas se producen unas sustancias u otras, fruto del metabolismo de la flora bacte-

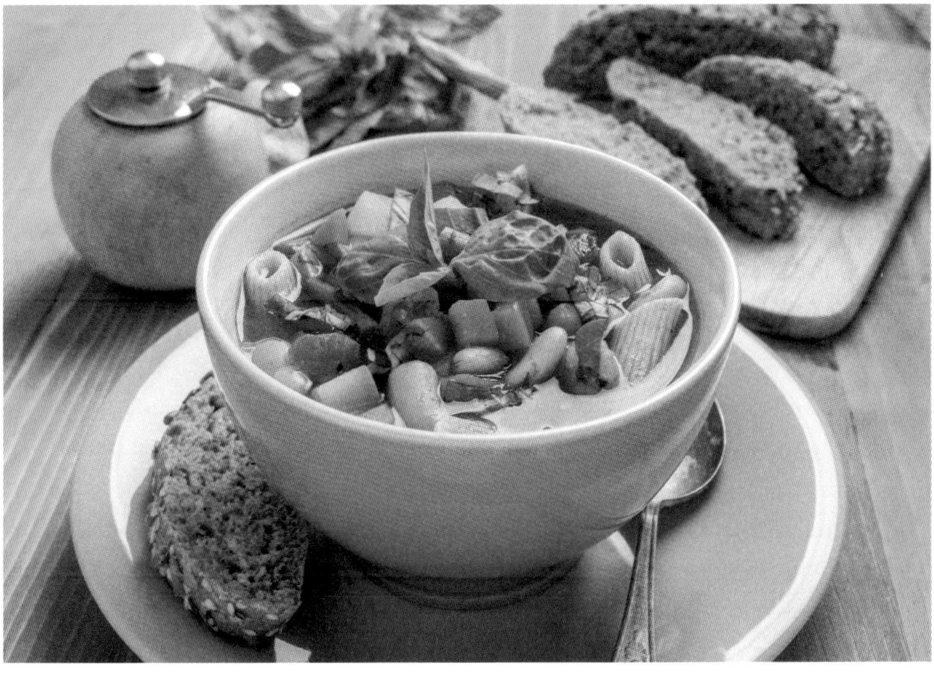

riana y los enterocitos (células de las paredes intestinales), que pueden comportarse como irritantes.

Todo ello puede favorecer los fenómenos de inflamación y con ello la alergia está servida. La reacción alérgica es pues, en primer lugar, un problema de irritación intestinal crónica, que no tiene solución mientras nos maltratemos con la forma de alimentarnos.

Cada vez hay más evidencias de ello. Diversos estudios (Soothill) demuestran la relación entre la alimentación con leches preparadas y la atopia por la elevación de las IgE, una proteína del cuerpo presente en los mamíferos, que tiene la misión de actuar como anticuerpo frente a una sustancia extraña que ha penetrado y lograr así su eliminación.

Si en la primera fase de nuestra vida no preparamos nuestro intestino, mediante una adecuada alimentación y la consiguiente correcta flora bacteriana para la absorción de sustancias, somos candidatos a tener intolerancias más o menos acusadas a ciertos productos. Aunque intolerancia no significa tener ya una alergia.

¿Cómo se manifiestan?

Las manifestaciones alérgicas, con aumento o no de las IgE, se presentan, en su forma clásica, donde el organismo sea más débil o donde la naturaleza de los alérgenos haga que esa zona concreta sea la más afectada. Suelen darse síntomas muy diversos, incluso trastornos del comportamiento. Desde afecciones menstruales, dolor de cabeza, infecciones de repetición en las vías respiratorias altas o eccemas. Todo cabe.

- Los **lácteos**, por ejemplo, se manifiestan más en las mucosas de las vías respiratorias y bronquios, mientras que otro de los productos alimenticios, el trigo, lo hace más en la piel y en las articulaciones (codos y rodillas).
- Hay otras sustancias que suelen ser frecuentes productoras de intolerancias, junto con las mencionadas anteriormente: los **huevos** y los **frutos secos.**
- El **azúcar** y las **harinas refinadas** provocan una modificación importante de la flora bacteriana que favorece la aparición de la inflamación o en su defecto la mantiene.
- Por otro lado, sustancias como las **amalgamas dentales** u otros **metales pesados** producen también, por sí mismos, fenómenos de prurito y pueden hacer que pequeños desequilibrios orgánicos se conviertan en grandes trastornos por su acción sobre el sistema inmunológico, o por obligar al cuerpo a un consumo

excesivo de oligoelementos, lo que a su vez no permite una funcionalidad normal del organismo.

• Las **infecciones intestinales**, sobre todo por hongos, cuyas toxinas pueden dar lugar a las denominadas parálisis inmunitarias, favorecen las infecciones de toda índole en el organismo, pero también pueden irritarlo de manera que las respuestas inmunológicas sean hiperreactivas y alérgicas.

• Otra fuente de problemas son las polinosis (reacciones alérgicas de hipersensibilidad al **polen**). Son reacciones no muy diferentes a las del asma o la rinitis vasomotora (la nariz parece un grifo roto). Como todos los otros fenómenos inmunitarios, el origen radica en el intestino y no suele ser necesario hacer demasiado para no tener problemas importantes con esta enfermedad si somos capaces de solventar los problemas en el intestino.

¿Cómo prevenirlas?

Lo primero de todo es reconocer las sustancias que nos causan problemas. Las pruebas convencionales no suelen ser demasiado eficaces, ya que no son útiles en niños pequeños, y en los adultos la clínica y las pruebas no guardan una relación demasiado directa. Por otro lado, las alergias suelen ser tan múltiples que no permiten obtener, en general, una utilización clínica. Algunos terapeutas utilizan la Biorresonancia, que permite el reconocimiento y tratamiento del problema de una manera bastante efectiva.

• Como en un 80% de los casos la leche está implicada, la primera de las medidas sería la de dejar durante unos días todos los lácteos: el mayor problema suele darlo la lactosa y en menor medida la parte más proteica, pero lo mejor es eliminarlos todos, así como sus derivados. Es más complicado de lo que parece, porque los lácteos están en una infinidad de alimentos y productos de la industria.

• Una disminución de los azúcares industriales, en todas sus formas, suele ser también una gran ayuda, sobre todo si durante unos días se puede comer sin alimentos manipulados.

La ingesta de bacterias que no contengan nada de lactosa, da una estabilidad importante al medio intestinal y permite la reducción de los fenómenos inflamatorios, lo que reduce las reacciones alérgicas.

• Hay otra cosa importante: lo mismo que se puede tener problemas con los ácaros, se puede tener alergia a las personas. En estos casos, la tranquilidad y el saber cómo comportarse nos permitirá padecer mucho menos…

Tipos de alegias

Las alergias representan más enfermedades de las que creemos.

• **Tipo I.** Provocada por alérgenos como el polen, alimentos, abejas, algunos medicamentos. La hay de dos tipos. De reacción inmediata: se manifiesta en pocos segundos o minutos y se genera por la liberación de sustancias inflamatorias sobre los vasos. De reacciones lentas: la reacción tarda horas en producirse.

• **Tipo II.** Reacciones citotóxicas ocasionadas por anticuerpos del tipo IgM e IgG. Se producen en el trascurso de infecciones. Las reacciones de este tipo tardan entre 4 y 10 horas en producirse y su manifestación clínica es la de algunas enfermedades autoinmunes, como la anemia hemolítica.

• **Tipo III.** Reacciones producidas por complejos inmunológicos. Los síntomas sistémicos típicos de este tipo son fiebre, artralgias, mialgias, vasculitis, nefritis y linfadenopatías. Se conoce por ello como enfermedad del suero. Una enfermedad típica es el *Lupus eritematodes*.

• **Tipo IV.** Producida por las células T. Estos mecanismos se activan a través de proteínas virales, medicamentos y metales pesados. Las reacciones alérgicas de contacto pertenecen a este tipo.

• **Tipo V.** Es una reacción de hiperreactividad con la formación de autoanticuerpos contra receptores hormonales y neurotransmisores. Una de las enfermedades típicas de este tipo es la *Miastenia gravis*, con el bloqueo de los receptores de acetilcolina.

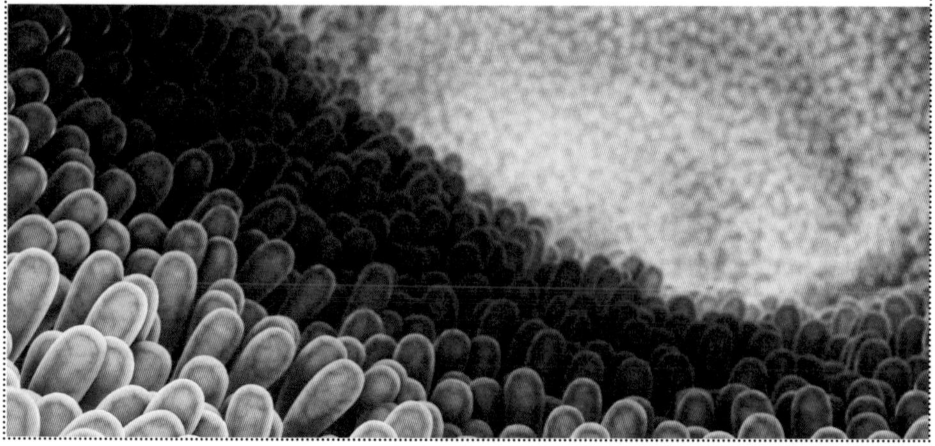

Vivir sin gluten

Alimentos que contienen gluten

Señales y síntomas de la enfermedad celiaca

Los síntomas y signos pueden manifestarse a en cualquier momento de la vida, desde que se introduce el gluten en nuestra alimentación. No se sabe cómo comienza a manifestarse la celiaquía, pero a menudo sucede después de alguna infección, en el momento del parto, operación quirúrgica, situaciones de estrés... Todo apunta a que determinados factores ambientales que, junto con la predisposición genética y cierta ingesta de gluten hacen que en algunas personas se ponga en marcha la celiaquía de manera irreversible.

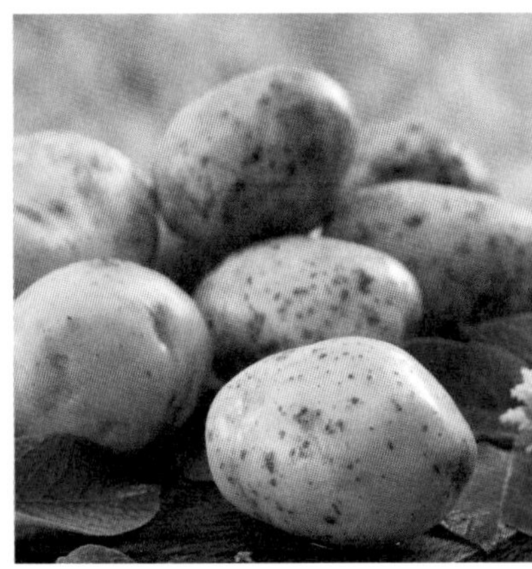

No todos los celiacos presentan los mismos síntomas o signos; una persona puede ser celiaca y no presentar las típicas diarreas. Incluso puede no presentar síntomas, según la forma clínica en la que se presente. Son síntomas muy variados, tanto digestivos como no digestivos. En general, cuando aparece en los niños es más habitual la presencia de manifestaciones de tipo digestivo y cuando se presenta en adultos los signos y síntomas más habituales no son digestivos.

Se dice que la celiaquía es una enfermedad camaleónica, puesto que se manifiesta con síntomas compatibles con otras muchas enfermedades, lo que hace que sea más difícil de diagnosticar.

Lo más importante es un buen diagnóstico, tanto si eres celiaco como si sufres otra patología. El protocolo de diagnóstico de la celiaquía está perfectamente establecido y hoy en día no se puede diagnosticar con un test de intolerancias alimentarias ni con una prueba genética por sí sola.

La patata, un buen alimento para el celíaco

Cuando se diagnostica la enfermedad celíaca, comiienza un largo camino que empieza una búsqueda de alimentos, como la patata, que puedan sustituir los que con-

Síntomas y señales

En los niños

• Diarrea. • Vómitos. • Vientre hinchado. • Astenia, falta de energía, apatía, tristeza. • Irritabilidad. • Talla baja, fallo en el crecimiento. • Anemia ferropénica. Peso bajo. • Otros: hipotrofia muscular, trombocitosis, leucopenia, coagulopatías, defectos en el esmalte dental, dislexia, hiperactividad, introversión.

En adolescentes (no suelen manifiestar síntomas)

• Anemia ferropénica. • Dolor abdominal. • Diarrea malabsortiva. • Estreñimiento, meteorismo. • Estatura corta. • Retraso de entrada en la pubertad y en la primera regla. • Otros: cefaleas, epilepsia, dermatitis atópica, artritis crónica juvenil.

En adultos

• Diarrea crónica. • Estreñimiento. • Dispesia. • Dolorabdominal. • Colon irritable. • Flatulencia. • Apatía. Cansancio. Astenia. • Irritabilidad. Depresión. • Pérdida de peso. • Anemia ferropénica. Otras anemias (folatos, Vitamina B12). • Aftas bucales (llagas o úlceras en la boca) reiteradas. • Hipertr ansaminemia (transaminasaselevadas) • Infertilidad. Abortos. Menopausia precoz. • Dermatitis herpetiforme. • Epilexia. Ataxia. Neuropatías periféricas. Cefaleas. • Artritis. Osteoporosis. • Edemas periféricos. • Miopatía perfiérica (debilidad muscular generalizada).

tienen gluten. La patata es una excelente opción. Cultivadas en casa o compradas en el mercado, podemos cocerlas al horno, hervidas, al vapor o incluso fritas, y se utilizan en una asombrosa variedad de recetas: en puré, tortitas, croquetas, sopas, ensaladas o gratinadas, entre muchas otras modalidades.

Sin embargo, el consumo mundial de la patata está pasando del producto fresco a los productos industriales, Una infinidad de patatas fritas de bolsa con exceso de sal y de aditivos, suelen contener sustancias acrilamidas de poder cancerígeno. La formación de acrilamida en los alimentos se debe principalmente a diversas reacciones que también son responsables del sabor y coloración típicos de los productos fritos. Intervienen azúcares reductores como fructosa y glucosa, y el aminoácido asparagina. Y entre otros mecanismos de formación, aparece la pirólisis del gluten, la proteína del trigo.

La acrilamida se forma a temperaturas superiores a 120°C. La cantidad producida depende de la receta, el tiempo y la temperatura de cocción. La podemos encontrar en una amplia variedad de alimentos, preparados de manera industrial, en restaurantes o en casa. Los productos que más acrilamida contienen son las patatas chips, patatas fritas, pan tostado, galletas y pastelería.

Ricas en carbohidratos, las patatas contienen poca grasa y abundantes micronutrientes, sobre todo vitamina C: una patata mediana, de 150 gramos, consumida con su piel, aporta casi la mitad de las necesidades diarias del adulto (100 mg).

Las patatas contienen una cantidad moderada de hierro, pero su destacable contenido de vitamina C fomenta la absorción de dicho mineral. Contienen también vitaminas B1, B3 y B6, y otros minerales como el potasio, fósforo y magnesio, así como folato, ácido pantoténico y riboflavina. Sus antioxidantes pueden contribuir a prevenir enfermedades relacionadas con el envejecimiento, y contienen fibra, cuyo consumo es bueno para la salud.

Preparación

El valor nutritivo de un alimento que contenga patatas depende de los otros alimentos que las acompañen y del método de preparación. Desterrando el mito, la patata por sí misma no engorda (la saciedad que produce su consumo puede en realidad ayudar a las personas a mantener la línea). Sin embargo, la preparación y consumo de las patatas con ingredientes de gran contenido de grasa aumenta el valor calórico de las recetas.

Como no podemos digerir el almidón que contienen crudas, las patatas se consumirán hervidas (con o sin piel), al horno o fritas. Cada método de preparación repercute en la composición final, pero todos reducen el contenido de fibra y proteínas, que se escurren al agua o el aceite.

Además, el calor destruye estos nutrientes o se producen cambios químicos, como la oxidación. Al hervirlas se pierde una gran cantidad de vitamina C, sobre todo si son patatas peladas. En general, la preparación al horno causa una pérdida un poco mayor de vitamina C que la cocción en agua, debido a que la temperatura del horno es más elevada, pero en cambio se pierden menos vitaminas y minerales.

Alimentos que también contienen gluten

Seguir una dieta sin gluten no se basa únicamente en evitar aquellos productos con gluten que a todos nos suenan, como la pasta, la pizza, el pan o la bollería. Comer sin gluten es un poco más complicado. Vamos a ver otros productos menos conocidos que contienen gluten.

Ahora, gracias a un reglamento europeo (1169/2011), los consumidores podemos solicitar a las tiendas de productos a granel que detallen la información de los 14 alérgenos obligatorios, entre los que también se incluye el gluten.

- **Salsa de soja.** Por ejemplo, cuidado con los restaurantes asiáticos o con la comida japonesa y oriental en general, ya que suelen utilizar salsa de soja en muchísimos de sus platos. Ahora que está tan de moda la comida japonesa, recordad que la salsa de soja suele fermentarse con trigo y lleva gluten. Existen algunas salsas de soja que, en lugar de fermentar con trigo lo hacen con alcohol, aunque la mayoría utilizan trigo. Podéis sustituir la salsa de soja por la salsa tamari, elaborada únicamente con soja, agua y sal.
- **Cereales o harinas a granel.** En el mercado encontraremos cereales sin gluten como la quinoa, el trigo sarraceno o el teff, o bien en forma de copo o de harinas

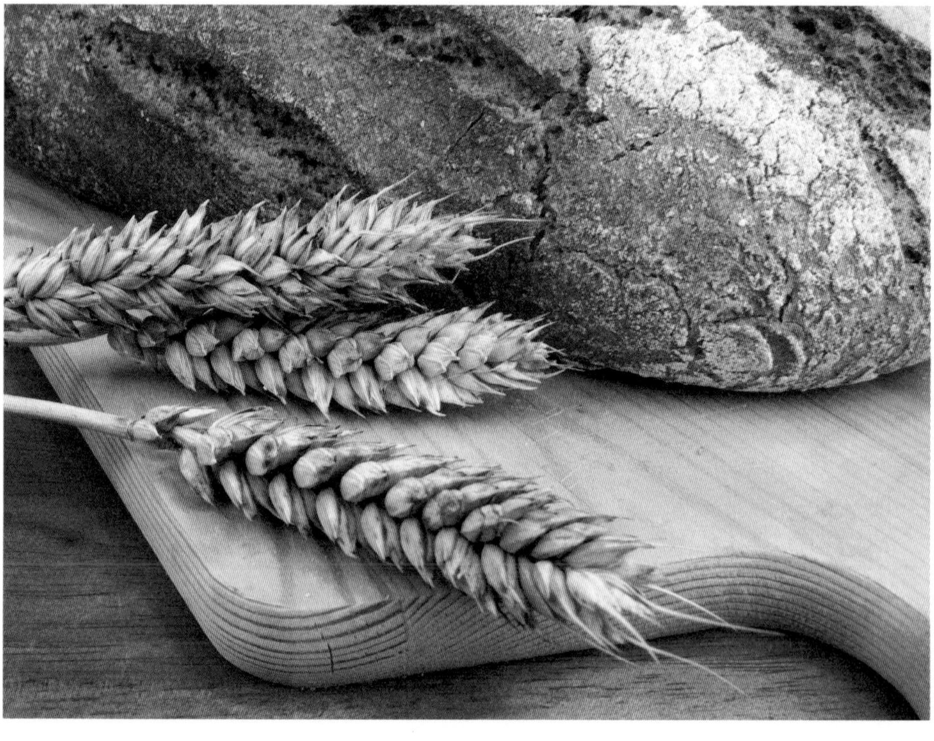

sin gluten de dichos cereales. Estas harinas de cereales sin gluten pueden contener trazas de gluten, debido a que muchas se procesan en los mismos molinos o espacios donde se procesa el trigo. En el caso de la avena (algunas se ofrecen sin gluten), nos aseguraremos de la fiabilidad del fabricante.

- **Embutidos con gluten.** Al igual que pasa con los productos a granel, algunos embutidos pueden contener gluten y lactosa. Los que consuman estos productos convendrá que se aseguren también (etiquetado y procedencia).
- **Hamburguesas** (algunas no son sin gluten). A veces vamos a un restaurante, decimos que somos celíacos y nos ofrecen una hamburguesa sin pan. Mucho cuidado con las hamburguesas sin pan, ya que algunas veces se elaboran con harina o pan rallado. Por eso, aunque no veamos el pan, es posible que la hamburguesa lleve gluten.
- **Yogures y quesos.** Algunos espesantes que se utilizan en estos productos pueden contener gluten. De nuevo, comprobar siempre el etiquetado. También hay yogures con cereales, hechos de cereales o con trozos de galleta que suelen llevar gluten.
- **Aperitivos con gluten:** algunos frutos secos, patatas fritas o fritos. Hay algunos frutos secos tostados que para conseguir que estén más crujientes se realiza un rebozado en harina. También debéis vigilar con los mix de frutos secos, ya que en ellos se pueden colar algunas galletitas saladas o fritos hechos con harina.
- **Cacaos o tés.** En algunos se utilizan harinas para dar consistencia, como en el caso de colacao, que lleva gluten entre sus ingredientes (existe una versión para celíacos). Los tés a veces indican que llevan gluten, ya que a menudo, sus especias suelen almacenarse en lugares con productos con gluten. Cuidado también con algunos sucedáneos del café que pueden contener gluten.
- **Chuches y golosinas.** Cada vez más marcas indican que sus caramelos son sin gluten, e incluso los reyes magos ya reparten la mayoría de sus caramelos aptos para celíacos.

Alergia, intolerancia e hipersensibilidad al gluten

Conviene distinguir entre los distintos grados de sensibilidad al gluten: la alergia, la intolerancia y la hipersensibilidad.

- La **alergia** es una reacción excesiva del sistema inmunitario, que produce anticuerpos en exceso tras la ingestión de un alimento. La alergia al gluten es una enfermedad rara. La reacción del cuerpo es inmediata y se manifiesta en el enrojecimiento de la piel, pruritos, edemas...

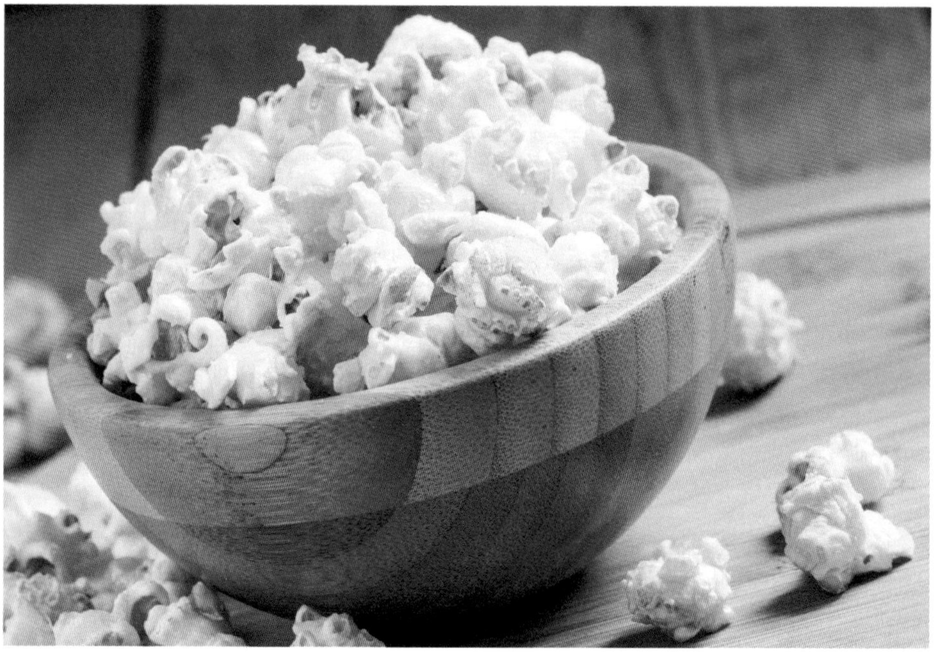

• La **intolerancia** es una reacción en cadena que tiene lugar en el interior del cuerpo y que se desencadena tras la ingestión de algunos alimentos. Esta reacción no es inmediata y no produce manifestaciones necesariamente visibles, al contrario que la alergia. No obstante, la reacción inmunitaria del cuerpo es asimismo anormal y entraña la producción de anticuerpos que atacan a los intestinos. Sus manifestaciones son diversas, de orden digestivo a veces (diarrea, gases, indigestión, acidez, síndrome de colon irritable...), aunque también de otra naturaleza (fatiga crónica, irritabilidad, depresión, ansiedad, dolores articulares u óseos, dolores de cabeza...). La enfermedad celiaca sería una de las formas de intolerancia al gluten.

• La **hipersensibilidad** al gluten se diferencia de la intolerancia en que no supone la aparición de una enfermedad autoinmune. Sin embargo, sus manifestaciones son similares y aparecen poco tiempo después de la ingestión de los alimentos de que se trate. En los casos de la intolerancia y la hipersensibilidad, la reacción se desencadena al contacto con proteínas (las glutelinas y ciertas prolaminas, en especial las gliadinas alfa). El término «gluten» se refiere, en realidad, a una combinación de dichas proteínas entre sí con el almidón que contiene el cereal. Al mezclarse con agua, el gluten se hincha y forma una sustancia viscosa que hace que el producto suba, gane en consistencia y tenga elasticidad.

Más información sobre el gluten en pág. 317.

Cuando el estómago está que arde

Unos sencillos remedios caseros ayudan a combatir eficazmente los efectos de los excesos gastronómicos, como el ardor y la pesadez, tan corrientes en estos días.

Ardor de estómago

¿Cómo es posible que un órgano (el estómago) pueda producir y segregar productos tan corrosivos y ácidos (como el jugo gástrico) sin dañarse él mismo? La mucosa de su interior, siempre que no esté afectada, está especialmente protegida frente a los jugos digestivos que segrega y que van a facilitar la digestión de las proteínas que contienen los alimentos.

Cuando comemos, el bolo alimenticio baja por el esófago. Al llegar al cardias (puerta de entrada al estómago), que normalmente está cerrado, se relajan sus fibras musculares y deja pasar el bolo al estómago, cerrándose después. La mucosa del esófago, en cambio, no tolera el jugo gástrico, de forma que, si éste lo alcanza, da lugar a la típica sensación de ardor. Si este fenómeno se repite con cierta frecuencia puede llegar a producirse una irritación o inflamación crónica de la parte inferior del esófago, acentuándose la sensación de ardor.

Las causas más frecuentes de pirosis suelen ser casi siempre de tipo dietético. Comidas copiosas, mal masticadas, o ricas en grasas aumentan el tiempo de permanencia de los alimentos en el estómago.

Actividad gástrica

La actividad gástrica se acelera con la sensación de hambre, el ejercicio moderado y la posición de decúbito lateral derecho, mientras que se retarda con las situaciones de gran emoción, dolor y ejercicio intenso.

Antes hemos visto que las comidas ricas en proteínas determinan una mayor secreción ácida por parte del estómago. Determinados medicamentos y la cafeína estimulan la secreción gástrica y pueden ejercer un efecto irritante. Todas las malas digestiones gástricas, acompañadas de eructos o no, que facilitan una regurgitación transitoria hacia el esófago, se van a acompañar del mal llamado ardor de estómago, pues el origen de las molestias se localiza predominantemente en el esófago.

Cuando estos trastornos se producen con frecuencia, la medida más idónea es, ante todo, cambiar los malos hábitos dietéticos. Sin embargo, cuando se deben a las consecuencias de una comilona ocasional, los remedios que citaremos a continuación podrán ser un buen alivio, incluso en los casos más crónicos, siempre que se corrijan los malos hábitos alimentarios.

El bicarbonato

Es uno de los remedios más conocidos de la medicina popular. Ya de pequeños veíamos cómo el abuelo tomaba bicarbonato contra la pirosis. Sin embargo, hoy sabemos que es un remedio muy problemático cuando se toma con frecuencia: su ingestión neutraliza el ácido clorhídrico del jugo gástrico de una forma rápida, pero poco duradera y con posible efecto rebote.

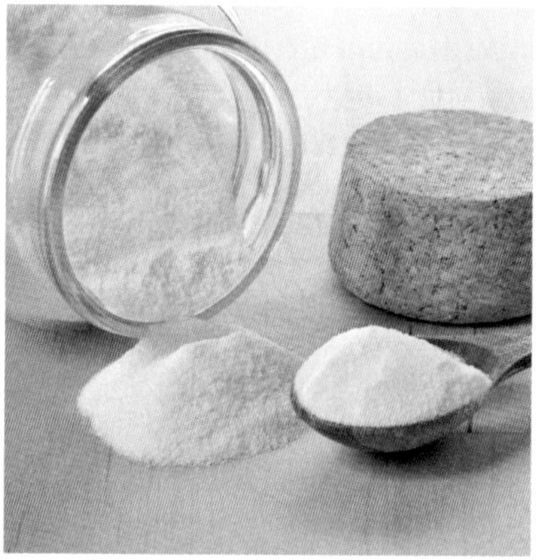

En otras palabras, una vez que su efecto ha pasado, el estómago termina segregando una mayor cantidad de ácido. Su rápida absorción y paso a la sangre puede alterar el equilibrio ácido-básico del organismo, por su gran efecto alcalinizante. Todo ello puede apreciarse en un análisis de orina y favorecer la formación de las denominadas «piedras» (cálculos) en el riñón.

Tampoco conviene olvidar que se trata de bicarbonato sódico y que si lo tomamos con regularidad sobrecargamos de sodio nuestro medio interno, como cuando tomamos sal común (cloruro sódico) en exceso, lo cual es desgraciadamente muy habitual. Esta situación todavía se agrava más cuando se padece hipertensión o ciertos trastornos cardiacos.

Sales y fármacos

Existen preparados que combinan el bicarbonato sódico con otros productos, como el ácido tartárico (la popular sal de fruta Eno®), aceite esencial de anís (Carminativo Ibys®), entre otros, pero que no mejoran en definitiva el problema creado por el bicarbonato. También en las farmacias disponen de compuestos de sales de aluminio, magnesio y calcio, solas o bien combinadas (Gelodrox®, Maalox®...) de acción más lenta y sostenida, pues al reaccionar con el ácido clorhídrico se forma un compuesto que no puede absorberse. De todas formas, tampoco son una panacea, ya que pueden producir efectos secundarios, sobre todo cuando se toman de forma prolongada o bien se padece una insuficiencia renal.

Remedios naturales para el ardor de estómago

Arcilla medicinal

Es uno de los remedios más antiguos de los que ha dispuesto la humanidad, tanto aplicada externamente, como en su uso interno en el tratamiento de diversos y variados trastornos digestivos. Se emplea para ello la arcilla estéril, finamente pulverizada, disolviendo una cucharadita llena en medio vaso de agua y tomando la mezcla a pequeños sorbos. Su efecto absorbente y neutralizante del ácido clorhídrico es especialmente efectivo si se toma siempre antes de las comidas.

También un estómago perezoso o hipotónico, que hace las digestiones lentas, puede provocar una regurgitación parcial del contenido gástrico y producir sensación de pirosis, en particular cuando, además, se asocian otros factores, como estar agachado después de comer, o bien llevar un cinturón demasiado apretado o comer mucho y demasiado deprisa, con la consiguiente formación de gases y de eructos.

En estos casos es preferible tomar la arcilla después de la comida. De todas formas, y aunque va bien, tampoco el consumo regular de arcilla es especialmente recomendable.

El jugo de patata cruda

El jugo de patata (*Solanum tuberosum*) cruda es uno de los remedios populares más efectivos contra el ardor y otros trastornos estomacales. La patata cruda contiene una sustancia (solanina) que ejerce un notable efecto antiespasmódico sobre el tubo digestivo, e inhibe una producción excesiva de ácido gástrico. Además, la patata contiene sustancias que protegen la mucosa del tubo digestivo frente a posibles efectos irritantes.

Todo ello hace de la patata cruda un remedio excelente contra los ardores de estómago. De todas formas, deberemos evitar el uso de patatas que tengan la piel verde o estén grilladas, ya que entonces su contenido en solanina es excesivo y no exento de efectos secundarios, como dilatación de las pupilas, visión borrosa, sequedad de boca y garganta...

Basta con tomar el jugo recién exprimido (si se deja un tiempo adquiere un color marrón) de una patata pequeña o de media grande. Puede tomarse finamente rallada, sola o mezclada con manzanas o zanahorias, que mejoran el sabor de la patata y sus fibras son un bálsamo para las irritaciones del tubo digestivo.

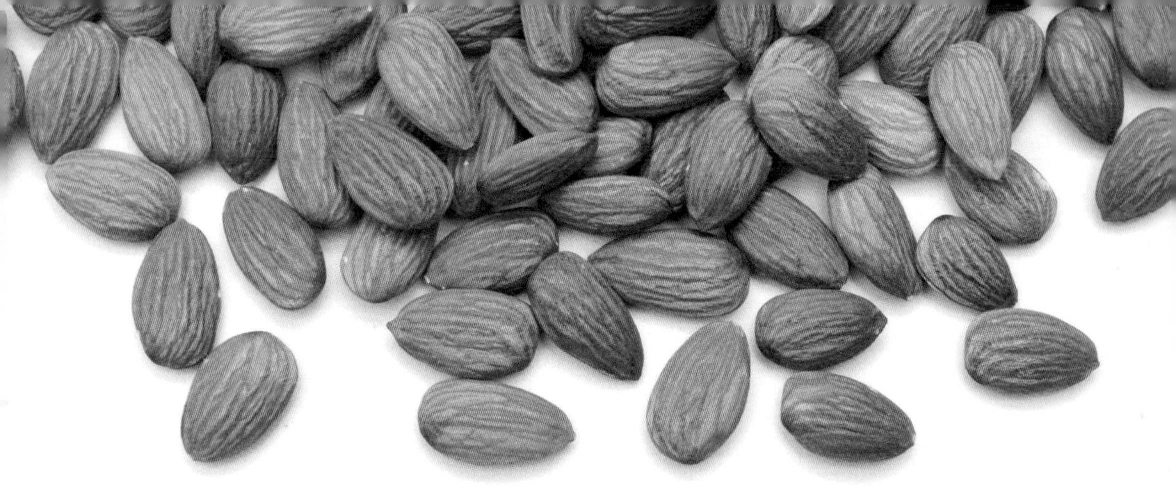

Si se toma jugo de patata de una forma regular, sólo tomaremos cada vez el contenido de una cucharada sopera como máximo.

Las almendras

La ingestión de unas pocas almendras (media docena, como máximo) muy masticadas, ha ayudado a personas a combatir sin problemas una molesta pirosis. Nos referimos, por supuesto, a almendras sin piel, crudas y que no sean amargas.

Las almendras, además de contener un aceite muy apreciado, proteínas de gran valor biológico y carbohidratos que les confieren su agradable sabor, contienen elementos que tapizan y protegen las mucosas digestivas frente a sustancias (ácido gástrico) que puedan irritarlas.

La pasta o la leche de almendras ejercen el mismo efecto, siempre que no se les añada azúcar o miel, porque merman el papel protector de la almendra.

Otros remedios

Un par de cucharadas soperas de **copos de avena** crudos, bien masticados y ensalivados, son también una ayuda en casos de pirosis. Para convertirse en copo, el grano de avena se trata brevemente con vapor de agua para que pierda su sabor amargo. Ello mejora además la capacidad de su almidón para neutralizar sustancias ácidas, lo cual resulta de especial interés en nuestro caso.

Asimismo, las **palomitas de maíz** (sin azúcar ni aceite) son una ayuda grata para combatir la acidez de estómago, ya que actúan como pequeñas esponjas que absorben el jugo gástrico que contacta con ellas.

En fitoterapia disponemos de excelentes **plantas medicinales** para tratar las distintas patologías gástricas. La manzanilla, la menta, la melisa, la col, el anís, el comino, la alcaravea o la regaliz, el ajenjo, la centáurea menor o la genciana tienen un incalculable valor.

Pon ecología en tu flora intestinal

Si alguien ajeno a este mundo nos preguntara de qué elementos vivos está formado nuestro organismo, la mayoría citaríamos una larga lista de células especializadas que conforman los diferentes tejidos y órganos (hígado, riñón, tejido conjuntivo, intestino o sistema nervioso, por poner unos ejemplos). Células rodeadas de fluidos dinámicos que las nutren y se llevan sus residuos. Sin embargo, es casi seguro que olvidaríamos mencionar la presencia de un número inmenso de pequeños seres vivos que desde siempre han convivido y formado parte de nosotros...

Estos pequeños seres vivos

Se trata de microorganismos en perfecta simbiosis (beneficio mutuo) con nuestro cuerpo, formando con él una unidad vital inseparable. Parodiando al filósofo podríamos decir que «yo soy yo y mi flora intestinal». Un increíble mundo en nuestro interior.

Nos relacionamos con el entorno a través de diversas superficies de intercambio, la más externa y, en apariencia, más extensa es la piel, con sus casi dos metros cuadrados en personas adultas de talla media.

Sin embargo, existen otras dos superficies en nuestro interior cuya extensión es aún mucho mayor. Una es la que interviene en el intercambio respiratorio (alveolos pulmonares) en donde nuestra sangre desprende un gas residual (anhídrido carbónico) y capta otro (oxígeno) que precisan nuestras células para poder vivir. Se estima que alcanza los 80 m2.

Y en segundo lugar, tenemos en nuestro cuerpo una víscera cuya superficie interna es la mayor del organismo. Se trata del intestino. Tiene una longitud de 5-7 metros (intestino delgado: 4-5 m; intestino grueso: 1,5 m aproximadamente, y recto: unos 20 cm), pero como hemos dicho al inicio de este capítulo, lo que le confiere la excepcional superficie de 300 m2 (mayor que una pista de tenis de dobles) son los pliegues y la infinidad de pequeñas «vellosidades intestinales» que posee.

Bacterias amigas

No coviene olvidar que esta superficie está habitada por una flora formada por billones de gérmenes de diferentes tipos (más de 400). Su cantidad es tal que en una persona normal alcanzan un peso global de ¡hasta un kilo y medio! La **flora intestinal** se va regenerando y eliminando (gérmenes muertos) por las heces, constituyendo una tercera parte del peso en seco de cada deposición.

¿Se trata tan solo de gérmenes parásitos que viven a nuestra costa? En absoluto. Su existencia es fundamental para nuestra salud, siempre que nos colonicen los gérmenes adecuados, los que forman una **simbiosis**, es decir, una coexistencia con el resto del organismo de la que todos salimos beneficiados.

La flora recibe alimento y protección en el intestino y ella, a su vez, produce **vitaminas** (K, B12, biotina, niacina, piridoxina, ácido fólico) que aprovechamos en parte, y **enzimas**, como la lactasa que interviene en la digestión de los productos lácteos y facilita la absorción intestinal del calcio. Además, la flora simbiótica juega un papel defensivo y protector de nuestra salud de primer orden.

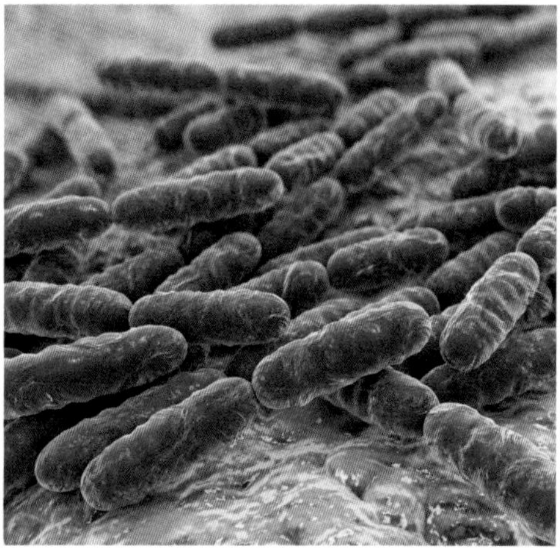

Pensemos, por un momento, en la gran cantidad de gérmenes, parásitos y toxinas ambientales que llegan con los alimentos al interior del tubo digestivo. A pesar de que tras la mucosa intestinal existe un buen número de elementos defensivos (folículos linfoides, células defensivas) si no existiera una flora intestinal simbiótica, sana y bien asentada, múltiples gérmenes nocivos podrían colonizar nuestro intestino (de hecho, sucede a menudo) y dar lugar a serios problemas de salud.

Mantenimiento saludable

Así pues, el mantenimiento de la flora intestinal simbiótica y el evitar su alteración (disbiosis) constituye una norma sanitaria básica, que debemos tener siempre muy en cuenta. Existe una serie de factores que conviene saber que pueden perjudicarla, tales como: seguir hábitos de vida insanos, especialmente de tipo dietético (comer demasiado, masticar poco, consumo frecuente de alimentos desnaturalizados, tratados con conservantes y otros aditivos alimentarios, así como desarrollados mediante abonos y plaguicidas artificiales).

La proliferación de una **alimentación americanizada**, a base de hamburguesas, pan blanco, chocolatinas y platos preparados o precocinados, favorece la existencia de un estado de **disbiosis intestinal**.

También muchos tóxicos presentes en el medio ambiente (empezando por el tabaco) y, sobre todo, ciertos medicamentos «aniquiladores» (antibióticos, citostáticos) resultan, muchas veces, funestos para la flora simbiótica.

Por otro lado, el estreñimiento crónico, un intestino perezoso, las alteraciones y las intervenciones quirúrgicas del intestino son también un problema para ella.

Nos esperan al nacer

Durante el alumbramiento no sólo nos está esperando la comadrona para acogernos en sus brazos. En el canal del parto (excepto en las cesáreas) el recién nacido ha entrado en contacto con **millones de «buenos microbios»** de la madre (especialmente lactobacilos y bífidobacterias) que empezarán a colonizar nuestro intestino, hasta entonces estéril.

No obstante, en los últimos tiempos se observa un hecho preocupante. Hace 20 años era raro encontrar cándidas (hongo nocivo) en el aparato genital femenino, mientras que en la actualidad se presentan en un elevado tanto por ciento de mujeres. Según el Dr. J. Rasic, bacteriólogo croata experto en estos temas, en los tiempos actuales se están encontrando otras cepas de bífidus además de las tradicionales «bífidus infantis», en recién nacidos.

La **lactancia natural materna** es también beneficiosa porque favorece el desarrollo de bífido-bacterias, que producen elevadas cantidades de ácidos láctico y acético que dan lugar a un medio ácido que inhibe el desarrollo de la mayoría de gérmenes anómalos que puedan haber penetrado en el intestino.

La invasión de los «bárbaros»

El interior del intestino es un lugar muy apetecible para cualquier germen, sea benéfico o no. Sus condiciones de humedad, temperatura y suministro continuo de alimentos permiten que cualquier tipo de microorganismos encuentre un medio ideal para vivir y multiplicarse. Al igual que los antiguos romanos denominaban «bárbaros» a los extranjeros provenientes del exterior, el intestino humano puede ser invadido por gérmenes nocivos «extraños» (disbiosis) y ser causa de una variada y extensa patología.

Muchos de estos gérmenes producen sustancias no útiles o incluso nocivas que pasan a la sangre y sobrecargan la función desintoxicadora del hígado. Según el profesor H.F. Herget, la producción continua de estas sustancias nocivas es responsable de gran cantidad de trastornos, incluso, aunque nos parezca extraño, de muchos estados dolorosos crónicos (cabeza, vientre, columna y extremidades). En Centros de medicina natural centroeuropea, sobre todo en Alemania, se intenta sanar la flora intestinal mediante una dieta natural, integral y biológica, sin ninguna concesión a alimentos tratados químicamente (curas de tres meses) y administrando preparados bacterianos adecuados, todo ello tras un estudio de las heces de estos pacientes.

Por otra parte, también se puede ver afectada la secreción de bilis. Ciertos tipos de bacterias intestinales perjudiciales que desarrollan procesos de putrefacción (bacterioides, clostridios) producen ácido desoxicólico, que favorece la formación de cálculos («piedras») en la vesícula biliar.

Otras veces, la mucosa del intestino delgado (del ileón, sobre todo) es invadida por gérmenes cuyo natural asentamiento es el intestino grueso, lo cual da lugar a alteraciones en la absorción de nutrientes, vitamina B12, así como a la aparición de flatulencias y a deposiciones «sueltas» (diarreicas).

Un sinfín de trastornos... ¡que podemos evitar!

Además, la existencia de una flora anómala en el intestino grueso puede predisponer, incluso, a inflamaciones crónicas en él. En los últimos años se observa una presencia cada vez mayor del hongo *candida albicans* en el intestino (el consumo de azúcar favorece su desarrollo). Se sospecha que un buen número de trastornos, no sólo de tipo digestivo, sino también de la piel y de tipo alérgico, tienen su origen en la existencia de una flora intestinal anómala.

Cada vez es mayor la importancia que se concede a la presencia de focos infecciosos crónicos como factores desencadenantes de muchos trastornos de la salud. Se encuentran frecuentemente en la dentadura, los senos paranasales y en el intestino; una flora anómala contribuye a su mantenimiento. Investigadores americanos han observado, en pacientes con artritis reumatoide, que en sus heces existe una mayor proporción de gérmenes del tipo *clostridium perfrigens* y *E. coli*, que en las personas sanas.

Así pues, no es de extrañar que ciertas sulfamidas (fármacos especialmente efectivos contra los clostridios) hayan mejorado el estado de gran parte de estos enfermos.

Desde antiguo, la medicina naturista ha intuido que la causa de muchas enfermedades residía en el tipo de alimentación y en el estado del intestino. Por ello ha empleado repetidas veces, con éxito, tratamientos a base de una severa alimentación natural y cruda, curas de ayuno y aplicación de lavativas con infusión de manzanilla (añadiendo ácido láctico) para sanar el intestino (las «raíces» de nuestro cuerpo) y poder resolver patologías, en apariencia bien variadas, desde trastornos de tipo reumático a padecimientos asmáticos.

La terapia microbiológica

Desde hace varias décadas, un numeroso grupo de médicos e investigadores alemanes está estudiando a fondo el tema de los gérmenes simbióticos de nuestro tubo digestivo, a fin de sacar un provecho terapéutico.

Tras analizar y comprobar el tipo de gérmenes existentes en muestras fecales, tanto los excesos de gérmenes anómalos, como las carencias de simbióticos, se elabora para cada paciente un programa de restauración (repoblación) controlada y escalonada de la flora natural simbiótica, con resultados muy prometedores. Si bien en los tramos superiores del intestino predominan los lactobacilos y en los inferiores (intestino grueso) las **bifidobacterias**, las restituciones rutinarias y un poco «a voleo» que hasta ahora se han hecho y se hacen con preparados farmacéuticos, no siempre han sido y son las más acertadas.

Para conseguir el restablecimiento de la flora simbiótica hay que aportar los gérmenes adecuados en el lugar correcto, siguiendo una repoblación escalonada de arriba a abajo. Básicamente, esta terapia microbiológica consta de tres fases, si se quiere hacer correctamente: eliminación de los gérmenes inadecuados (mediante auto-vacunas elaboradas a partir de las bacterias u otros gérmenes anómalos encontrados en las muestras fecales), repoblación intestinal adecuada y control posterior de los resultados conseguidos.

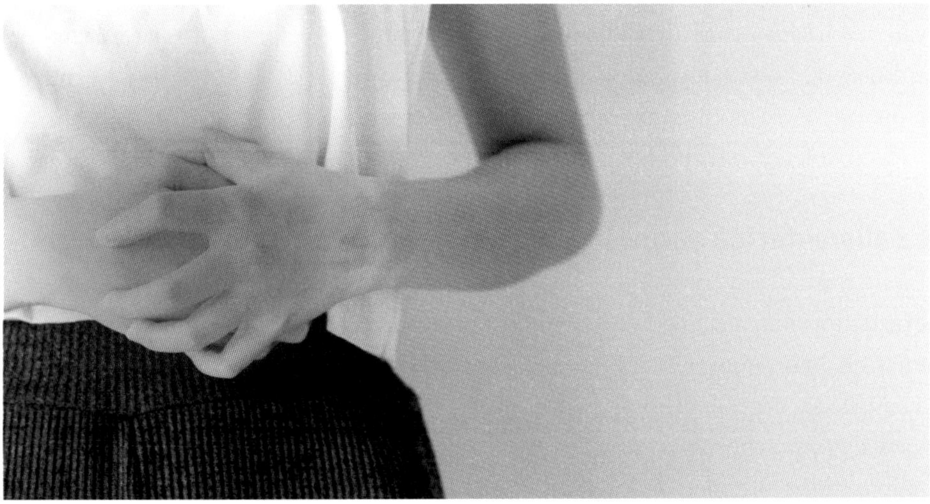

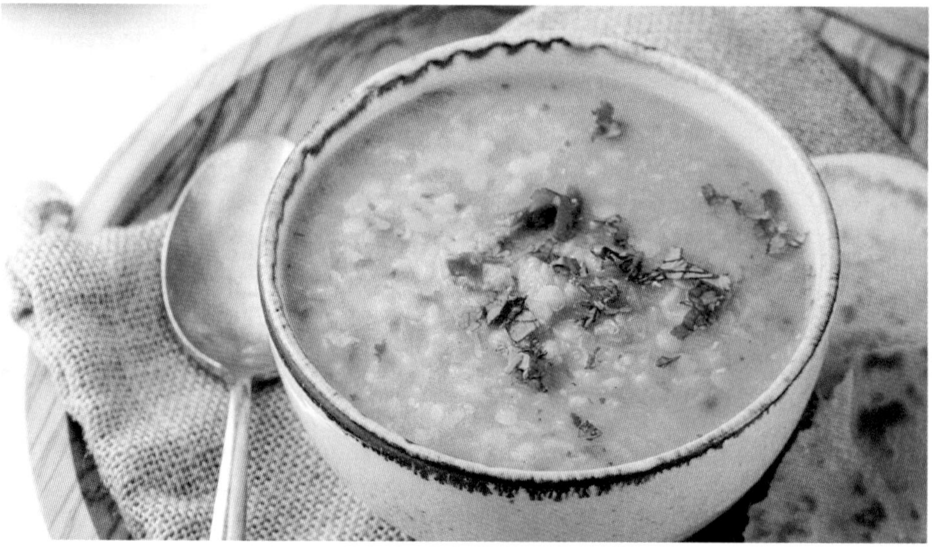

Cambiar de costumbres

Muchas veces, basta con que el paciente cambie sus insanos hábitos dietéticos. Sin la adopción de una alimentación natural, basada en las tres primeras columnas de la tabla que presentamos (ver pág. 224), no es posible una verdadera y duradera sanación de la flora intestinal. Hay que restablecer su equilibrio ecológico. Productos como el azúcar, conservantes o alimentos muy manipulados, como los que figuran en las columnas 4 y 5, contribuyen al deterioro de la flora natural (simbiótica).

Al favorecer la respuesta defensivo inmunitaria del intestino y, por lo tanto, también la del organismo en general, con la terapia microbiológica, también se observan resultados positivos ante una gran variedad de trastornos, desde infecciones crónicas de las vías respiratorias superiores, del tubo digestivo, de las vías urinarias e incluso se ha podido apreciar un efecto preventivo en niños con propensión a padecer infecciones con frecuencia.

La alimentación natural

En un mundo tan complejo y tecnificado como el que nos ha tocado vivir, convendría definir y matizar qué entendemos por una alimentación natural. Sabemos que nuestros más remotos antepasados (*Ramapithecus*, *Australopithecus*) se alimentaban a base de los vegetales (hojas, frutos, raíces, etc.) que encontraban en su entorno. Si bien al género «homo», que surgió posteriormente, algunos autores le han considerado cazador y recolector, lo cierto es que las escenas de caza observadas en las pinturas rupestres tienen un significado más de tipo mitológico, simbólico y religioso que no de descripción de los hábitos cotidianos.

Esto lo observamos también en las tribus primitivas que todavía existen, donde predomina una alimentación a base de los productos vegetales que les ofrece el entorno, que no de tipo animal, mucho más escasos.

Se han hecho estudios comparativos de tipo anatómico y fisiológico entre animales vegetarianos, carnívoros y el ser humano. No sólo el tipo de dentadura (presencia de molares, caninos cortos) y la longitud proporcional del intestino grueso (más propio de animales vegetarianos) nos predisponen a considerar al ser humano como eminentemente vegetariano, sino que también nos lo corrobora el hecho de que, al igual que los animales vegetarianos, no podemos sintetizar vitamina C, pues ¿para qué? si los alimentos vegetales ya son buenos suministradores de ella; ni disponemos de una enzima desintegradora del ácido úrico, producto residual del metabolismo de las proteínas, del que sí disponen, en cambio, los animales carnívoros habituados a dietas prácticamente exclusivas en carne.

De todas formas, si contemplamos lo que comen los distintos pueblos de la Tierra, vemos que es muy variado, con algunas pocas culturas que se alimentan a base de productos animales (como los esquimales, o los massai), junto a otras, la mayoría, que son prácticamente vegetarianas y, una buena parte, que hace una dieta mixta u omnívora. El ser humano tiene, claro está, una gran capacidad de adaptación, lo cual le ha permitido sobrevivir en las condiciones más extremas, aunque para conseguirlo plenamente deben pasar cientos de generaciones.

Cambios muy rápidos

El problema con que nos encontramos en la actualidad, es que en un espacio de tiempo muy corto, entre 100-200 años, según los diferentes países occidentales (concretamente desde las revoluciones industrial y agraria) se ha pasado de una alimentación en la que predominaban los vegetales (cereales, legumbres, verduras, hortalizas), y los alimentos ricos en fibra y poco manipulados, donde comer carne o pescado era ocasional, a una alimentación excesivamente rica en proteínas (sobre todo de origen animal), excesiva en grasas y en alimentos refinados y manipulados industrialmente (harina blanca, azúcar, conservantes, aditivos, precocinados, etc.) que constituyen una amenaza para la salud por la pérdida de sustancias vitales (minerales, vitaminas, oligoelementos, fibra, etc.) y por la adición de productos artificiales.

Valoración	Muy positiva Alimentos frescos sin ningún tipo de alteración negativa	Bastante positiva Alimentos frescos sometidos a un efecto mecánico o enzimático
Estado/Manipulación de los alimentos 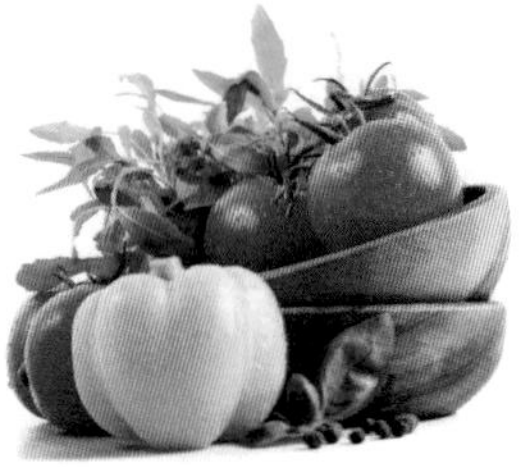	• Alimentos lavados. • Depositados en la nevera. • Frutos secos sin su cáscara. • Germinados. • Cereales y frutos sin sus partes no comestibles.	• Alimentos cortados a pedazos, pelados, cepillados, troceados, molidos, exprimidos, fermentados con ayudas de bacterias ácido-lácticas, como los pickles o la col fermentada (chucrut), desecados con frío (como las hierbas aromáticas).
Cereales 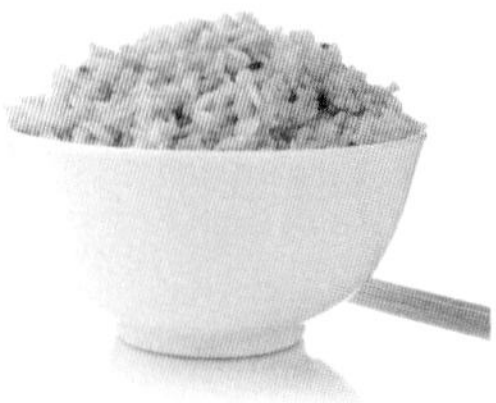	• Cereales germinados: trigo centeno cebada avena	• Cereales integrales: troceados o molidos. • Copos integr. (con su germen) no calentados. • Cereales recién molidos y ablandados (en maceración) para la preparación de meslis. • Harina integral (trigo, centeno) obtenida a partir del grano integral. No uniendo harina blanca con salvado.
Verduras, hortalizas y legumbres	• Verduras y hortalizas crudas (flores, hojas, tallos, bulbos, frutos, raíces) de vegetales comestibles y frescos.	• Verduras y hortalizas: - troceadas o acidificadas (chucrut, p.ej.) - jugos de verduras no tratados por el calor - legumbres germinadas
Frutas	• Fruta fresca de todo tipo: de hueso, de pepita, bayas, frutos tropicales y subtropicales	• Fruta troceada. • Zumos de fruta no tratados por el calor.

Aceptable Alimentos tratados por el calor	Poco recomendable Alimentos en conserva. No deben ser tomados con frecuencia	Negativa Productos sintéticos y sustancias aisladas
• Alimentos congelados, desecados por efecto del calor (frutas, p.ej.), cocidos al vapor (en su propio «jugo»). rehogados, hervidos, cocidos al horno, pasteurizados, exprimidos a altas temperaturas y presiones,	• Alimentos (cereales, p.ej.) separados de su germen, tamizados, pulidos (arroz). • Asados, tostados, sometidos a elevadas temperaturas, esterilizados. • Desecados en copos. • Conservados mediante el vacío, en alcohol, en salazón, en azúcar, productos conservantes. • Alimentos coloreados, descoloreados, hidratados, desodorizados. • Extractos.	• Productos de uso alimenticio: destilados, cristalizados, refinados (azúcar «purificado»). • Productos sintéticos o manipulados con diferentes procedimientos que los aleja totalmente de su estado original y les permite una larga perdurabilidad (conservación).
• Cereales integrales (trigo, centeno, arroz, maíz, mijo, etc.) tratados por el calor (sopas, hervidos, gratinados, horneados). • Harinas integrales utilizadas en procesos de panificación (tortas, bollos, galletas, pizzas, ...).	• Arroz blanco (pulido, parboiled). • Copos de cereales sin su germen. • Harina blanca o semi-integral y productos elaborados con ella: pan, pastas, bollos, tartas, galletas, etc. • Cornflakes.	• Azúcar blanco y moreno. • Glucosa, fructosa, maltosa. • Productos aislados: almidón, fibra vegetal, proteínas, vitaminas, alcohol. • Preparados «adelgazantes» de tipo dietético. • Preparados para deportistas.
• Verduras, hortalizas, setas, legumbres o patatas: hervidas (o tratadas por otras formas de calor) o congeladas. • Zumos de verduras tratados por calor. • Tofu (queso de soja).	• Verduras, hortalizas, setas, legumbres o patatas en conserva. • Productos de soja texturizados.	• Azúcar blanco y moreno. • Productos aislados: almidón, proteínas, lecitina, aromatizante, alcohol. • Productos de soja texturizados.
• Fruta cocida (compotas, p.ej.). • Fruta congelada. • Zumos de fruta tratados con calor.	• Conservas de frutas. • Néctares de fruta. • Bebidas de zumos de frutas.	• Productos aislados: pectinas, enzimas, aromatizantes, alcohol. • Refrescos y bebidas azucaradas.

Valoración	Muy positiva Alimentos frescos sin ningún tipo de alteración negativa	Bastante positiva Alimentos frescos sometidos a un efecto mecánico o enzimático
Frutos secos y semillas 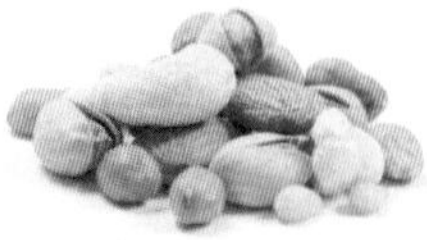	• Aceitunas. • Semillas oleaginosas: girasol, sésamo, chía, lino • Frutos secos (semillas): almendras, nueces, avellanas	• Aceites prensados en frío (sin refinar). • Frutos secos (semillas): - recién rallados - molidos («crema») (no tratados por el calor)
Productos lácteos	• Leche cruda (tal como se obtiene del ordeñe y conservada en frío). • Preparados para deportistas.	• Productos obtenidos a partir de la leche cruda: yogur, kefir, leche ácida, nata, mantequilla, cuajada, suero de la leche, queso.
Carne, pescado, huevos	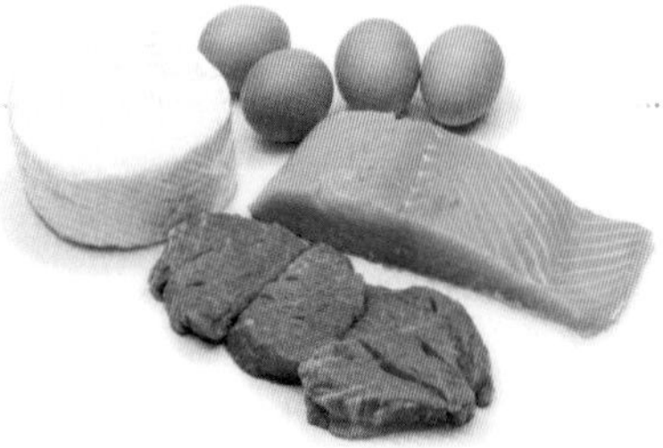	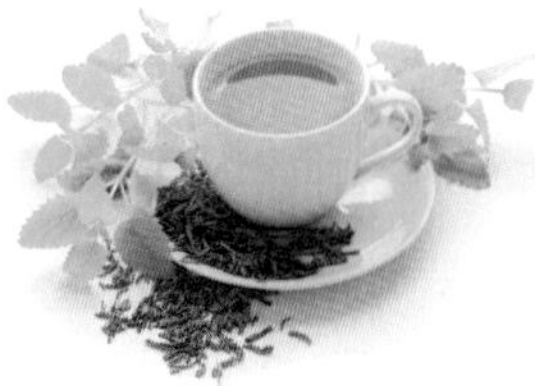
Bebidas	• Agua mineral o de manantial.	• Agua potable (sin cloro). • Infusiones.
Condimentos y especias	• Hierbas aromáticas frescas. Semillas o raíces condimenticias.	• Hierbas desecadas por el aire. • Raíces. • Semillas troceadas. • Vinagre de aguardiente.
Edulcorantes	• Fruta dulce y fresca, como p.ej.: - uva - peras plátanos - melones	• Frutas secas ablandadas, como p.ej.: pasas higos ciruelas dátiles albaricoques.

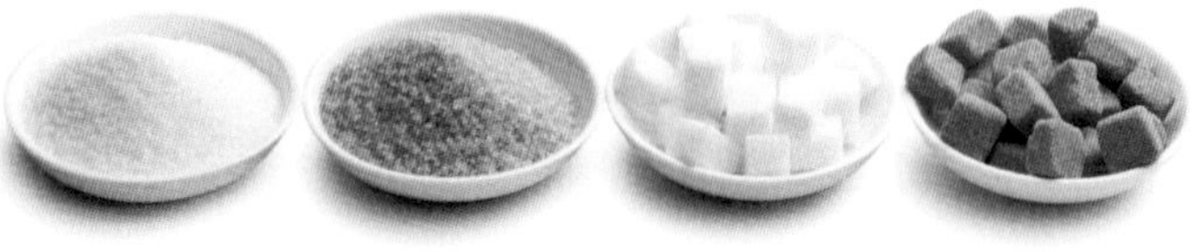

Aceptable Alimentos tratados por el calor	Poco recomendable Alimentos en conserva. No deben ser tomados con frecuencia	Negativa Productos sintéticos y sustancias aisladas
• Margarina vegetal no solidificada, con una elevada proporción de aceites prensados en frío. • Grasa vegetal. • Frutos secos (tostados o tratados por el calor).	• Grasas y aceites tratados por el calor y refinados (la mayoría de las margarinas y grasas utilizadas en la cocina convencional).	• Aceites recalentados varias veces (p.ej. en fritos). • Turrones.
• Leche pasteurizada y los productos obtenidos de ella (los mismos del apartado anterior).	• Leche esterilizada. • Leche desnatada. • Nata esterilizada. • Leche condensada. • Leche en polvo. • Queso fundido (porciones, lonchas).	• Productos aislados: caseína, proteína láctica, lactosa, vitaminas, lecitina. • Preparados dietéticos adelgazantes. • Preparados para deportistas.
• Carne, pescado, huevos tratados por el calor.	• Productos cárnicos. • Embutidos, vísceras (despojos). • Conservas de carne y de pescado. • Huevos (conservados, no frescos).	• Preparados aislados: - proteínas - grasa de cerdo
• Agua de mesa (gasificada). • Mate. • Malta. • Cacao (sin azúcar).	• Agua del grifo (cloro). • Bebidas de cacao o chocolate. • Café y té negro. • Cerveza, vino.	• Refrescos comerciales y bebidas de cola e instantáneas. • Bebidas alcohólicas de mayor graduación.
• Hierbas tratadas por el calor. • Vinagre de vino y de sidra. • Levadura de cerveza (copos). • Sal marina.	• Extractos condimenticios. • Sal de cocina. • Salsa de soja.	• Aromatizantes (aislados) y artificiales. • Salsas comerciales. • Vinagre de aguardiente.
• Concentrados (no tratados por el calor ni torrados en forma concentrada) de: - manzana - pera • Miel no calentada.	• Miel tratada por el calor. • Sirope de arce. • Concentrados de: manzana, pera, remolacha • Melazas (caña, p.ej.).	• Azúcar blanco y moreno. • Sacarosa, glucosa, fructosa. • Miel artificial. • Edulcorantes artificiales. • Repostería y golosinas.

Vivir sin estreñimiento

Ayudemos a nuestro colon

El colon, la parte del intestino grueso situada entre el ciego y el recto, tiene un importante papel dentro del proceso digestivo. Veamos algunos consejos que favorecerán su buen funcionamiento.

No es fácil limpiar, reconstruir y ni siquiera fortalecer al colon. El estado de este tramo intestinal depende de muchos factores energéticos: la posición de las vértebras, la condición de la flora interna y de la membrana mucosa, el equilibrio ácido-básico, los parásitos, las emociones, etc. Se deben crear las condiciones óptimas en y para este órgano, para que mantenga y recobre su equilibrio fisiológico.

Ha existido cierta controversia acerca de la cantidad de deposiciones intestinales diarias que debería tener una persona. Se afirma que una deposición intestinal después de cada comida es lo ideal, y esta frecuencia indicaría un peristaltismo muy activo.

Más por la mañana

Sin embargo, es normal que la eliminación varíe mucho en cada persona, dependiendo del volumen de la dieta ingerida, de cuánto se come cada día y de qué tipo de alimentación se hace. La mayoría de personas coinciden en que se elimina más por la mañana. El período de mayor actividad intestinal es entre las 5 y 7 de la

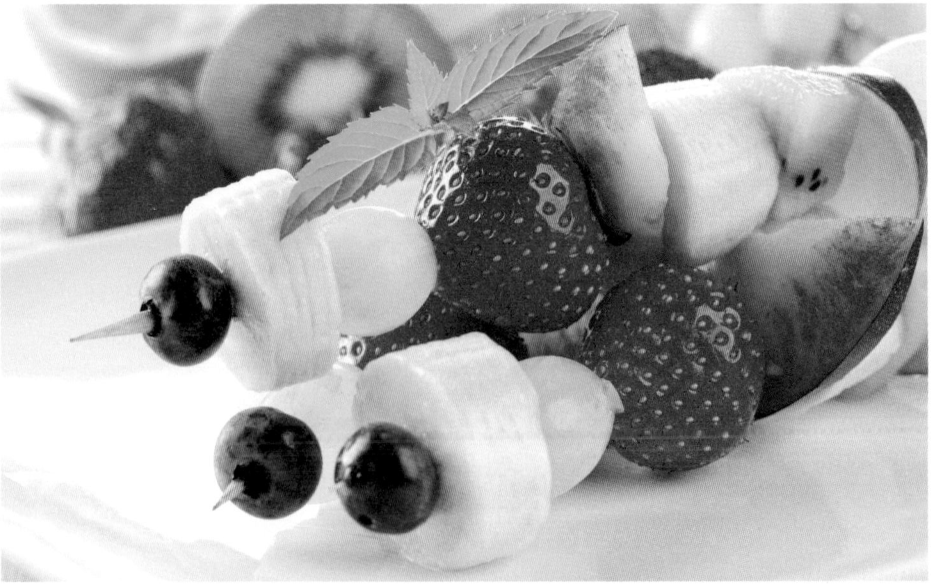

mañana. Seguramente que el levantarse tarde trastorna el horario de la actividad del colon. No obstante, dada la diversidad de colones y opiniones, resulta difícil establecer una norma. Es una cuestión de equilibrio individual. Un colon sano responde al estímulo nervioso, y elimina normalmente por medio del peristaltismo y de los gases (no el tipo de gas "metano" fermentado, que molesta a todo el mundo, pero sí el sano, normal y fortuito "flato").

Estreñimiento y colon

Los desequilibrios del colon van unidos a otros desequilibrios en otros sistemas del cuerpo, y, por supuesto, afectan también otras partes del organismo. Al ser un órgano de eliminación tanto como de nutrición, el colon refleja lo que los demás órganos están haciendo o dejan de hacer. Por ejemplo, si el hígado está hipofuncionante, el colon no funcionará correctamente.

Una causa muy común de estreñimiento, y que mucha gente pasa por alto, es la excesiva eliminación de orina, cuya pérdida hídrica no puede compensarse adecuadamente. Así, cualquiera que tome diuréticos para compensar, favorecerá la presencia de deposiciones de mayor consistencia.

Las malas combinaciones de los alimentos pueden contribuir también a este aumento de consistencia de las heces y causarán fermentación y otras alteraciones en las que el colon se irrita y aumenta de temperatura. Cuando se tiene este tipo de sequedad conviene usar hierbas que ayuden a evacuar gases, a enfriar al sistema y a humedecer las deposiciones. Una mezcla de fenogreco, cáscara sagrada (*Rhamnus purshiana*) y olmo aliviarán sin duda los síntomas de las heces duras.

El mejor laxante

Los mejores laxantes son en realidad los alimentos y sobre todo la fibra de los vegetales, como la que está presente en todas las frutas. Las vainas de algarrobo, las nueces pecanas, el agar-agar, la tapioca y, como decimos, la fruta madura, son todos bien eficaces. Las ciruelas y los higos son laxantes y además ayudan a mejorar el equilibrio ácido-básico del colon. Hay que dejar remojar siempre durante una noche la fruta seca (fruta pasa desecada) si se utiliza como laxante. Las ciruelas en remojo durante la noche y tomadas por la mañana en ayunas aumentan la acidez del colon, eliminan el exceso de mucosidades y muchas bacterias, pero tomadas en exceso pueden perjudicar la flora intestinal e irritar las venas hemorroidales o los puntos sensibles del tejido mucoso.

Los higos, por su parte, son alcalinos, emolientes y sedantes, de modo que «refrescan» el intestino. Favorecen en definitiva el volumen de las heces, tonifican el colon, aumentan la flora y son beneficiosos para las hemorroides.

Es muy importante que haya una proporción correcta de fibra vegetal en la dieta. En casos de estreñimiento pertinaz puede tomarse salvado de trigo, caldo de acelgas (una tacita antes de comer) y más alimentos crudos. El fenogreco (alholva) y el trigo germinado ayudarán a mantener un colon sano en general. Estos germinados, ingeridos cuando ya tienen siete días, ayudarán a digerir los restos alimenticios que a veces forman costras en las paredes intestinales.

Embarazo

Muchas hierbas laxantes son decididamente tóxicas para la fisiología fetal, como las hojas o folículos de sen y el aloe. Deben evitarse durante el embarazo; incluso la cáscara sagrada, la frángula u otras especies del género Rhamnus deben evitarse porque, aunque no sean directamente tóxicas, son irritantes.

Los laxantes más leves y seguros durante el embarazo son el maná, la corteza de nogal o la raíz, las semillas de lino, el olmo americano y la hierba luisa (muy suave). Estas hierbas pueden combinarse con las semillas aromáticas del hinojo o del anís. Se añade aproximadamente una cuchara sopera de esta mezcla por cada taza de agua, de las que se pueden tomar unas tres al día. Sin embargo, es más prudente no usar ningún tipo de laxante sin la prescripción de un buen herborista. Las hierbas que mencionamos son las menos tóxicas.

Hemorroides

Como se sabe, las hemorroides son debidas a la congestión de las venas de la mucosa rectal. Pueden llegar a irritarse y a ulcerar y son bastante dolorosas. Entre las causas podemos encontrar un bloqueo en el flujo sanguíneo de las venas del colon. En el embarazo son comunes, debido al aumento de la presión en la pelvis que enlentece la circulación (y por lo tanto causa la varicosidad de las venas). La pimienta de Cayena contribuye a estimular la circulación de la sangre y evita su congestión; la dosis variará según la sensibilidad personal. Conviene empezar con pequeñas cantidades en la comida o en el té, aumentando ligeramente la dosis si no molesta.

Otras plantas, como las ortigas y el musgo de Irlanda aumentan asimismo la circulación de la sangre, lo cual ayuda. Se debe tratar también el estreñimiento, evitando tomar grandes cantidades de sal, así como demasiado curry, pimienta negra, jengibre y canela, especias que pueden irritar el colon.

Si hay ulceración o irritación de las hemorroides, un supositorio de patata puede ser útil. Para ello se corta un pedazo de patata cruda del tamaño y de la forma del dedo meñique y se coloca durante la noche. Alivia realmente las hemorroides. Ei olmo americano y las semillas de lino pueden utilizarse también para ayudar en este problema (se toman en forma de supositorio o de infusión).

Diarrea

La diarrea se debe a veces a un bazo débil. Si éste funciona correctamente, neutraliza las toxinas que penetran en el sistema y se eliminan del organismo. Si la flora intestinal es débil, no podrá contrarrestar las bacterias desfavorables, como las que se encuentran a veces en el agua corriente en invierno o primavera.

Los ataques de diarrea pueden producirse también por un mal funcionamiento del hígado. Cualquiera que sea su causa, la diarrea puede originar una pérdida considerable de agua y electrolitos, lo que impide al sistema digestivo la normal absorción de los alimentos. Esto produce debilidad, ya que el organismo no se alimenta adecuadamente.

Para combatir el estado diarreico es conveniente beber agua de cebada o agua de arroz (hervir una taza de cebada o una taza de arroz en ocho tazas de agua durante una hora). El jugo del apio, la leche de coco o de lima pueden añadirse a su vez, ya que también favorecerán al colon.

Las plantas astringentes que controlan un exceso de deposiciones pueden ser también útiles. El roble blanco, la raíz de bistorta y el geranio son efectivos en este sentido. Las hierbas antisépticas pueden ser también útiles si la diarrea se debe a invasiones bacterianas parasitarias.

Flora intestinal

Como hemos visto antes, una flora intestinal sana es esencial, entre otros motivos porque producirá vitaminas tipo B. Al consumirla y digerirla, esta flora es también protectora frente a la flora patógena. Algunos alimentos ayudan a mantener bien esa flora, como el kéfir, el yogur, el miso, la col fermentada (chucrut), las nueces y otros frutos oleaginosos (cacahuetes, almendras, semillas de sésamo especialmente). Las diarreas debilitan la flora y por supuesto, una buena dieta equilibrada ayudará a mantener una flora sana siempre, y en especial después de purificar el colon.

Trastornos del sueño, sus causas y la alimentación

Combatir el insomnio con los alimentos

El insomnio aparece entre los trastornos del sueño más comunes, con características de auténtica plaga, teniendo en cuenta la tendencia al estrés y ansiedad que producen los cambios sociales que vivimos. Llamamos «insomnio» a las dificultades para dormir noche tras noche. Puede manifestarse en forma de incapacidad para conciliar el sueño o en despertarse durante la noche y no poder conciliar nuevamente el sueño. Se calcula que entre el 15 y el 17% de la población lo padece. Aun cuando es frustrante, no es peligroso para la salud y suele ser sólo una molestia temporal, aunque algunos problemas de sueño duran meses o, incluso, años.

Causas de insomnio

Puede tener diversas causas, entre ellas hipoglicemia, dolores musculares, indigestión, problemas respiratorios, dolor físico, ansiedad, estrés, depresión, jet lag y consumo de cafeína. También puede ser producido por la ingesta de algunos medicamentos, entre ellos el descongestionante pseudoefedrina (es uno de los ingredientes de muchos remedios para el resfriado y las alergias), la mayoría de los supresores del apetito, muchos antidepresivos, beta bloqueadores (medicamentos que se utilizan para la presión arterial alta y las afecciones cardíacas), el medicamento anticonvulsivo fenitoina (Dilantin) y los fármacos que sustituyen la hormona tiroidea.

La falta de calcio y magnesio puede hacer que nos despertemos después de haber dormido varias horas y que no podamos volver a dormir.

Las enfermedades sistémicas que afectan los pulmones, el hígado, el corazón, los riñones, el páncreas, el sistema digestivo, el sistema endocrino y el cerebro afectan al sueño, al igual que los hábitos nutricionales inadecuados y comer poco antes de irse a dormir. La vida sedentaria es uno de los factores que más contribuyen a los trastornos del sueño.

Horas de sueño

Si bien una o dos noches sin dormir pueden ocasionar irritabilidad, somnolencia durante el día y disminución de la capacidad para desempeñar tareas creativas o repetitivas, la mayoría de la gente se adapta a la falta de sueño durante periodos cortos. Sin embargo, después de tres días la falta de sueño empieza a causar un

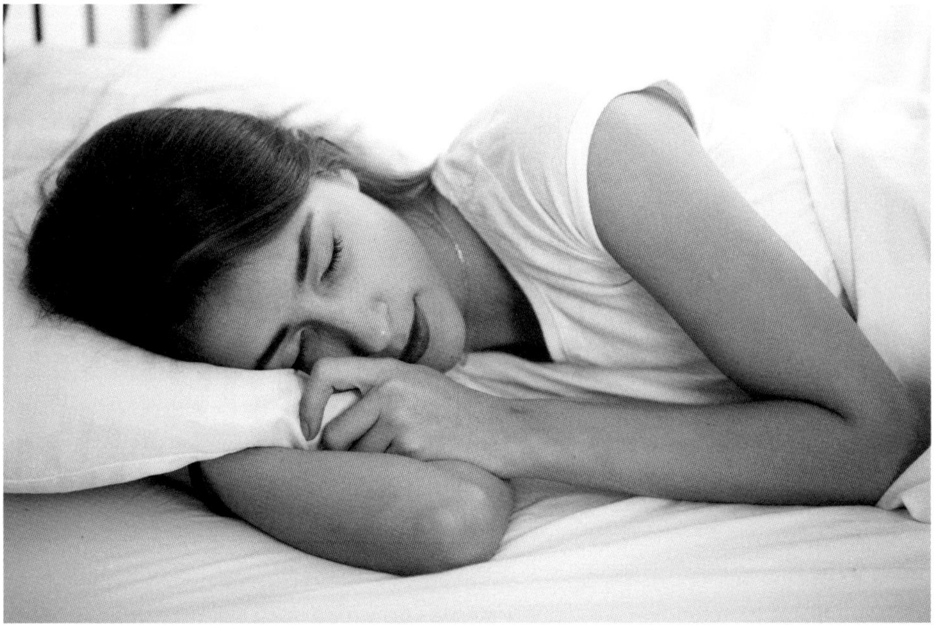

deterioro más grave en todos los aspectos de la vida y puede, incluso, traducirse en cambios leves de personalidad. Dormir mal de manera crónica afecta a la productividad, genera problemas en las relaciones interpersonales y contribuye a diversos problemas de salud.

Nutrientes

Algunos suplementos recomendables agrupados por orden de importancia (entre paréntesis, las dosis recomendables).

- **Calcio.** Tiene efectos calmantes. Tomar lactato de calcio o calcio quelado. Si es alérgico a los productos lácteos, no tome lactato de calcio (1.500-2.000 mg al día divididos en varias tomas. Tomar después de las comidas y a la hora de acostarse).
- **Magnesio.** Debe tomarse de manera equilibrada con el calcio. Necesario para relajar los músculos. (1.000 mg al día).
- **Melatonina.** Hormona natural que promueve el sueño profundo. (Empezar con 1,5 mg al día, 2 horas o menos antes de acostarse. Si no fuera suficientemente eficaz, aumentar la dosis gradualmente hasta alcanzar un nivel eficaz (hasta 5 mg al día).
- **Vitaminas del grupo B más extra ácido pantoténico (vitamina B5).** Ayuda a descansar y promueve un sueño reparador.
- **Inositol.** Mejora el sueño REM. (100 mg al día a la hora de acostarse).

Plantas medicinales

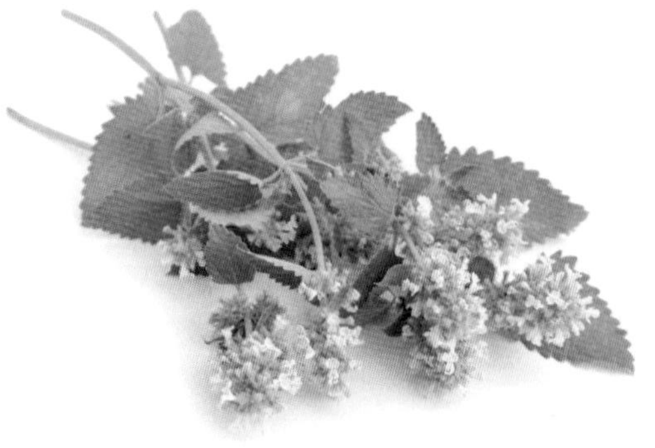

• Para superar el insomnio son provechosas las plantas medicinales amapola de california, lúpulo, kava kava, pasiflora, escutelaria y raíz de valeriana en cápsula o en extracto. No conviene depender de una sola hierba; es mejor rotar varias. Estas plantas medicinales se deben tomar antes de acostarse.

• La nébeda o hierba de gato (*Nepeta cataria*) y la manzanilla tienen suaves propiedades sedantes. En infusión son seguras incluso para los niños. Para calmar y tonificar el sistema nervioso, lo cual se traduce en un sueño reparador, los adultos deben tomar infusión de manzanilla varias veces al día.

• También son beneficiosos los extractos que combinan varias plantas medicinales, como Somnivert nº4 de Eladiet y Enrelax cápsulas de Aquilea.

Recomendaciones

• Evite el alcohol. Una pequeña cantidad induce el sueño al principio, pero invariablemente altera los ciclos de sueño profundo a lo largo de la noche.

• No fume. Aunque parece que pueda calmarle, la nicotina es, en realidad, un estimulante del sistema nervioso y puede alterar el sueño.

• Después del mediodía, evite las bebidas que contienen cafeína.

• Algunos alimentos para la cena (temprana): plátano, higos, dátiles, yogur, leche, atún y tostadas de cereales integrales o mantequilla de almendra. Estos alimentos son ricos en triptófano, sustancia que favorece el sueño. También ayuda comer medio pomelo a la hora de acostarse.

• Evite los siguientes alimentos antes de irse a dormir: bacón, queso, chocolate, berenjena, jamón, patata, chucrut, azúcar, salchicha, espinaca, tomate y vino. Estos alimentos contienen tiramina, que aumenta la liberación de norepinefrina, un estimulante cerebral.

• No tome descongestionantes nasales ni medicamentos para el resfriado avanzada la tarde. A pesar de que algunos de esos medicamentos contienen ingredientes que producen somnolencia, también pueden tener el efecto contrario en algunas personas, es decir, se pueden comportar como estimulantes.

• Cuando ocasionalmente se experimentan dificultades para dormir, es provechoso tomar melatonina, además de alguna de las plantas medicinales recomendadas. Todos estos productos son eficaces y promueven el sueño sin efectos secundarios desfavorables.
• Un gran número de mujeres presentan deficiencias de cobre y de hierro y que esas deficiencias pueden provocar insomnio. Un análisis de cabello puede revelar si es su caso.
• Se han probado varios tratamientos para el síndrome de piernas inquietas, pero no existe uno solo que le vaya bien a todo el mundo. Algunos estudios sugieren que la anemia podría relacionarse de modo importante con este molesto problema. Nosotros creemos que lo mejor es tomar los suplementos adecuados de vitaminas y minerales. Los que más ayudan a superar el insomnio son calcio, potasio, magnesio y zinc.
• Muchas personas que sufren de insomnio recurren a los somníferos. Sin embargo, las pastillas para dormir no sólo son ineficaces para el insomnio, sino que pueden interferir el sueño REM. El uso prolongado de ayudas farmacológicas para dormir puede alterar eventualmente las fases de sueño más profundo. Se ha comprobado que hasta el 50% de personas que toman regularmente somníferos no experimentan una mejoría sino, por el contrario, un empeoramiento de su problema. Además, también puede producir dependencia psicológica o física. Por tanto, deben reservarse para las personas cuyo insomnio tenga bases físicas y sólo como solución temporal.
• El triazolam (Halcion) puede causar confusión mental e, incluso, amnesia. Se ha informado que tomar fármacos como temazepam (Restoril), secobarbital (Seconal), flurazepam (Dalmane) y diazepam (Valium) puede producir confusión, pereza, desasosiego, aumento de la ansiedad, sedación prolongada y dependencia del fármaco en particular. La probabilidad de morir en un accidente es un 50% más alta entre las personas que toman regularmente pastillas para dormir.
• La dehidroepiandrosterona (DHEA) es una hormona natural que mejora la calidad del sueño.

Paradojas de la cafeína

Aunque expertos en el tema del sueño aconsejan evitar la cafeína cuando se tiene insomnio, muchas personas que están habituadas a tomar café por la tarde han experimentado una alteración en sus ciclos de sueño cuando han dejado de tomarlo. Este hecho parece confirmar la noción de que para establecer un patrón sano de sueño lo más importante es mantener una rutina. Desde luego, esto sólo se aplica a quienes no tienen problemas de sueño. Cualquier persona que empiece a desvelarse y a presentar insomnio debe eliminar el café de su dieta, así como también todas las bebidas que contienen cafeína.

Los remedios para dormir que se venden sin receta médica ocasionan muchos efectos secundarios, entre ellos agitación, confusión, depresión, sequedad bucal y empeoramiento de los síntomas relacionados con hipertrofia de la próstata.

Alimentos que potencian el sueño

Existen numerosos alimentos que bien contienen sustancias específicas que fomentan el sueño, como aquellos que ayudan a combatir los problemas cotidianos que pueden llegar a interrumpir nuestras horas de descanso, manteniéndonos despiertos durante toda la noche. Los alimentos que hemos seleccionado potencian el sueño y ayudan a recobrar largas y placenteras noches de descanso.

- **Algas.** Son muy ricas en triptófano, el aminoácido esencial involucrado en la producción de melatonina (Beta-caroteno, yodo, triptófano, vitaminas grupo B).
- **Remolacha.** Rica en calcio y magnesio y aporta equilibrio para lograr un dulce y placentero sueño nocturno. Además es excelente ante el síndrome de fatiga crónica. Puede consumirse cruda, licuada en zumo o rallada en ensalada. (Calcio, hierro, magnesio y vitamina C).

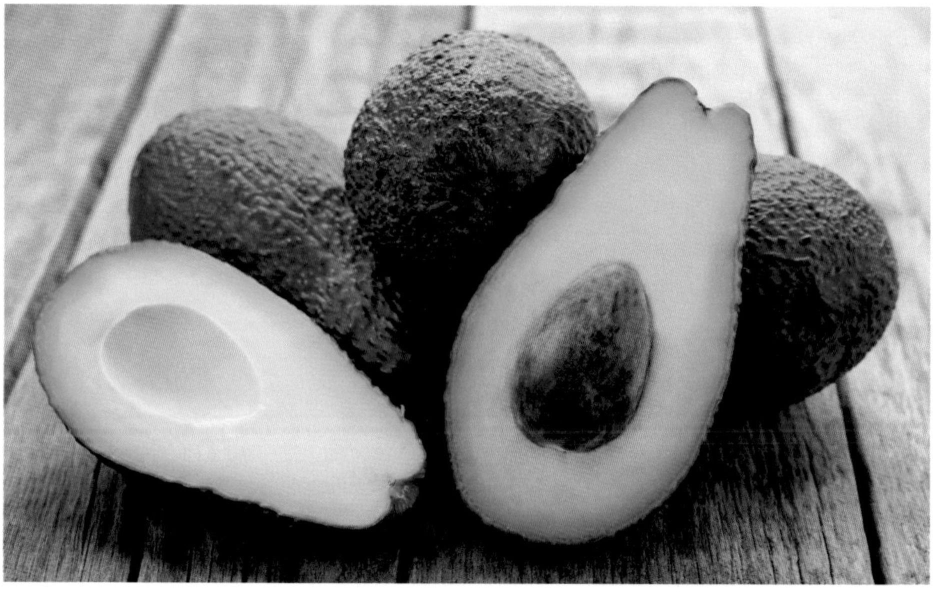

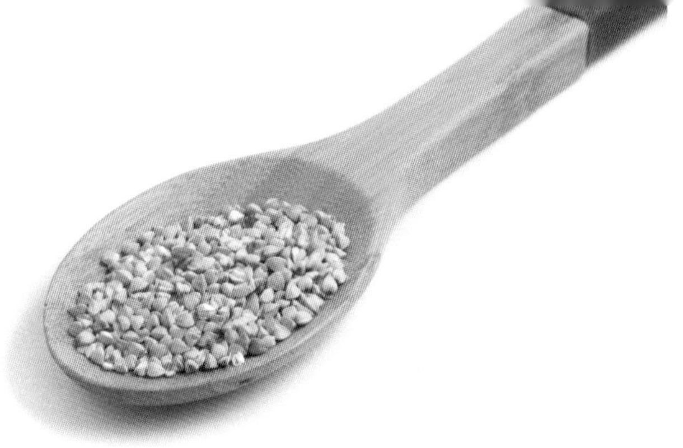

• **Calabaza.** Posee un alto equilibrio de calcio, magnesio y otros minerales. También poseen abundante fibra, que ayuda a equilibrar el nivel de azúcar en la sangre. Las semillas de calabaza son muy ricas en ácidos grasos esenciales del grupo omega-3 y omega-6. (Calcio, magnesio, ácidos grasos esenciales del grupo omega-3 y omega-6 (las semillas), vitamina C.

• **Alcachofas.** Son una de las mayores fuentes vegetales de hierro (y de oxígeno para el cerebro). Se cree que la falta de oxígeno es una de las principales causas de la apnea. (Calcio, hierro, magnesio, vitamina C y B3).

• **Aguacate.** Es un superalimento rico en vitaminas del grupo B, particularmente del grupo B6. También son una excelente fuente de ácidos grasos esenciales. (Cobre, hierro, ácidos grasos esenciales del grupo omega-3, vitamina B y E).

• **Almendras.** Todos los frutos secos son equilibradas fuentes de ácidos grasos esenciales del grupo omega-3 y omega-6. Además, las almendras también contienen vitaminas del grupo B, cobre y abundante magnesio para equilibrar el calcio. (Calcio, cobre, magnesio, ácidos grasos esenciales del grupo omega-3 y omega-6, vitaminas del grupo B).

• **Huevos.** Todos los tipos de huevo (de gallina, pato, oca, codorniz, avestruz y demás) contienen calcio y hierro en la yema y son excelentes fuentes de vitamina B5. Como se trata de una proteína de origen animal, poseen abundante triptófano, que como ya sabemos, favorece la calidad del sueño. (Calcio, hierro, triptófano, vitaminas del grupo B).

• **Col repollo china (bok-choy).** Hoy se cultiva entre nosotros y es ya fácil de encontrar. Rica en vitamina B5. (Calcio, magnesio, vitaminas del grupo B y C).

• **Champiñones.** Abundantes cantidades de vitaminas del grupo B, especialmente del grupo B5. Excelentes si se combinan al mediodía con arroz integral. (Calcio, hierro, magnesio, vitaminas del grupo B).

• **Melocotones.** Poseen tanto calcio como magnesio. Ayudan al control de la hipertensión, para que no interfiera en nuestros patrones de sueño. También son una rica fuente de vitamina C, necesaria para convertir el triptófano en serotonina. Ayudan a controlar el nivel de estrés corporal, uno de los mayores factores pro-insomnio (Calcio, cobre, ácido fólico, magnesio, vitamina C).

• **Nueces.** Todos los frutos secos suponen una rica fuente proteica de origen vegetal. En concreto las nueces poseen un alto contenido en triptófano, lo que las convierte en un apropiado tentempié de media noche, junto a un vaso de leche tibia. (Calcio, cobre, magnesio, ácidos grasos esenciales omega-3 y omega-6, triptófano, vitaminas del grupo B).

• **Dátiles.** Poseen ricas cantidades de triptófano, lo que convierte al dátil en un excelente tentempié a media noche, especialmente si lo combinamos con una pequeña cantidad de yogurt bio. (Calcio, hierro, triptófano, vitaminas B).

• **Albaricoques.** Otra excelente fruta rica en minerales y vitaminas. (Cobre, hierro, magnesio, vitaminas del grupo B).

• **Avena.** Rica en complejo vitamínico del grupo B y excelente fuente de cobre. Es una beneficiosa fuente de fibra, que ayuda a regular la presión sanguínea y favorece el control de azúcar en la sangre. (Calcio, cobre, hierro, magnesio, vitaminas del grupo B).

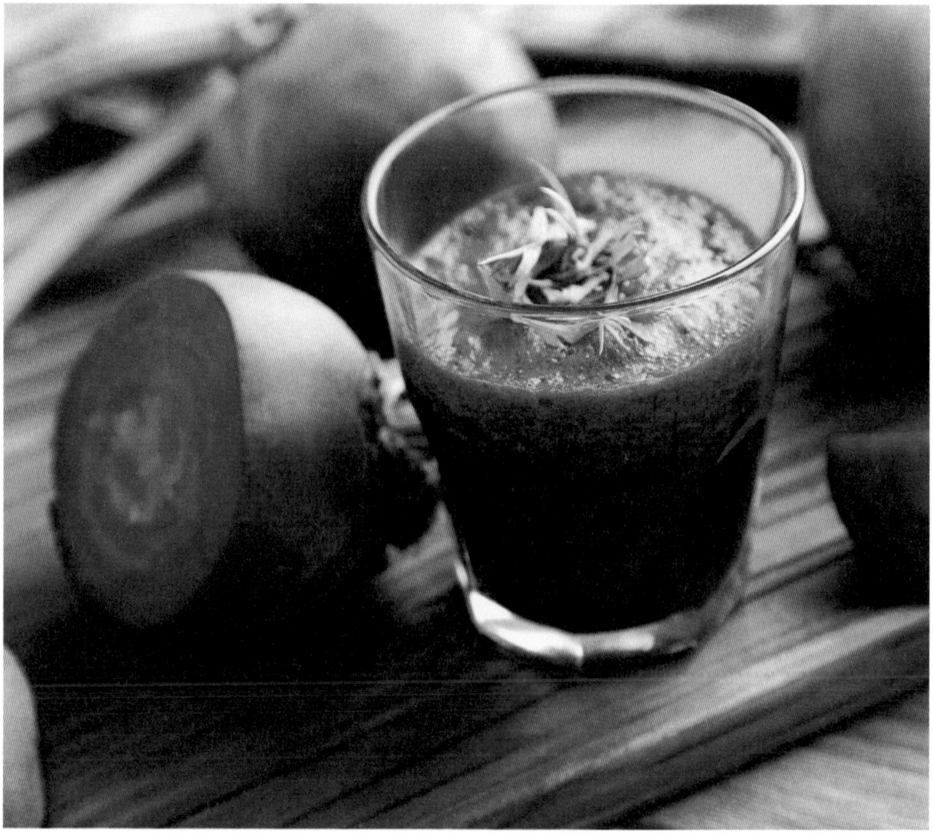

• **Espárragos.** Ricos en vitaminas del grupo B (excelentes para relajar la mente después de un día ajetreado), también poseen inulina, un compuesto de propiedades similares a las de la insulina. (Calcio, magnesio, vitaminas del grupo B y C).

• **Pipas de girasol.** Ricas en ácidos grasos esenciales del grupo omega-3 y omega-6, son una beneficiosa fuente de calcio y vitamina B, favoreciendo y garantizando la buena calidad del sueño. (Calcio, ácidos grasos esenciales del grupo omega-3 y omega-6, vitaminas del grupo B).

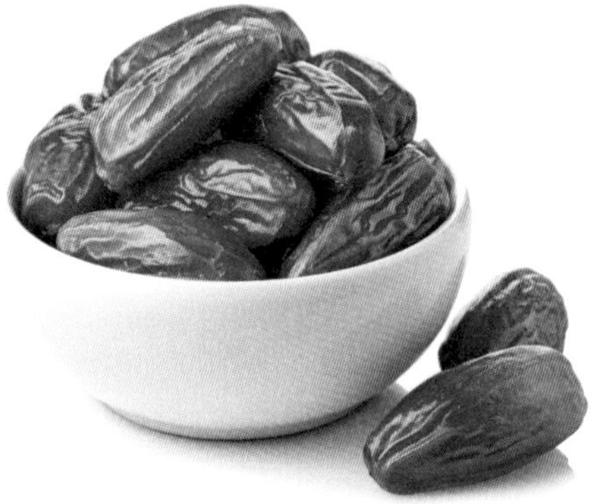

• **Patatas.** La patata es muy rica en vitamina C y cobre. Las vitaminas del grupo B también abundan en dicho tubérculo, versátil en su preparación, pues se puede cocinar de muchísimas maneras, como plato principal o de guarnición o acompañamiento. (Calcio, cobre, magnesio, vitaminas del grupo B y C).

• **Pasas.** Son una de las fuentes procedentes de la fruta más ricas en hierro, y el complemento perfecto de los cereales del desayuno. El cuerpo tarda algunas horas en absorber y utilizar los minerales que nos aportan, así que los beneficios siempre se pueden notar por la noche. (Calcio, ácido fólico, hierro, magnesio).

• **Piña.** De elevado contenido en triptófano, es una magnífica fuente de vitamina C, necesaria para transformar el triptófano en serotonina, y asegurar así un delicioso y placentero sueño. (Calcio, magnesio, triptófano, vitamina C).

• **Plátanos.** Son una de las fuentes derivadas de la fruta más rica en triptófano. (Cobre, magnesio, triptófano, vitaminas del grupo B6 y C).

• **Trigo sarraceno.** No es estrictamente trigo, pero sí uno de los cereales que contienen los ocho aminoácidos esenciales propios de las proteínas de origen animal. (Calcio, magnesio, ácidos grasos esenciales del grupo omega-6, triptófano, vitaminas del grupo C).

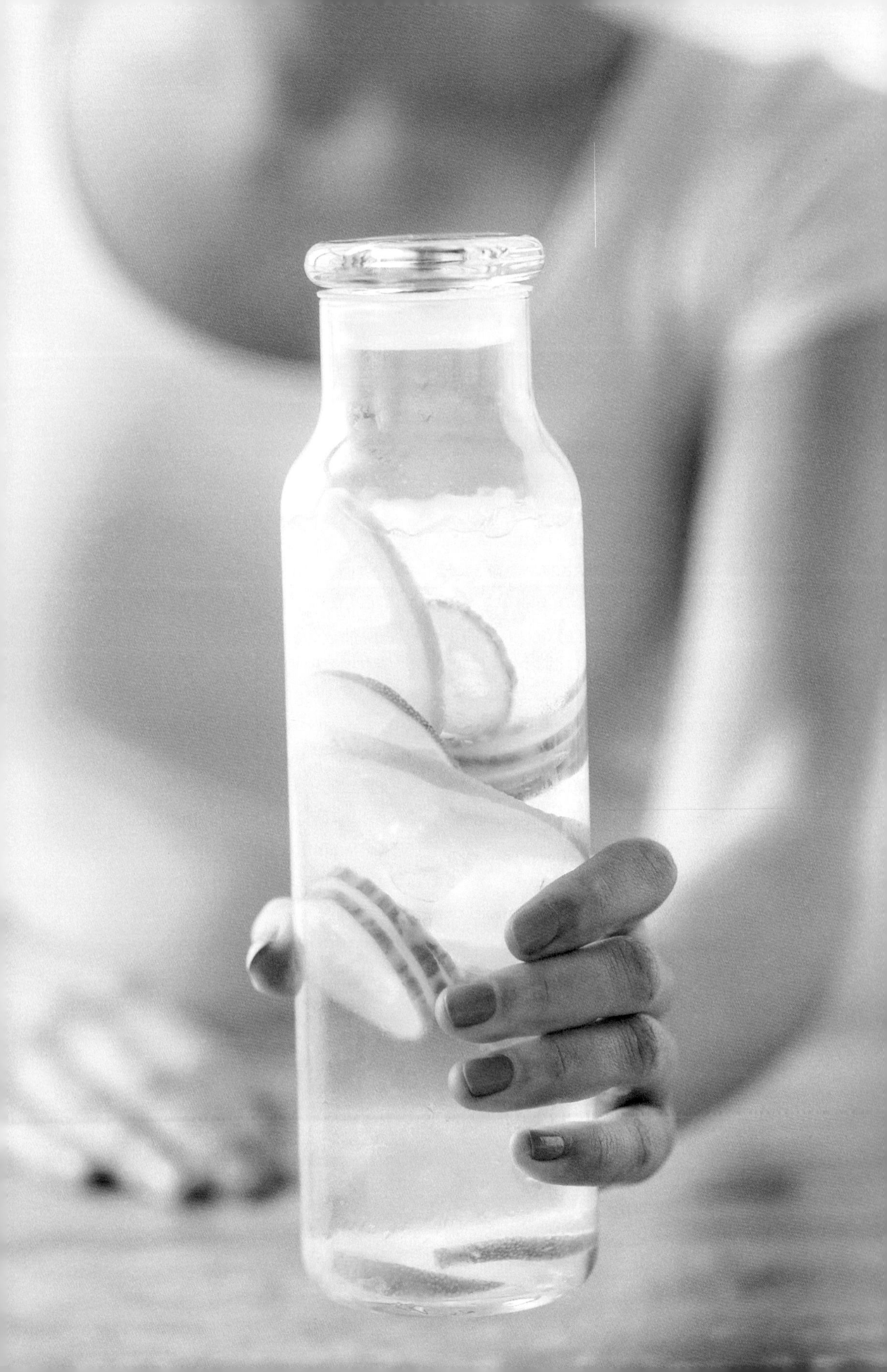

Descubrir el ayuno

Como afirma un gran especialista en el ayuno, el médico alemán Dr. Hellmut Lützner, todos sabemos lo que es el ayuno. «Comer y no comer viene a ser como estar despierto y dormir, como estar en tensión y relajarse, dos polos entre los cuales transcurre la vida humana». Comer durante el día y ayunar por la noche forman parte del ritmo vital humano. Si alguna vez comemos muy tarde de noche al día siguiente no tendremos apetito, lo que indica claramente que el organismo necesita completar su ciclo y mantener su propio ritmo natural.

Sea en inglés («breakfast») o en español («desayuno»), el nombre de la primera comida del día expresa con claridad el hecho.

El ayuno es algo natural

Habitualmente empleamos un poco más de la mitad del día (12-14 horas) para la acción, el trabajo, para relacionarnos con el mundo exterior. El resto del tiempo lo dedicamos a metabolizar y transformar los sucesos cotidianos, pero sobre todo las sustancias corporales. Durante la noche se produce un ayuno natural, obtenemos la energía necesaria (calor, autoprotección) de nuestras propias reservas mientras el cuerpo está en silencio, quieto, en un estado de sueño reparador.

Al despertar de este breve ayuno solemos tener algo de mal aliento; notamos que la lengua está cubierta de una capa de tonos blancos y nuestra mente anda un poco adormilada; son síntomas claros de que el cuerpo está estado de desintoxicación. Es lógico deducir que, si vamos a interrumpir dicho proceso desintoxicante a base de huevos, embutidos, pastelitos grasientos y una taza de café seguramente no será la mejor manera de hacerlo. Por el contrario, un poco de yoga o de ejercicio y un buen zumo de frutas frescas recien elaborado (hay quien le añade una cucharadita de semillas de chía) sí que nos prepararán para disfrutar de un saludable desayuno matinal.

Ayunos cortos

Ni que decir tiene que estos cortos ayunos nocturnos reducen el proceso de desgaste y nos ayudan para que el organismo haga algunas «reparaciones inmediatas», urgentes. Pero no son lo suficientemente largos para una verdadera mejoría o curación. De ahí la importancia de autodisciplinarnos y seguir, de tanto en tanto, un ayuno más formal.

Según el estado de salud del organismo, y del tipo de ayuno que elijamos, serán los resultados para la salud que obtengamos. Puede ser de un día a la semana, o de viernes por la tarde hasta el sábado, o de todo el fin de semana. Los efectos positivos suelen notarse a partir del tercer día, cuando la sensación de hambre casi desaparece. Antes de eso, durante las horas o días anteriores, el proceso del ayuno está relacionado con la detoxificación que el cuerpo lleva a cabo en cuanto tiene oportunidad.

Por eso las primeras horas, o durante los primeros 2-3 días, aparecen incomodidades (lengua sucia, dolor de espalda, olor corporal, etc.) que son señales del esfuerzo de depuración y eliminación que el cuerpo está llevando a cabo. También puede combinarse con un par de curas de frutas anuales, por ejemplo, las dos clásicas: cura depurativa de fresas al inicio de la primavera y cura de uvas al inicio del otoño.

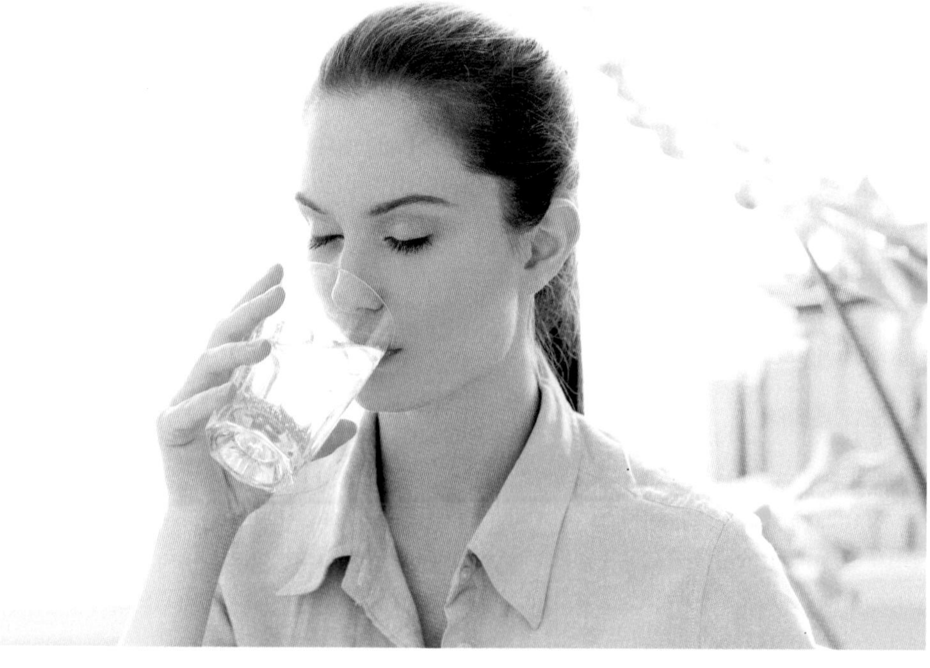

¿Por qué ayunar?

En la alimentación habitual nos encontramos con una enorme variedad de productos, la mayor nunca antes conocida. Sin embargo, presenta una naturaleza altamente tóxica, porque contiene todo tipo de compuestos químicos poco o nada aconsejables. Por eso, hoy más que nunca, los órganos a desintoxicar necesitan tener todos los recursos disponibles para poder ayudar al cuerpo a eliminar esas sustancias tóxicas para su curación, y mantenernos saludablemente. Por eso el ayuno con zumos o jugos es tan aconsejable, porque el cuerpo se limpia y el sistema inmunitario sigue recibiendo nutrientes de fácil asimilación.

Desde el cáncer hasta enfermedades del corazón: el ayuno debería ser la primera defensa contra cualquier mal. Si nos fracturamos algún hueso acudimos al hospital, pero en cambio, cuando se trata de una enfermedad, ignoramos las necesidades nutricionales y de desintoxicación del sistema inmunológico, con lo que ignoramos el proceso natural de curación de nuestro propio cuerpo.

Terapia muy eficaz

Conviene tener presente que el ayuno no tiene nada que ver con prácticas tan nocivas como la anorexia, con el comer poco o con carencias nutricionales. Tampoco es un método radical para eliminar el sobrepeso (aunque ayuda como un recurso más, dentro de un plan racional de adelgazamiento y de reequilibrio del peso corporal).

Bien al contrario, el ayuno es la práctica terapéutica natural más antigua y eficaz que existe. Es económica —por eso no le prestan los profesionales de la salud la atención que merece— y está al alcance de todos. La elección en caso de enfermedad suele ser la de un fármaco, aunque no nos cure realmente (sólo enmascarará los síntomas) en vez de aprovechar la oportunidad de convertirnos en protagonistas de nuestra propia salud. Para los protocolos del actual sistema sanitario, parece que la pastilla es mucho más lucrativa que un ayuno (con agua, o con unos simples jugos de frutas o verduras frescas).

El ayuno sólo está expresamente contraindicado en caso de diabetes insulino-dependiente, de embarazo, en niños, en hipotensos, cardiopatías, insuficiencia renal, anemias, delgadez extrema o tuberculosis, o en personas con un avanzado estado depresivo. Y también en caso de personas… ¡que tengan miedo al ayuno!

Por otra parte, para ayunar no se requiere tanta fuerza de voluntad como imaginamos, y cada vez existe más información sobre sus ventajas, suficiente como para que los amigos o familiares no nos tachen de locos si decidimos llevarlo a cabo.

«Curas detox». Desintoxicación con el ayuno a base de zumos

No hay un programa mejor de desintoxicación para curar y recuperar el cuerpo que ayunar. En caso de trastornos de salud, el enfermo suele pedir silencio, protección y calor; los niños con fiebre no quieren comer, sólo tomar zumos frescos. Igual sucederá con nuestra mascota: el perro enfermo se recoge en su rincón y no comerá nada durante algunos días. Es una intuición que guía a los seres vivos a seguir lo correcto en caso de dificultad para mantener su propia salud.

Hay que tener en cuenta que el proceso completo de digestión supone el 30% del total de gasto energético. Por eso durante el ayuno el organismo aprovecha la energía libre para realizar el trabajo de curación, y también para ir eliminando residuos, ya que disponemos de un organismo tan instintivamente inteligente que el combustible con el que quemará energías se compone ante todo de toxinas y materias de peor calidad biológica que tengamos disponibles. Y siempre eliminará por riguroso orden de nocividad.

Encontraréis más información sobre ayuno y ayuno con zumos en las páginas de bibliografía.

Con zumos, o solo con agua: dos tipos de ayuno

Hay dos tipos de ayuno: el **ayuno con zumos** o jugos, sobre todo de frutas, pero también de hortalizas, y el **ayuno con agua**, más radical. Ambos son importantes y útiles, pero es el primero el que todo el mundo puede realizar por su cuenta. De hecho, el ayuno semanal es uno de los trucos de belleza de muchos artistas y famosos. En cambio, el ayuno con agua se aconseja en caso de enfermedades, sobre todo si son severas. Ha de ser dirigido por un médico o terapeuta experto en ayunos y se seguirá con meticulosidad, ya que los detalles –como la forma de iniciar y, sobre todo, de terminar un ayuno, por ejemplo– son muy importantes, a veces incluso decisivos.

El ayuno debe ser siempre a medida, y, en caso de una elección personal de depuración —ayunar para estar mejor, no por enfermedad— se llevará a cabo sin la más mínima pretensión de batir ningún récord; se trata del propio organismo, no de ayunar un día más que el vecino.

Como decimos, según sea el estado del organismo, los efectos iniciales de un ayuno pueden ser no muy agradables al principio (por ejemplo, agujetas, dolor de espalda y en los riñones; es una señal inequívoca de la acción desintoxicante, es decir, «de limpieza» que el propio cuerpo ha iniciado. Al cabo de unos tres días, más o menos, el organismo inicia un estado de equilibrio que, según la duración del ayuno que tengamos inicialmente prevista, puede resultar muy agradable. Insistimos en que el ayuno con agua, o cualquier ayuno que dure más de 5-7 días ha de ser seguidos por un terapeuta competente.

Vida interior y optimismo cotidiano

Se ha dado el caso, a lo largo de los siglos, de personas y celebridades que han llevado a cabo ayunos como un camino interior, o bien para seguir determinados ritos o tradiciones, o para dar un mayor protagonismo a energías de tipo espiritual en ellos mismos. Los ayunos, especialmente si son largos y sólo con agua, suelen favorecer estados de conciencia singulares o de una mayor concentración o lucidez; es perfectamente lógico que así sea. Sin embargo, el uso más o menos propagandístico y sectario de dicha cualidad puede desvirtuarla, o convertirla en una extravagancia, cuando ayunar es algo bien sencillo y sus ventajas están científicamente demostradas.

En cambio, lo que es muy aconsejable y no menos interesante es el autoconocimiento y disfrute de las reflexiones que se suelen producir durante un ayuno, sobre todo en relación a la actividad habitual y al hecho de comer. El redescubrimiento de los sabores y sensaciones vitales cotidianas suele ser algo muy placentero y muy bien valorado por quienes lo han vivido.

Células vitales

Para recuperarse de una enfermedad y disfrutar de una salud óptima, las células de cada persona necesitan estar desintoxicadas y rebosantes de nutrientes. Recordemos que una célula *limpia*, con sus necesidades nutricionales cubiertas, será una célula saludable.

El exceso de grasa, las capas de mucosidad en el intestino, los químicos industriales y tóxicos del medio ambiente, el colesterol nocivo o los restos de medicamentos y de comida poco recomendable han de eliminarse de las células. De ahí los dolores o «pinchazos» que suelen sentirse los primeros días. Es una «crisis depurativa» perfectamente normal y previsible. Se suelen sentir irritaciones e incluso observar excrementos con olores o colores extraños; no hay que alarmarse, ya que es señal de dicho proceso de limpieza.

En Occidente y las sociedades desarrolladas en general existe abundante comida alta en calorías, y a menos de que aparezcan agotadoras labores físicas o debamos atravesar tiempos de escasez, una gran mayoría de personas no tiene la oportunidad de emplear el exceso de grasa acumulado alrededor de su cintura. Pasarán semanas

Los 10 beneficios esenciales del ayuno

1. Desintoxicación celular. La única forma de limpiar las sustancias tóxicas que el organismo va acumulando es evitando que reciba más tarea y más toxinas durante un tiempo determinado, mientras él se ocupa de eliminarlas.

2. Depuración del aparato digestivo. Durante el ayuno se evacuan aproximadamente 2,5 kg. de materia fecal y residuos acumulados (en el intestino, especialmente).

3. Limpieza de la sangre, los riñones y el hígado. Son tres órganos que acumulan muchas toxinas a través de las bebidas, comidas y el ambiente que respiramos.

4. Renovación de la piel y el cabello. Al depurarse el organismo, la piel y el cabello crecen con más vitalidad, parecen rejuvenecer (de hecho lo hacen) y desaparecen algunas manchas y arrugas.

5. Pérdida de peso sin pasar hambre. Tras los tres primeros días de ayuno el organismo se sitúa en un estado de equilibrio en donde no siente el hambre.

6. Se elimina la retención de líquidos. El ayuno permite limpiar el aparato renal, eliminando los líquidos acumulados también en el abdomen.

7. Agudez sensorial. Ayunar mejora la visión, el gusto y el olfato.

8. Equilibrio arterial. El ayuno normaliza la presión sin necesidad de medicamento alguno.

9. Mayor lucidez. Ayuda a mejorar la memoria, la atención y la capacidad de concentración.

10. Aumento de la vitalidad. Durante y después del ayuno se incrementa el vigor y la energía corporal.

y semanas de catabolismo antes de que el organismo se despoje del todo de la grasa y células muertas, y se diera el caso de que se viera forzado a disolver las células saludables para utilizarlas como calorías. En este caso ya no se trataría de un ayuno, sino de un caso de inanición, que afortunadamente no se da, a lo largo de tantos años de ayunos.

Ayunar para perder peso

El ayuno ayuda a vencer de forma increíble la mayoría de enfermedades, incluso cánceres de muy difícil tratamiento. Sin embargo, ayuda también en caso de problemas de sobrepeso; de hecho, es uno de sus usos más habituales hoy en día. Puede considerarse que el exceso de grasa es el resultado de un montón extra de calorías almacenadas en las células grasas.

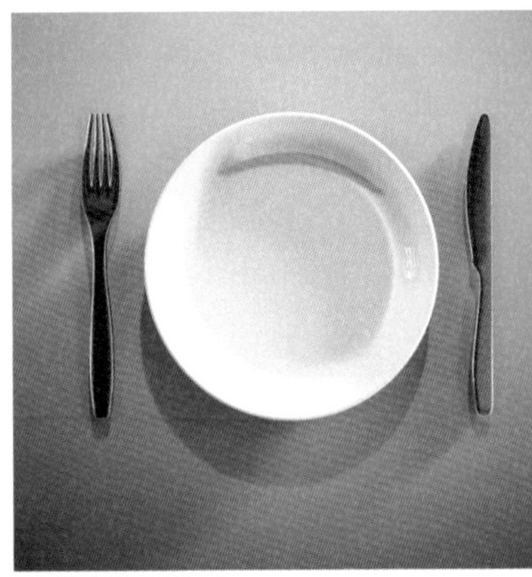

El objetivo de estas células es servir como combustible en tiempos de hambre o escasez, pero en la práctica, el ejercicio y actividad física que llevamos a cabo es mucho menor, lo cual no ayuda a quemar esas calorías. Además, solemos buscar satisfacciones emocionales con la comida —sobre todo con recetas y alimentos que son muy calóricos—, con lo que llenamos y llenamos esas células grasas y el cuerpo aumenta de peso.

Durante el ayuno las células grasas se utilizan como combustible para generar energía. Tan pronto el cuerpo necesite calorías, el proceso de catabolismo comienza. Cada 500 g de grasa contienen unas 3.500 calorías que se pueden convertir en combustible para el cuerpo, con lo que cada día de ayuno adelgazamos. Sin embargo, no es así en el caso de las personas delgadas: nuestro cuerpo es más inteligente que nosotros...

Insistimos en que de todas formas el ayuno puede ser un camino para adelgazar, pero que puede resultar inútil si después de llevarlo a cabo no seguimos unas pautas saludables en nuestro estilo de vida.

Consejos a tener en cuenta

- El ayuno largo o los ayunos sólo a base de agua han de ser sólo un valioso recurso terepéutico, no un hábito
- Un buen terapeuta con experiencia en ayunos ha de hacer un seguimiento y control. No puede practicarse indiscriminadamente.
- La ingesta de alimentos debe recuperarse de manera gradual, nunca bruscamente.

Ayuno y déficit de proteínas

Puede parecer sorprendente, pero una persona que ayune 40 días con agua (siempre bajo control de un médico o terapeuta experimentado) y ponga fin al ayuno de forma correcta, no sufrirá deficiencia de proteínas, vitaminas, minerales u otros nutrientes básicos. Durante la descomposición de células enfermas se reutilizan todas las sustancias esenciales, principalmente proteínas y se conservan de la manera más extraordinaria. En el organismo, además, disminuye durante el ayuno la necesidad de proteínas en gran manera.

Existe un temor injustificado sobre el ayuno. Se puede pensar, lógicamente, que nuestra fortaleza disminuirá debido al catabolismo de proteínas en las fibras musculares. Sin embargo, ayunar sólo elimina las células del músculo muertas o enfermas. Incluso en los ayunos prolongados el numero de fibras musculares se mantiene igual. Las células sanas sí pueden reducirse en tamaño y potencia durante un tiempo, pero se mantienen perfectamente bien.

Sea como sea, aconsejamos a los debutantes comenzar con ayunos moderados a base de zumos inferiores a una semana; más adelante, según lo que se precise, podremos adentrarnos en ayunos más rigurosos. Conviene advertir de nuevo que no se trata de ninguna competición. Como mucho puede valorarse como cierta autodisciplina. Por eso es perfectamente normal que muchas personas decidan no llevar a cabo dichos ayunos severos e incluso es posible que ni los necesiten.

El primer ayuno, un camino de vitalidad

El primer ayuno puede causar debilidad en sus primeras etapas. Cuando este síntoma aparece, muchos dejan de ayunar porque desconocen que esta debilidad no es perjudicial. No tienen éxito en pasar al otro lado y encontrarse con la abundante energía que proporciona un ayuno con zumos bien practicado. Tened en cuenta que un atleta puede tardar diez días en recuperar su fortaleza muscular después de un largo ayuno. Pero después de la recuperación el rendimiento aumentará muchísimo más.

Los beneficios del ayuno pueden embriagar de tal forma a quienes los practican que llegan a hacerse pesados con amigos y familiares. Aparecen detalles como la percepción de «pecar» si se come una humilde galleta, o de sentir vergüenza por comer según qué. Es un grave error, parecido al que padecen los que se obsesionan con su cuerpo. Ayunar de tanto en tanto es un recurso extraordinario, pero obsesionarse con ello, en cambio, puede resultar seriamente perjudicial.

Es comprensible que ese revivir maravilloso que se experimenta en la naturaleza, al notar el aroma de un aire nuevo, os anime a «querer más». Pero nada es la panacea y la vida es suficientemente larga como para no quemar todo tan rápido; disfrutar de los años de forma vital y saludable es la mejor recompensa que el ayuno puede ofrecer.

La cura del sirope de savia

K. A. Beyer es el autor de un librito con este título que se ha convertido en best seller a lo largo de los últimos veinte años. Según su experiencia, se trata de ayudar al cuerpo a purificarse y liberarse de los depósitos y grasas superfluas, muchas veces acumulados a lo largo de años de alimentación incorrecta y un modo de vivir erróneo. Cuando el cuerpo no los elimina espontáneamente se le estimula a que lo haga por medio de una cura racional, especialmente apropiada por su composición.

Como divulgador de la cura de savia y zumo de limón, Beyer defiende que para una persona sana es un medio muy razonable y natural de liberar el cuerpo de toxinas y depósitos grasos, conservando el bienestar general y la plena capacidad de rendimiento.

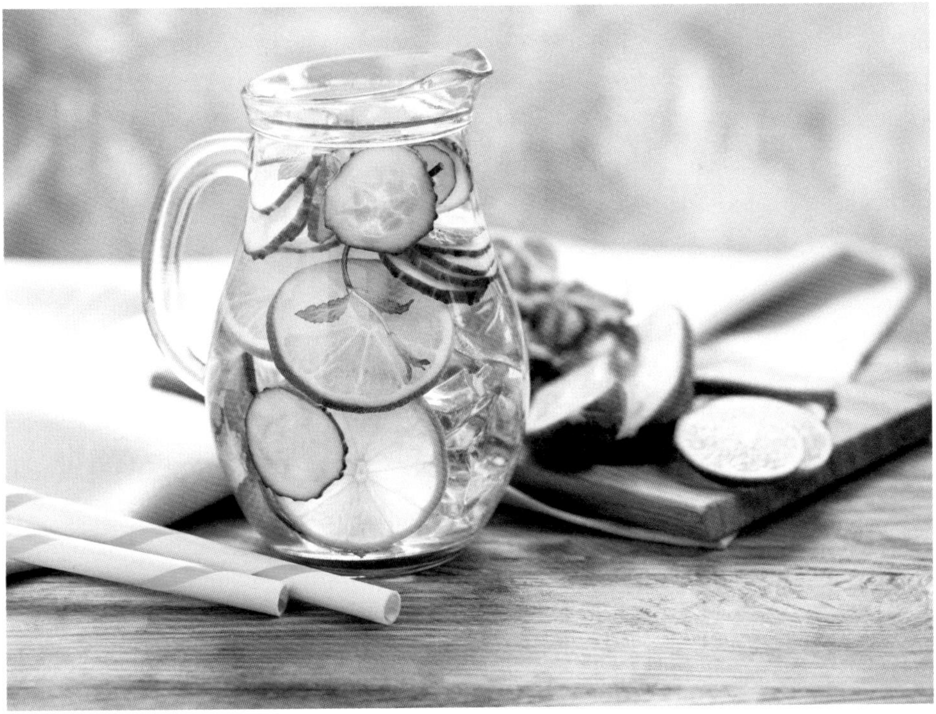

«El ayuno con sirope de savia y zumo de limón es ideal para un tratamiento de reducción de peso y desintoxicación. El cabello recupera su vitalidad y es útil en cualquier tratamiento estético. Personas muy delgadas pueden restablecer el equilibrio del metabolismo corporal, se normaliza la digestión y el nivel de colesterol y la depuración afecta incluso muy positivamente al estado anímico y psíquico en general». Sólo está contraindicado en los mismos casos que hemos citado para el ayuno.

La glucosa del sirope de savia, compuesto de los zumos alimenticios concentrados de dos árboles, el arce del Canadá y la palmera de la India, proviene en un 100% de la propia savia, que contiene además los oligoelementos naturales precisos para su asimilación por el organismo.

Para prevenir problemas carenciales, el sirope de arce que se utiliza contiene un alto y equilibrado nivel de minerales (calcio, zinc, manganeso, hierro). Y el sirope de palma, por su parte, destaca por un elevado nivel de potasio, en perfecto equilibrio con su contrapartida el sodio (10:1), en una proporción. que es importante mantener, según Beyer.

El sirope de arce y de palma son zumos nutritivos que, junto a su elevada aportación de sales minerales, vitaminas y enzimas, suministran al organismo un alto grado de carbohidratos —fructosa y glucosa, fuente de energía inmediata para el cuerpo— de fácil asimilación. El sirope de savia posee además un bajo IG (Índice Glucémico, ver pág. 19). Aseguran además el aporte necesario al organismo, en particular al sistema nervioso y a las células cerebrales, que dependen esencialmente de la glucosa como fuente de energía.

El limón

Otro ingrediente básico de la cura es el limón fresco, uno de los alimentos más ricos en minerales y vitaminas que podemos disponer. Su acción permite, con el metabolismo de proteínas, lípidos y carbohidratos, la eliminación de los depósitos de grasa de los tejidos y una disminución del peso. La vitamina C que contiene es indispensable para la buena salud de los huesos, dentadura y vasos sanguíneos, mejora la resistencia del cuerpo, es importante para un metabolismo sano y necesaria para el funcionamiento del antioxidante que impide la descomposición por oxígeno de las células. Durante la cura se absorben cada día más de 80 mg. de zumo de limón, que repone la eventual carencia de vitamina C, y el cuerpo se tonifica y activa mediante un mejorado metabolismo.

Para seguir un ayuno con sirope de savia y zumo de limón

- **Duración:** de 7 a 10 días (pueden llegar a eliminarse unos 5-7 kg).
- **Ingredientes:** preparado de sirope de savia (sirope de arce) que encontraréis en tiendas de dietética, limones, canela y pimentón. Agua mineral. Todo tipo de tisanas (excepto té y café).
- **Preparación.** Se preparan 2 litros de agua mineral con unas 15 cucharadas de sirope de savia de arce y palma, el zumo de 4-5 limones, una cucharadita de canela y una pizca de cayena picante.
- **Seguimiento.** Durante los 7-10 días que dura la cura hay que ingerir a diario y en exclusiva de 8 a 10 vasos del preparado especial de sirope de savia (sirope de arce). Su dosis también está regulada tanto en la predieta como en la postdieta. En el caso de la predieta hay que tomar medio litro el primer día, tres cuartos el segundo y un litro el primero, mientras que la postdieta requiere un litro el primer día, tres cuartos el segundo y medio el tercero. Durante la duración de la cura (el ayuno) se tomarán toda el agua y tisanas que apetezcan.
- **Otros consejos.** Durante los días de ayuno va muy bien hacer cada día una caminata de media hora.

La Primavera y el Otoño son las mejores estaciones para la práctica.

Durante la cura no se toman alimentos sólidos ni café, té, medicamentos o suplementos vitamínicos.

Los consumidores habituales de alcohol, tabaco y fármacos suelen reaccionar negativamente a la cura.

Si el limón afectara quienes tengan déficit de glóbulos blancos se sustituirá por zumo de naranja.

Un poco de pimentón

La cayena (pimentón picante en polvo) que acompaña al sirope de savia y al zumo de limón disuelve flemas y regenera la sangre, además contiene muchas vitaminas del complejo B. También puede tomarse agua e infusiones, sobre todo de menta, para favorecer el proceso de purificación y ayudar a neutralizar olores de la boca y del cuerpo que pueden aparecer en el período de desintoxicación.

Buenos resultados

La cura de savia y limón, sostiene Beyer, no provoca ningún efecto negativo (fatiga, nerviosismo, desvitalización, desmineralización...), frecuentes en las curas de adelgazamiento pobres en hidratos de carbono y oligoelementos. Las personas con buena salud no experimentan fatiga o nerviosismo durante la cura, y conservan buena capacidad física y bienestar. La energía suplementaria proviene de la reducción de los depósitos de grasa.

Es conveniente la limpieza diaria del intestino. En la desintoxicación, el cuerpo puede fallar si la eliminación de residuos y toxinas es insuficiente. El resultado será mejor cuanto más se elimine, que es un aspecto principal de la cura, ya que las impurezas que el cuerpo desecha deben ser evacuadas para que no se depositen en otro lugar del organismo. Primero se limpia y descongestiona el tracto digestivo, luego los otros órganos de eliminación, hígado y riñones. Se regulariza la presión en los vasos sanguíneos y mejoran la circulación y enfermedades como los resfriados, gripe, sinusitis, bronquitis. También ayuda en caso de alergias. Además, el organismo aumenta sus defensas.

La duración

En los tres primeros días el cuerpo se alimenta de las reservas almacenadas, como el glucógeno de la sangre y el hígado; por eso una cura debería durar más de tres días, ya que a partir de entonces el organismo empieza a eliminar toxinas y a reducir sus reservas de grasas. Mientras dura este proceso no se siente hambre, sólo cuando esos depósitos están agotados vuelve, señalando que ya es tiempo de volver a comer.

Durante y después de la cura aumenta la capacidad de rendimiento, la mayoría de las personas puede desempeñar sin problemas su profesión o su trabajo diario normal, muchas notan que mejora su estado de ánimo y que su dinamismo y vitalidad aumentan. Algunas personas pueden sentir alteraciones durante la cura (debilidad, sueño, dolores...), resultado de las toxinas que el cuerpo está soltando y que circulan en la sangre antes de ser eliminadas. Como decimos, suelen desaparecer a los 2-3 días de cura.

En estos días de crisis curativa de purificación pueden aparecer afecciones o síndromes ocultos o antiguos (cefalea, jaqueca, náusea, vómitos, mal aliento, esputos, orines cargados, secreciones vaginales, diarreas, urticaria, herpes, eccemas), es la autolimpieza interna que se lo está llevando todo. A partir del cuarto o quinto día se hacen notar los efectos benéficos del tratamiento.

El retorno

Es muy importante la finalización, puesto que la tentación de comer inmediatamente después de la cura y en cantidad excesiva es muy fuerte, muy poderosa, y nos tienta exageradamente. Después de descansar diez días, **el aparato digestivo necesita dos o tres días para acostumbrarse** de nuevo al regimen habitual, pasados los cuales el cuerpo puede asimilar de nuevo una alimentación normal. Los expertos recomiendan: «a partir del cuarto día se puede comer de nuevo normalmente, pero es muy recomendable durante los dos primeros meses evitar las comidas copiosas, hechas de mezclas alimentarias contradictorias, ricas en productos animales (acción nefasta de las grasas saturadas) y en alimentos refinados (acción desastrosa de los azúcares simples), y con centenares de aditivos químicos por centenares. Mejor es adoptar una alimentación biológica, utilizando nutrientes integrales surgidos de la agricultura ecológica, dando preferencia a los cereales, legumbres, frutas, proteínas vegetales. Esta alimentación deberá ser rica en fibra para asegurar un buen drenaje intestinal».

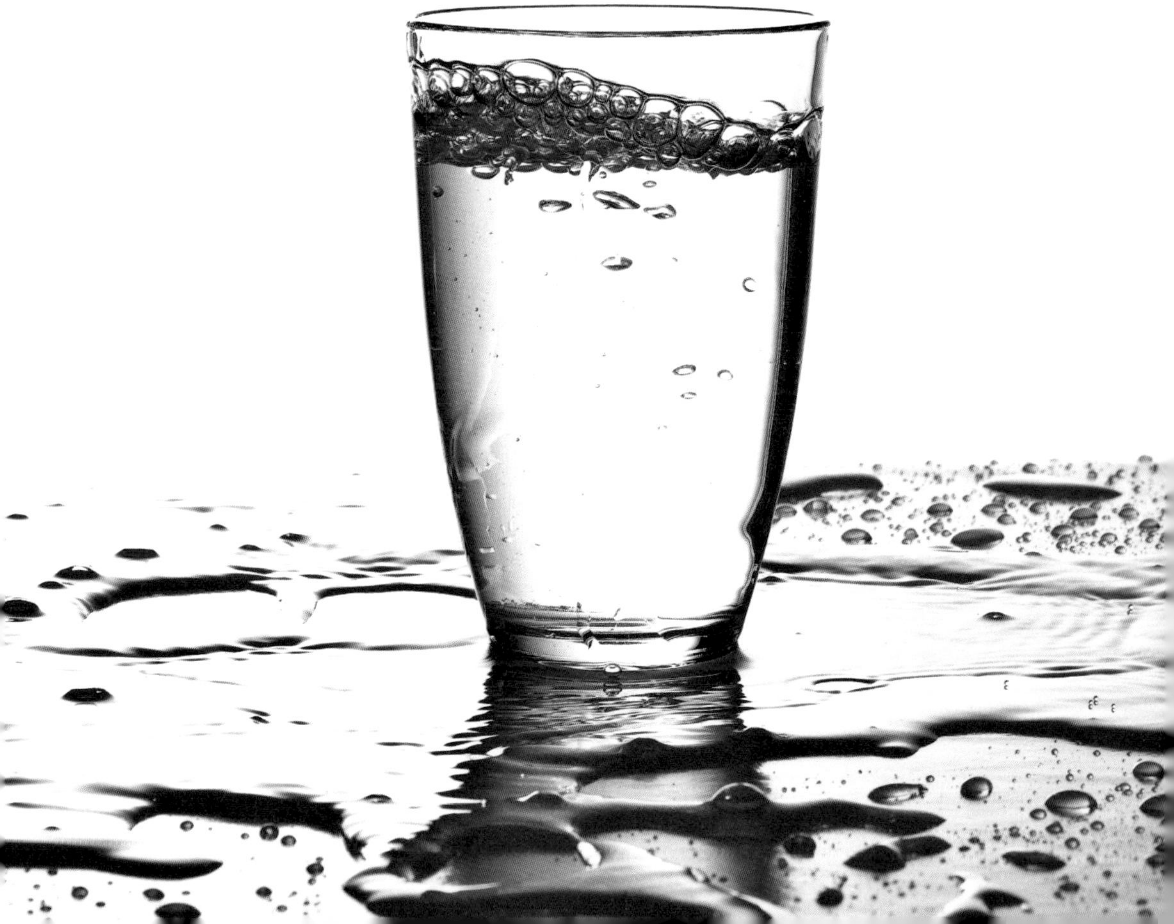

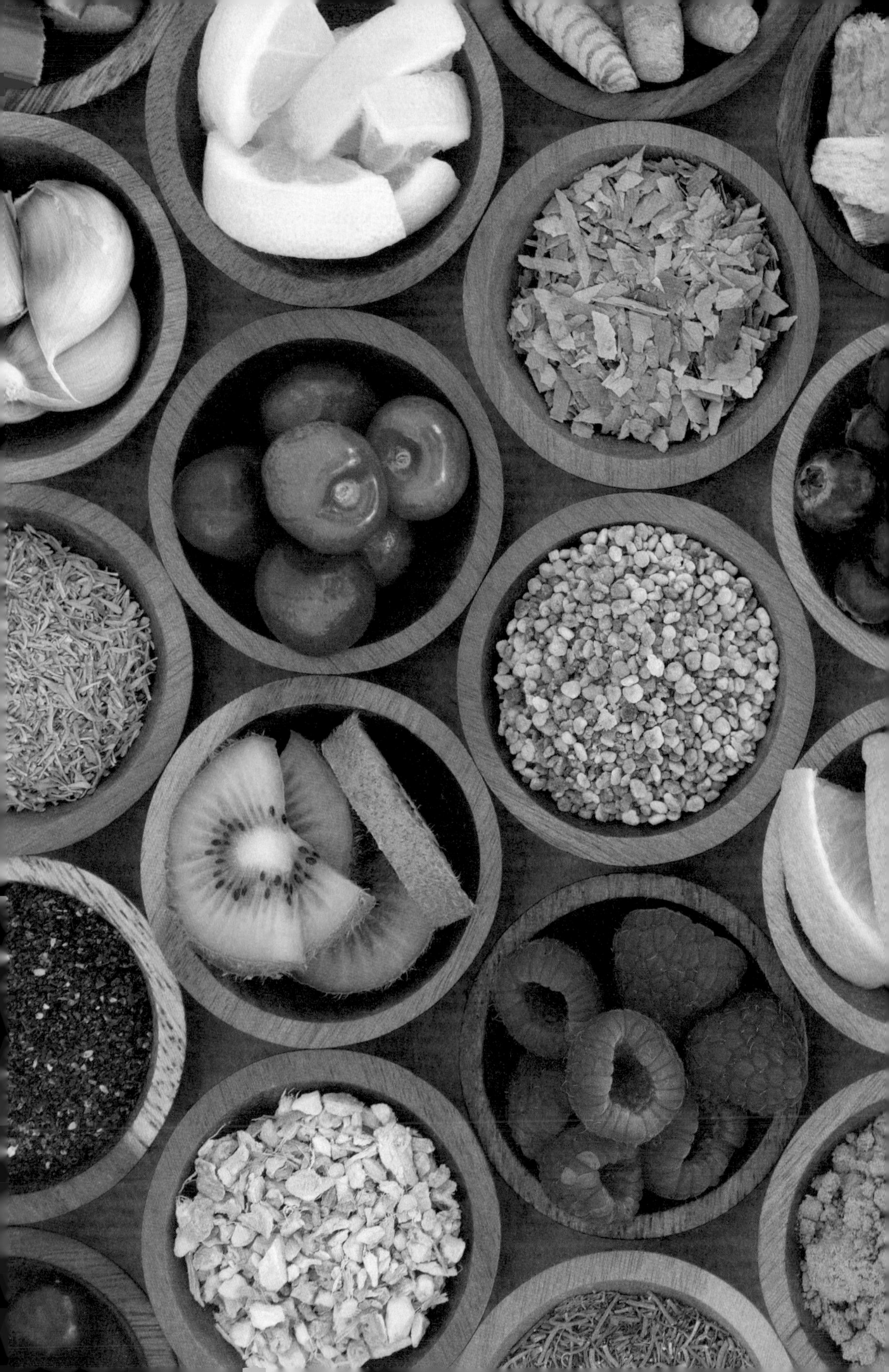

Suplementos dietéticos, alquimia en nuestro organismo

Antioxidantes naturales

Recuerdo histórico

La idea de radicales libres aparece por vez primera en bioquímica en 1900 (Moses Gomberg) y en diversos estudios posteriores. Hoy sabemos que en 1954 el concepto químico de radical libre estaba ya bien desarrollado gracias a los trabajos de la bióloga argentina Rebeca Gerschman; dos años después aparecería un marco teórico (Dr. Denham Harman). Sin embargo, fue el descubrimiento, en 1969, de la enzima superóxido dismutasa (SOD) por Irvin Fridovich y Joe McCord lo que abriría el conocimiento actual de la actividad oxidativa de los radicales libres.

Se había descubierto una enzima con capacidad de relajación del endotelio celular que tapiza nuestros vasos sanguíneos. Se sabe que las señales de envejecimiento arrancan ahí, entre otros lugares, en la oxidación y estrés de las células epiteliales.

El hallazgo de esta enzima, la *óxido nítrico sintasa* (NOS), significó una extraordinaria actividad de investigación entre 1988 y 1995. Así, hoy los periodistas científicos nos dicen que en 1995-96 ya se había identificado una proteína mitocondrial reactiva con anticuerpos.

En 1985 se propuso el concepto de «estrés oxidativo» como un desequilibrio, en el que hay un aumento de oxidantes (o una disminución de antioxidantes), en comparación con la situación definida como normal.

Al incluir el término de disminución de antioxidantes, y abrir propuestas de suplementación con compuestos y vitaminas antioxidantes, la idea tuvo un éxito inmediato y promovió la investigación biológica y clínica hasta hoy, con más de 50.000 informes sobre estudios, investigaciones y experiencias clínicas realizadas.

Hoy día están identificadas centenares de sustancias y situaciones oxidativas en relación con los radicales libres. Y en cuanto a los antioxidantes, las enzimas SOD y las vitaminas C y E son los que se citan de forma más habitual. También podemos encontrarlos en decenas de alimentos, como podemos ver en los recuadros.

Estrés oxidativo y enfermedad

Con todo, todavía hoy la relación causa-efecto entre estrés oxidativo y situación clínica o enfermedad no está resuelta del todo si se mira bajo el prisma científico, porque se valoran dos posibilidades. En la primera se considera que el estrés oxidativo es un desequilibrio que permite el establecimiento de la enfermedad (el ejemplo lo tenemos en las dietas nocivas para la salud, bien conocidas de los lectores).

La otra opción se considera que las enfermedades conducen a una «perturbación metabólica» y al estrés oxidativo, tomando los casos de las hepatitis y del SIDA.

Los científicos han confirmado que el proceso continuo de pérdida gradual de las funciones fisiológicas desde el inicio de la edad adulta aparece asociado al proceso continuo de producción mitocondrial de radicales libres y al desarrollo de una condición de estrés oxidativo.

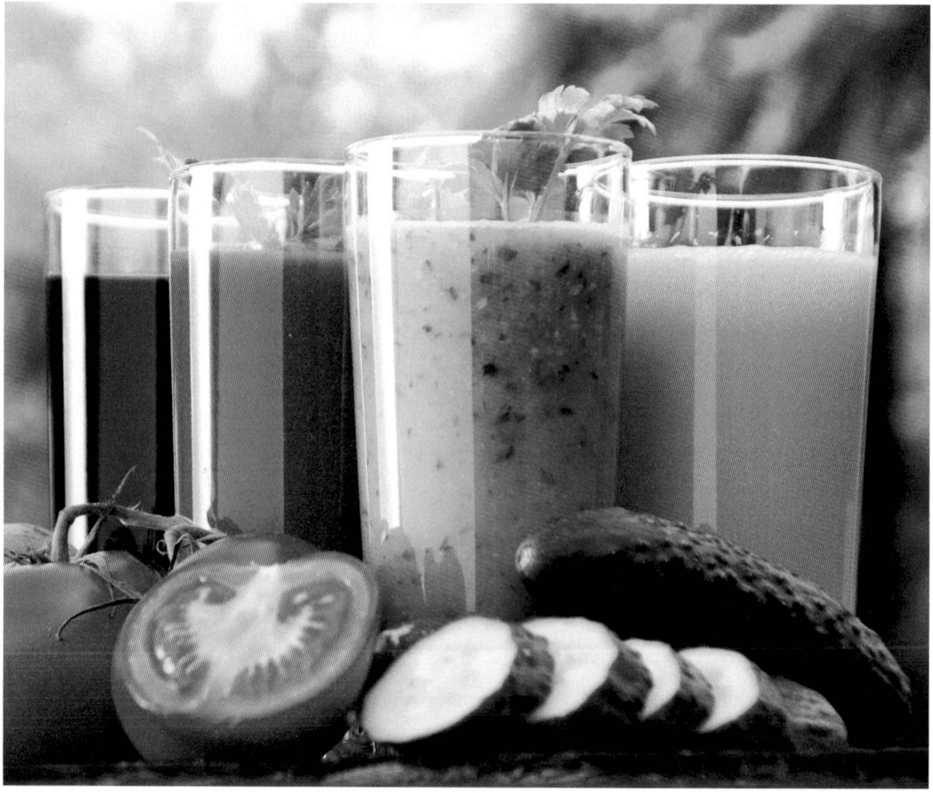

¿Cómo funciona? Antioxidantes versus radicales libres

Para sobrevivir dependemos de nuestro mundo rico en oxígeno. Las mitocondrias (corpúsculos redondeados del citoplasma celular) emplean el oxígeno para maximizar la producción de energía, transformando las moléculas energéticas en dióxido de carbono. Paradójicamente, el oxígeno es un reactivo tan potente que puede interrumpir las funciones celulares y deteriorar los mecanismos homeostáticos, fundamentalmente a través de los radicales del oxígeno.

Hoy sabemos que el ataque de los radicales libres y el daño causado por la oxidación acumulada va asociado a muchas dolencias degenerativas (cáncer, aterosclerosis, cataratas, inflamaciones y enfermedades autoinmunes, afecciones pulmonares, trastornos neurológicos), incluido el envejecimiento y degradación celular.

Químicamente, los radicales libres son fragmentos moleculares que carecen de un electrón, por lo cual son muy inestables; para estabilizarse buscan otro electrón. No son muy selectivos ni tienen buenos modales; literalmente le arrebatan un electrón a la fuente más cercana, que podría ser una pared celular o algún material dentro de la célula y, entonces, ¿qué sucede? El donante confiado queda dañado.

La formación de los radicales libres y los AOR

No abundan, pero los radicales libres son asombrosamente comunes en el organismo. Los radicales libres y los agentes oxidantes reactivos (AOR) se producen mediante muchos mecanismos diferentes. A veces surgen de accidentes químicos espontáneos: pueden generarse radicales libres por los contaminantes del aire, como el ozono y los óxidos nítricos, así como por la radiación.

Por otra parte, el oxígeno puede reaccionar con algunas proteínas, así como con el hierro. Al liberarse estos iones a causa de inflamaciones o de heridas pueden producirse radicales libres. Además, el metabolismo normal también los genera.

En este proceso se forman compuestos químicos llamados peróxidos que pueden desencadenar graves procesos de deterioro (aterosclerosis, cataratas, enfermedad de Alzheimer, cáncer, enfermedad de Parkinson…), incluso un estado de envejecimiento prematuro.

Los radicales libres no siempre son tan malos; nuestro organismo los fabrica a diario para combatir células extrañas y también están relacionados con reacciones químicas esenciales en el metabolismo o la utilización del oxígeno como combustible para producir energía.

Es decir, que cumplen un papel importante en el buen funcionamiento orgánico, pero los problemas aparecen cuando se producen en cantidad mayor de la necesaria.

Cuando falta un electrón

Un antioxidante puede proporcionarle, al radical libre, el electrón que éste necesita sin que ello vaya en detrimento propio. Sin embargo, surgen problemas cuando no existen suficientes antioxidantes para combatir el número de radicales libres que se están formando.

Si el consumo de antioxidantes es demasiado bajo, uno de los sistemas de defensa se debilita y un radical libre puede lanzar su ataque a las células al estilo comando. Esto desata una cascada de daños alrededor de la célula y de sus paredes que pueden alcanzar al interior de la misma. Cuando esto sucede es necesario «echarles una mano» a las enzimas, mediante alimentos con propiedades antioxidantes o suplementos dietéticos. Ambos están dispuestos a acudir a ayudar a las enzimas cuando éstas, saturadas de trabajo, ya no los pueden eliminar.

Es de advertir que las inflamaciones representan una importante fuente de oxidantes. Las infecciones, la exposición a elementos tóxicos, la isquemia (disminución transitoria o permanente del riego sanguíneo de una parte del cuerpo) y los traumas activan las células fagocitarías (esto significa que pueden apoderarse de bacterias y de toda clase de partículas nocivas o inútiles para el organismo, incluyéndolas en su protoplasma y digiriéndolas después).

La producción más o menos continua de AOR por parte de los fagocitos activados durante la inflamación crónica –e incluso de nivel bajo– puede acabar mermando las defensas antioxidantes. El deterioro de los tejidos entonces da paso a una espiral descendente de la salud a la enfermedad.

Por dentro y por fuera

Todos estos radicales libres que se generan en el interior del cuerpo se denominan fuentes endógenas. Además de éstas, hay fuentes exógenas que se originan fuera de él, en nuestro entorno: contaminación ambiental, compuestos químicos tóxicos, «adicción» a los medicamentos, estrés físico y emocional, tabaco, exposición a radiaciones, alimentación inadecuada, exceso de sol... Todo ello favorece la superproducción de radicales libres generando un deterioro a nivel celular ¡cada célula soporta a diario unos diez mil asaltos oxidantes por parte de los radicales libres!

Afortunadamente, existen ayudantes. Para protegerse de los ataques, las células elaboran unas sustancias enzimáticas que degradan, neutralizan o desintoxican los radicales libres, son los antioxidantes: superóxido dismutasa, catalasa y glutatión peroxidasa.

Seis potentes antioxidantes naturales

Limoneno

El limoneno está presente en la **cáscara de los cítricos de cultivo ecológico**, produce el olor característico de la **naranja** y el **limón**, entre otros. Tiene la propiedad de reducir el riesgo de padecer de infarto, hipertensión, cataratas, algunas enfermedades degenerativas y ciertos tipos de cáncer. Hay quien lo congela y ralla la cáscara sobre los guisos o postres.

Catequinas

Son de la misma familia de los polifenoles, un tipo de antioxidantes con la capacidad de activar las enzimas del hígado, responsables de eliminar las toxinas. Se encuentran principalmente en el **té verde**, y poseen grandes propiedades para prevenir enfermedades como la artritis.

El sulforafano

Es el principal compuesto de las **coles de Bruselas, el rábano, el berro, la coliflor y el brócoli**. El sulforafano ayuda a desintoxicar el organismo y su propiedad más importante asombra a los científicos: logra eliminar los agentes cancerígenos en algunos tipos de tumores.

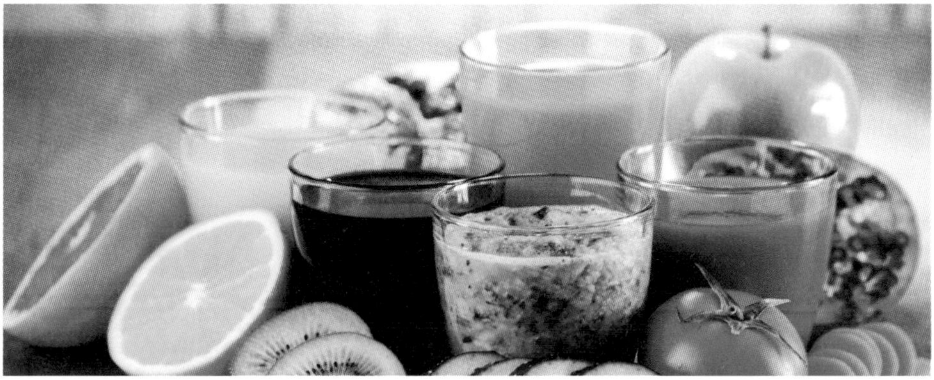

Resveratrol

Este es un importante y efectivo componente que se encuentra principalmente en **la piel de las uvas, el vino, los arándanos, las frambuesas, las nueces y los cacahuetes**. (y las ostras, en los no vegetarianos). El resveratrol actúa directamente sobre las *sirtuinas*, que son las enzimas encargadas de regular la acción de determinados genes.

Licopeno

El licopeno es el encargado de proporcionarle el color rojo al **tomate** y a la **sandía**, así como a otras **frutas y verduras**, hasta tal punto que es considerado uno de los más importantes antioxidantes, ya que ayuda a prevenir el cáncer y mejora la circulación de la sangre, evitando problemas cardiovasculares.

Quercetina

La quercetina es un pigmento natural que tiene la capacidad de ser un buen protector hepático. También previene el asma, es un gran vasodilatador, reduce notablemente los niveles de azúcar en la sangre y previene las enfermedades cardiovasculares. Es en general uno de los mas importantes y potentes antioxidantes naturales que existen y lo podemos encontrar en **el té verde, el mosto de uva y la cebolla**.

Vitaminas

Son uno de los antioxidantes más conocidos. La **vitamina C** que encontramos en frutas y verduras como los **cítricos**, la **papaya**, las **fresas**, el **kiwi**... La **vitamina E** es otro importante antioxidante presente en el **germen de trigo**, **aceite de oliva, de soja, vegetales de hoja verde, frutos secos**... Por otro lado cabe destacar la **vitamina A** o **betacarotenos**, presentes en los vegetales y verduras de hoja verde y en aquellas que presentan un color naranja o amarillo.

Minerales

Nos ayudarán a proteger nuestras células de los ataques propios del paso del tiempo. Como el **zinc**, con efectos regeneradores de las células y que encontraremos en los **cereales integrales** y bastantes otros alimentos, como los huevos.

El **selenio** también tiene muchas cualidades antioxidantes, ya que su consumo está vinculado a la prevención de determinados tipos de cáncer. Lo contienen alimentos como los huevos, y también la carne, el pescado y el marisco.

El **cobre** es importante tenerlo en cuenta por ser un regenerador celular importante y estimulador del sistema nervioso. Se encuentra en alimentos como los **cereales integrales**, las **verduras de hoja verde**...

Flavonoides

Los flavonoides son sustancias naturales que tienen una importante función protectora de las células (ver cuadro de clasificación y fuentes). Los podemos encontrar en **las verduras de hoja verde, las coles, los frutos rojos, los cítricos**... Las **isoflavonas de la soja** son también otro potente antioxidante que ayuda al organismo a mantenerse joven. Veamos los flavonoides más de cerca.

Flavonoides

Así que disponemos de antioxidantes como las enzimas, vitaminas y minerales, pero también en los carotenos; el ácido alfa lipoico; la coenzima Q-10; el arándano negro; las proantocianidinas presentes en el picnogenol de la corteza del pino y el extracto de semillas de uva; el enzima SOD (superóxido dismutasa) presente en la hierba del trigo y de cebada, el brécol, la col de Bruselas y la mayor parte de vegetales de hoja verde; la melatonina, poco conocida entre nosotros...

Y los flavonoides, que son los compuestos responsables de los colores de las frutas y de las flores. Sin embargo, sirven para otras funciones en el metabolismo de las plantas, además de contribuir a sus cualidades estéticas. Las protegen contra el estrés ambiental, mientras que en los humanos actúan como «modificadores de las respuestas biológicas»: parecen modificar la reacción a otros componentes del tipo de alergenos, virus y carcinógenos, como se ha demostrado por su actividad antiinflamatoria, antialérgica, antivírica y anticarcinógena.

Se sabe que gran parte de las acciones medicinales de muchas hierbas, pólenes y propóleos están directamente relacionadas con su contenido en flavonoides. Mas de 4.000 compuestos flavonoides han sido caracterizados y clasificados conforme a su estructura química.

Las actividades antioxidantes y de eliminación de radicales libres de los flavonoides son importantes. Y el hecho de que diferentes flavonoides tengan preferencia por tejidos específicos significa que disponemos de muchas plantas diferentes, ricas en flavonoides, que podemos utilizar para afecciones diferentes.

Dos ejemplos: el ginkgo y el cardo mariano

Tan sorprendente como la especificidad de este tejido es el hecho de que el uso histórico de una hierba concreta para un órgano específico refleja, a menudo, el modelo de deposición de sus contenidos en flavonoides.

• Por ejemplo, **el cardo mariano** (*Sylibum marianum*), con un gran uso popular en el tratamiento de las afecciones hepáticas, posee moléculas flavonoides que tienen una fuerte afinidad con el hígado. Y estos flavonoides son algunas de las sustancias más potentes protectoras del hígado que se conocen.

Estos flavonoides protegen al hígado actuando básicamente como antioxidantes. Así que el cardo mariano contiene los tipos de flavonoides que deberán utilizarse para proteger y mejorar la función hepática.

• **Ginkgo** (*Ginkgo biloba*). En otro ejemplo, el extracto de ginkgo biloba contiene flavonoides que parecen tener una afinidad muy fuerte con la glándula suprarrenales y tiroides, y el sistema nervioso central. Los flavonoides del ginkgo son antioxidantes sumamente potentes, capaces de mejorar también el flujo de sangre al cerebro.

Por eso los flavonoides del ginkgo son los más apropiados para las afecciones relacionadas con el cerebro y la circulación. Además, el extracto de ginkgo biloba puede utilizarse finalmente para mejorar los problemas de la vejez en la función de las glándulas suprarrenales y tiroides.

El extracto de ginkgo es utilísimo para aumentar la calidad de vida de las personas mayores. Muchos síntomas comunes a las personas mayores son el resultado

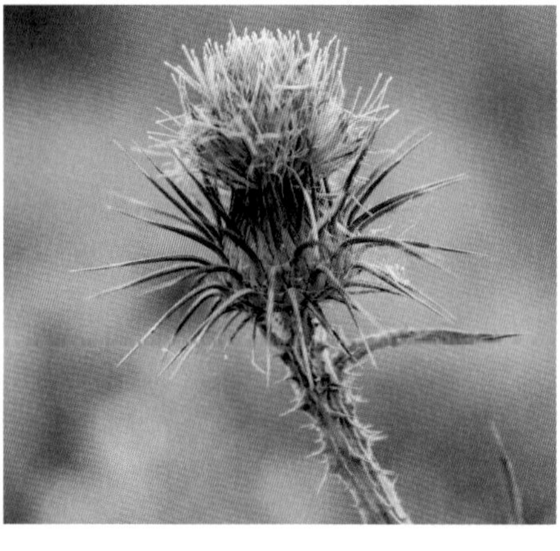

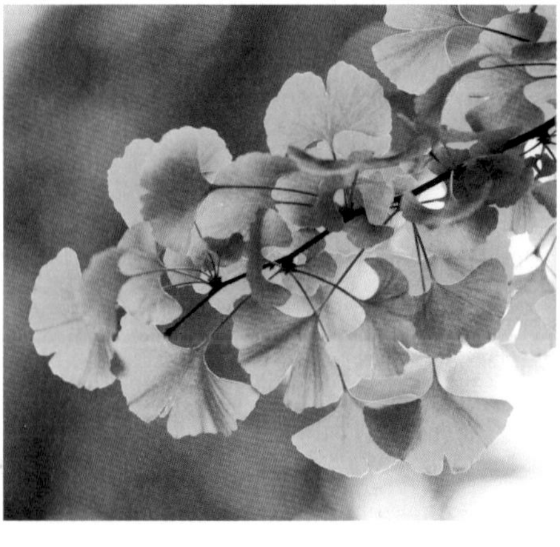

Grupos de antioxidantes flavonoides y sus principales fuentes alimentarias

- **Antocianidinas.** Las bayas de color rojo, azul y púrpura; las uvas rojas y moradas; manzana roja; el vino tinto.
- **Flavanoles.** Catequinas: té verde, cacao, uvas, bayas-frutas del bosque, manzanas.
- **Teaflavinas:** té negro y Oolong. Proantocianidinas: cacao, manzanas, frutas del bosque, uvas rojas, vino tinto.
- **Flavanonas.** Los cítricos (naranja, lima, limón, pomelo...) y sus jugos
- **Flavonoles.** Cebolla amarilla, cebollino, col rizada, brócoli, manzanas, té, frutas del bosque.
- **Flavonas.** Perejil, tomillo, apio, pimentón (chile, ají), orégano.
- **Isoflavonas.** Soja, alimentos de soja, leguminosas en general.

de un suministro insuficiente de sangre y oxígeno. Y ha demostrado sorprendentes efectos en la mejora del suministro de sangre y oxígeno a los tejidos. Es además particularmente efectivo en el tratamiento del suministro insuficiente de sangre y oxígeno al cerebro relacionado con una serie de síntomas comunes de la vejez (pérdida de la memoria actual, mareos, dolores de cabeza, ruido en los oídos, pérdida de audición, falta de atención y depresión).

Recordad que la mejor forma de asegurar un adecuado consumo de flavonoides es comer una dieta variada, rica en frutas y vegetales.

Aminoácidos con contenido de azufre

Los aminoácidos con contenido de azufre (metionina y cisteína) son componentes importantes de un plan de prolongación de la vida. Normalmente, cuando las personas envejecen disminuye el contenido de estos aminoácidos en el organismo. Está comprobado en animales que la duración de la vida aumenta considerablemente al complementar la dieta con cisteína. Mantener un nivel óptimo de metionina y cisteína puede favorecer la longevidad en los seres humanos.

Este nivel dietético de metionina y cisteína es un determinante muy importante en la concentración de componentes con contenido de azufre, como el glutatión

Del humo a la comida

Dos de los principales contaminantes atmosféricos, como el ozono y el bióxido de nitrógeno que derivan del humo de los motores y del tabaco, reaccionan ante los tejidos adiposos del cuerpo incrementando la producción de radicales libres. Del mismo modo, una dieta rica en grasas o en alimentos que contengan conservantes también contribuye a la proliferación de estas moléculas.

El humo del tabaco es un buen ejemplo de cómo aumentar la carga de radicales libres. Muchos de los efectos perjudiciales para la salud del tabaco están íntimamente relacionados con el nivel muy elevado de radicales libres que se inhalan con el humo.

Otras fuentes externas de radicales libres son la radiación, los contaminantes atmosféricos, los pesticidas, los anestésicos, los hidrocarburos aromáticos (productos basados en el petróleo). los alimentos fritos, asados a la brasa o a la parrilla, el alcohol, el café y los disolventes (formaldehído, tolueno y benceno) que se encuentran en los líquidos de limpieza, las pinturas y los barnices de los muebles. Evidentemente, se recomienda la mínima exposición a estas fuentes de radicales libres a fin de prolongar la vida.

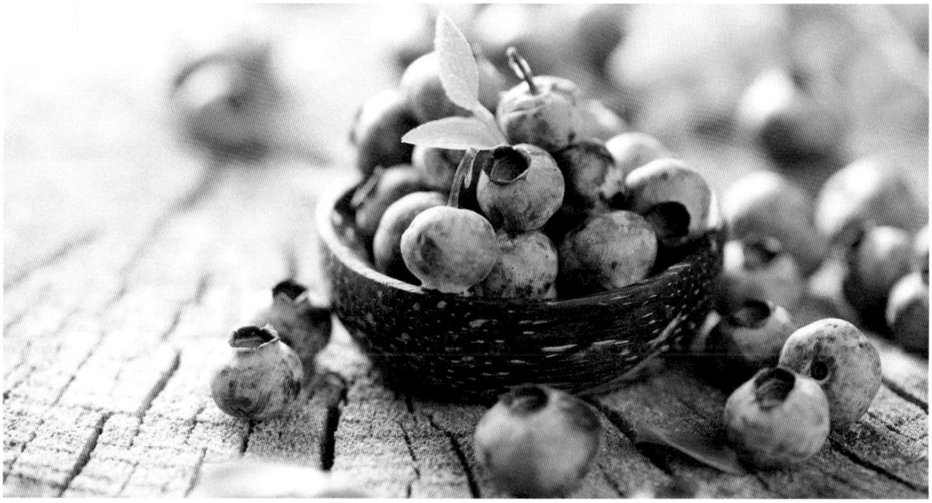

dentro de las células. El glutatión actúa como parte de la peroxidasa de glutatión, la enzima de eliminación de los radicales libres, y se combina directamente con esas sustancias tóxicas para ayudar a su eliminación.

Las **habas**, los **huevos**, la **levadura de cerveza** y las **nueces** son buenas fuentes dietéticas de metionina y cisteína. Para los no vegetarianos, también el pescado.

«Antiaging», prolongar la vida

La investigación ha puesto de manifiesto que las células viejas no pueden reparar el ADN con tanta rapidez como las células jóvenes. Parece que la naturaleza ha establecido que el ritmo de reparación del ADN sea inferior al ritmo del deterioro, de forma que los animales puedan acumular mutaciones y evolucionar. Si la reparación fuera perfecta, no sólo desaparecería el envejecimiento, sino que tampoco habría evolución.

Vivir y morir a la vez

La mayoría de los radicales libres del cuerpo son moléculas tóxicas de oxígeno. Es irónico que la molécula de oxígeno sea la mayor fuente del deterioro de los radicales libres de nuestro cuerpo; el oxígeno sostiene nuestras vidas en un sentido, pero en otro es responsable de gran parte de la destrucción y envejecimiento de las células de nuestro cuerpo.

Semejante a la formación del óxido (hierro oxidado), el oxígeno en su estado tóxico es capaz de oxidar moléculas de nuestro cuerpo (los compuestos que impiden este tipo de deterioro se llaman antioxidantes). Los radicales libres se han vinculado, además de con el envejecimiento, con una serie de enfermedades humanas como la aterosclerosis, el cáncer, la enfermedad de Alzheimer, las cataratas, la osteoartritis y la inmunodeficiencia.

Prolongación de la duración de la vida

¿Podemos alargar la vida? Los naturistas suelen responder con la conocida frase «Más que poner años a la vida, es mejor poner vida a los años». Pero junto a una vida más sencilla y en armonía con la Naturaleza, en estos momentos también conviene valorar la tarea de los científicos: ¿Se puede prolongar la duración de la vida y hacerse más lento el proceso de envejecimiento? La respuesta es, definitivamente, sí.

Recomendaciones habituales para reducir el proceso de envejecimiento.

- **Restricción de las calorías.** Una forma constante y reproducible de aumentar la duración de la vida es una severa restricción de las calorías, acompañada de la administración de nutrientes esenciales. En humanos, lo que se sabe es que los estudios de población acumulados por las compañías de seguros indican que las personas con sobrepeso o excesivamente delgadas tienen una menor duración de la vida, mientras que aquellas personas cuyo peso está justo por debajo de su peso medio ideal, en relación con la altura, tienen una mayor duración de la vida.
- La otra recomendación es el **ejercicio**. Cuando se practica el ejercicio desde los primeros años de la vida, los animales viven muchos más años, pero no están demostrados sus efectos si el ejercicio se inicia mucho más avanzada la vida.
- Entre las recomendaciones específicas para hacer más lento el proceso de envejecimiento se incluyen dosis altas (pero no excesivas), de **suplementos antioxidantes dietéticos**. Hay que tener en cuenta que las dosis muy elevadas de estos nutrientes, especialmente de vitamina E y selenio, podrían ser perjudiciales.

Alimentación dietética: verduras y frutas

Un consumo elevado de vegetales y frutas es esencial para un programa de prolongación de la vida, debido a su alto contenido en vitaminas, minerales, carotenos, flavonoides y fibras dietéticas de esos alimentos.

Para disminuir el riesgo de las enfermedades del corazón (aterosclerosis), es especialmente importante seguir las recomendaciones dietéticas, como aumentar el consumo de fibra (en concreto, las que forman gel o las mucilaginosas: semillas de lino, salvado de avena, pectina, etc.) y aceites vegetales prensados en frío, al mismo tiempo que se reduce o elimina el consumo de alimentos que contengan grasas saturadas, colesterol LDL, azúcar y proteínas animales.

Suplementos alimenticios.

- Amplio espectro de complejos vitamínicos y minerales.
- Beta-caroteno o carotenos mezclados: 200.000 UI.
- Vitamina C: 1-3 gramos diarios.
- Vitamina E: 600 UI.
- Selenio: 200 microgramos.
- Cisteína: 250 mg.
- Metionina: 250 mg.

Diez súper suplementos

En todo el mundo, pero sobre todo en Norteamérica, las universidades, empresas de dietética y laboratorios con visión de futuro están estudiando a fondo bastantes productos naturales que pueden ayudar al organismo sin nocivos efectos secundarios. Los suplementos dietéticos siguen siendo el resultado más llamativo de esas investigaciones, cuyos hallazgos se suceden a gran velocidad. Como bien sabemos, para rendir un poco más, física y mentalmente, o bien en caso de antecedentes familiares de enfermedades del corazón, diabetes, o cáncer se puede reducir el riesgo siguiendo más de cerca lo que comemos. Ahora bien, no es descartable la acción de algunos de estos «súper suplementos» de nueva generación. En esta ocasión hemos elegido diez, pero como tenemos muchos más disponibles. Encontraréis más información sobre suplementos dietéticos en pág. 317.

Sustancias vitales... y alguna «chispa»

Recordemos muy brevemente que las vitaminas, los minerales, los oligoelementos, los ácidos grasos, los aminoácidos, los enzimas y el agua son esenciales para las células de nuestro organismo. Sin estas sustancias no se desarrollarían, estarían faltas de energía y serían atacadas por radicales libres y por toda clase de toxinas y contaminantes que absorbemos a través de la alimentación y el aire. Pues bien: a veces, los suplementos dietéticos pueden actuar como esa «chispa» que anima el organismo.

Así, junto a los suplementos dietéticos más o menos clásicos:, como el germen de trigo, el polen de abeja, la levadura de cerveza, la lecitina de soja, el alga espirulina, o algunos adaptógenos, nos encontramos con nuevas generaciones de sustancias antioxidantes, de «fatburners», de alimentos pre y pro bióticos...

Exagerando un poco, podemos considerar los «súper suplementos» como sustancias equivalentes a las vitaminas que nuestro cuerpo sí puede producir, aunque sólo en pequeñas cantidades. Los suplementos no sustituyen una dieta sana, pero en cambio sí que pueden redondearla, y también echarnos una mano de vez en cuando.

También podemos utilizarlos como un recurso puntual durante un tiempo, un par de meses, por ejemplo. Los suplementos dietéticos son útiles en muchos casos, pero están especialmente indicados para estas situaciones «de emergencia», ya que a menudo actúan como un eficaz revitalizante y reconstituyente que beneficia todo el organismo. Puede decirse que, en general, aumentan la resistencia física e intelectual y aportan algunos principios vitales ausentes en las actuales dietas desnaturalizadas.

1. El «quemador» de azúcar: ACIDO ALFALIPOICO

Es un potente antioxidante que se encuentra en las patatas, la carne y otros alimentos. Se receta para tratar el dolor en los centros nerviosos y el entumecimiento que a menudo resultan de la diabetes.

Pero desde hace unos diez años se detectó un notable y beneficioso efecto secundario de esta materia nutritiva: el ácido alfalipoico reduce, y no es una exageración, los niveles de azúcar en la sangre entre un 10 y un 30%, mejorando la capacidad del cuerpo para quemarlo y convertirlo en energía, e incrementando la eficacia de la insulina.

El ácido alfalipoico ayuda al cuerpo a quemar más azúcar en la sangre y, en teoría, debería retrasar la resistencia a la insulina. Lester Packer; doctor en farmacia, un reputado biólogo molecular de la universidad de Berkeley (California), lo considera «el antioxidante universal».

Insistiremos en que los antioxidantes absorben radicales libres causantes del envejecimiento. Se considera que el ácido alfalipoico es uno de los antioxidantes naturales más potentes descubiertos. Es tanto hidrosoluble como liposoluble, es decir, que es mucho más versátil que la vitamina C (que sólo es hidrosoluble) y la vitamina E (que sólo es liposoluble). El ácido alfalipoico también ayuda al cuerpo a reciclar los antioxidantes gastados.

2. Un exterminador de grasa: L-CARNITINA

Semejante a las vitaminas, la L-carnitina se encuentra en la carne y los productos lácteos (el cuerpo también la produce de los aminoácidos).

Es un exterminador de grasas, y se considera cree que la carnitina es esencial para quemar largas cadenas de grasas. «Es el nutriente más importante para aumentar la energía y promover la pérdida de peso», dicen algunos especialistas.

En una prueba realizada en un hospital de Chicago, se dio diariamente 3 gramos de carnitina a 28 pacientes con síndrome de fatiga crónica (SFC). Al cabo de ocho semanas, los pacientes mostraron una mejora significativa en 12 de las 18 medidas físicas y mentales del SFC, y una ligera mejora en los otros 6. Entre los síntomas que mejoraron estaban la fatiga y la depresión.

La carnitina ayuda a transportar los ácidos grasos a través de las membranas de las mitocondrias, permitiendo a los nutrientes entrar en estas microscópicas estructuras celulares, productoras de energía y semejantes a un órgano.

También envía los productos de desecho fuera de las mitocondrias, haciendo que las células quemen las grasas de manera más eficaz. En otros estudios se ha descubierto que el acetilo L carnitina (una variante ligeramente diferente del nutriente) y el ácido alfalipoico mejoran las funciones de las mitocondrias, bajando los niveles de radicales libres e incrementando la energía. El acetilo L carnitina puede ser también eficaz para frenar el progreso de la enfermedad de Alzheimer. Un estudio reseñado en la revista *Neurology* se encontró que en los pacientes que tomaban acetilo L camitina el progreso de la enfermedad era menor que en los que tomaban placebos.

El acetilo L carnitina es más indicado para el cerebro que la carnitina corriente, pero es también más caro. Los que padecen enfermedades hepáticas y renales o diabetes deben consultar a un médico antes de tomar suplementos de carnitina.

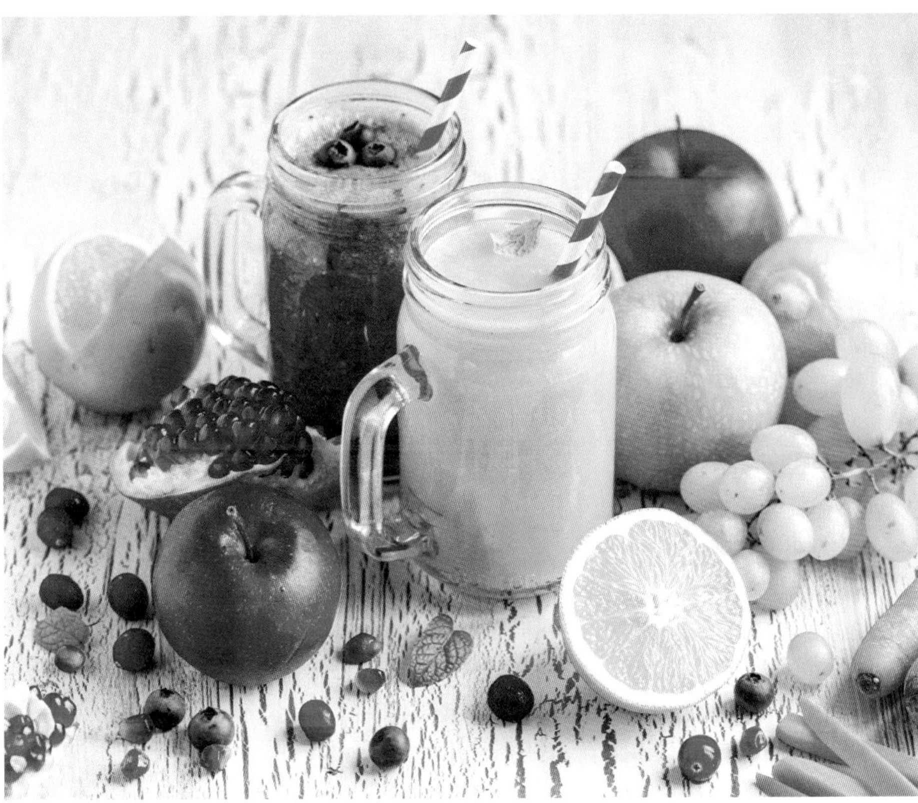

3. Un asistente del corazón: LA COENZIMA Q-10

La coenzima Q-10 (también se conoce como *ubiquinona* y se la ha llegado a llamar «vitamina Q») es un nutriente que se encuentra en cantidades residuales en la mayoría de los alimentos y que también puede producir el organismo. Como hemos dicho, el cuerpo la produce, pero más allá de los 40-45 años deja de hacerlo en cantidad suficiente. Es entonces cuando vale la pena tomarla.

Hoy en día aparece en complejos vitamínicos, la recetan odontólogos a sus pacientes y también hay cardiólogos que recetan Q-10 a pacientes con cardiomiopatía, enfermedades congestivas del corazón o insuficiencia cardíaca. Actúa corrigiendo las deficiencias mensurables en el tejido del corazón e incrementando la producción de energía de las células.

Es una buena noticia para todos, no sólo para aquellos que sufren del corazón, porque la Q-10 es uno de los compuestos esenciales para transformar energía. Ayuda a protones y electrones a ir y venir atravesando las reacciones químicas que producen la energía de los nutrientes en las mitocondrias. Se está estudiando también el papel de la Q-10 para elevar el nivel de energía de las células inmunitarias, incrementando así su capacidad de combatir algunos tipos de cáncer.

4. Un potenciador muscular: LA CREATINA

La creatina es un compuesto de proteínas. Algunos estudios han confirmado que la creatina puede incrementar la potencia y la fuerza musculares tanto en hombres como en mujeres, no es extraño, por tanto, que la utilicen los practicantes de halterofilia.

La creatina actúa así: las células de estos deportistas liberan energía en forma de compuesto químico (adenosin trifosfato, o ATP). Cuando esa energía se usa para potenciar los procesos celulares, el ATP se transforma en adenosin difosfato (ADP). La creatina ayuda a reciclar el ADP de nuevo en ATP, de forma que eleva el nivel de energía y permite hacer ejercicio a ritmos más fuertes (como en las carreras de fondo).

Investigadores holandeses dieron suplementos de creatina a uno de los dos grupos de mujeres que acababan de empezar un régimen supervisado para entrenamiento de pesas, que incluía pesas en las piernas, los hombros, levantarlas sentadas y en cuclillas.

Al final de las 10 semanas de estudio, las mujeres que tomaron creatina incrementaron tanto su fuerza máxima en los grupos de músculos entrenados de un 20 a un 25% como su masa muscular en un 60% más que los sujetos controlados.

5. El refuerzo del cerebro: LA HUPERCINA A

La hupercina A una sustancia aislada procedente de la *Huperzia serrata*, una variedad de licopodio. Conocida también como Qian Ceng Ta, la hupercina A ha sido durante mucho tiempo un remedio popular chino para los problemas de memoria en la vejez. La hupercina A mejora la memoria, la atención y la concentración: existen estudios que muestran que actúa de la misma manera que los derivados sintéticos llamados inhibidores acetilcolinesterasa, que se usan para tratar la enfermedad de Alzheimer, pero sin los efectos secundarios.

La hupercina A bloquea un enzima que descompone la acetilcolina, un elemento químico clave que transmite impulsos eléctricos entre las células del cerebro, en un paso importante en el proceso mnemotécnico.

En un estudio de ocho semanas efectuado en China, los investigadores descubrieron que la hupercina A mejoró la memoria de 29 de las 50 que tomaban 200 microgramos del extracto de hierbas.

6. El benefactor de la vista: LA LUTEÍNA

Pariente del betacaroteno, la luteína ha atraído mucho la atención por su manifiesto papel a la hora de prevenir la degeneración macular relacionada con la vejez, una de las causas principales de incapacidad visual entre los ancianos. En un estudio realizado en la Escuela Médica de Boston se observó que las personas que seguían una dieta rica en luteína (espinacas, brécol, etc.) corrían menos riesgo de desarrollar degeneración macular. El cuerpo deposita la luteína en la mácula, la parte central de la retina ocular responsable de la visión detallada, donde filtra al exterior las longitudes de ondas lumínicas perjudiciales. En otra investigación se sugiere también que puede reducir el riesgo de cáncer de mama.

7. El bloqueador del dolor: MSM

El metilsulfonalmetano (MSM) es un compuesto que contiene azufre y se encuentra en frutas, vegetales y cereales. El azufre es uno de los minerales que más abundan en el organismo, y es uno de los que pasan más desapercibidos en lo que se refiere a sus beneficios sobre la salud.

Es un componente esencial de algunos aminoácidos (incluyendo la metionina, la cisteína y la taurina), vitaminas (biotina y B1), hormonas (insulina) y antioxidantes (ácido alfalipoico y glutatión). A pesar de todas estas actividades ni siquiera se le considera un mineral esencial.

El MSM, que parece proveer una sustanciosa cantidad de azufre orgánico, se usa para tratar una amplia variedad de dolores musculares y de las articulaciones. Podrá ser de ayuda porque proporciona azufre a los enlaces que forman «el pegamento biológico» que une piel, uñas, huesos y articulaciones.

8. El vencedor de la gripe: N acetilcisteína

La N acetilcisteína (NAC), es un precursor del aminoácido llamado cisteína. Este suplemento es lo que más se parece a una «cura» de la gripe. La NAC aumenta la producción corporal de glutatión, un componente que se necesita como ayuda para el sistema inmunitario y para desintoxicar las sustancias peligrosas.

En un estudio llevado a cabo en la universidad de Génova, en Italia, dieron 1.200 miligramos de NAC o un placebo diariamente a 262 personas durante la temporada invernal de las gripes. Las personas que tomaron NAC e incluso pillaron la gripe, sólo tuvieron una tercera parte de los síntomas. De los 10 individuos que no tuvieron que guardar cama por sus síntomas gripales, 9 tomaron NAC.

Otros investigadores lo consideran un componente natural para incrementar la resistencia al cáncer. Se asegura que «la NAC tiene muchas propiedades protectoras y quizás el único riesgo es considerarla como una panacea universal.»

9. Un anticancerígeno: IP6

El IP6 (Inositol hexafosfato) o ácido fítico es una forma del inositol que desempeña un papel crucial en el crecimiento natural de la célula. Este lP6 ha tenido unos impresionantes efectos anticancerígenos en investigaciones efectuada con cultivos de células y roedores. En un estudio publicado en la revista *Nutrition and Cancer*, se informaba que el IP6 había reducido significativamente el número de cánceres de mama en cobayas. Más recientemente se compararon sus efectos con los de la equinácea (*Echinacea purpurea*), considerándose superiores a los de la popular planta adaptógena. Hoy el IP6 se emplea, ante todo, para eliminar el exceso de hierro. Hay que tener en cuenta que el hierro se oxida rápidamente produciendo potentes radicales libres.

Aunque se habla mucho de la anemia en relación con el hierro, irónicamente la mayoría de la población tiene exceso, y no defecto, de hierro. El exceso de hierro es muy peligroso, dado que el hierro es muy oxidante y puede provocar múltiples patologías incluidos problemas cardiovasculares y algunos tipos de cáncer.

Normalmente tienen exceso de hierro los hombres y las mujeres menopaúsicas que no eliminan hierro mediante la menstruación.

Como se sabe, el hierro es esencial para numerosas funciones esenciales del organismo, comenzando por la respiración misma. Al unirse a la hemoglobina en los glóbulos rojos, el hierro permite transportar oxígeno a todas las células del cuerpo.

Pero cuando el hierro se oxida a su forma férrica o ferrita, es bastante dañino. Cuando los glóbulos rojos mueren y abandonan el hierro que contienen, éste es rápidamente protegido por unos glóbulos blancos especiales que cubren el metal con una proteína llamada ferritina, para evitar la formación de radicales libres.

Para saber si se tiene exceso de hierro hay que comprobar que los niveles de ferritina (no de hierro, ya que el hierro contenido en la hemoglobina no es problemático).

Un bajo nivel de hierro nos indica anemia, y un nivel alto de ferritina indica exceso de hierro inorgánico, que debe ser desintoxicado del organismo por su alto poder oxidante y su tendencia a producir radicales libres.

10. Un multiusos: EL PICNOGENOL

Derivado de la corteza de los pinos de la Francia marítima (*Pinus pinaster*), cs un complejo natural de varios antioxidantes, muchos de los cuales son flavonoides vegetales. A la gente le gusta el picnogenol por varias razones. Su poder antioxidante reduce la viscosidad de las células de las plaquetas, que puede contribuir a obturar las arterias. El picnogenol es también un notable anti inflamatorio y puede ser de ayuda para las personas que padecen artritis reumatoide. Pero quizás el uso más fascinante de este super suplemento sea el tratamiento de la alteración y déficit de la atención que se está estudiando, ya que el picnogenol neutraliza el óxido nítrico, un radical libre que tiene su papel en la química del cerebro.

El picnogenol se utiliza para el tratamiento de los problemas de circulación, para la alergia, el asma, el zumbido de oídos, la presión arterial alta, el dolor muscular, el dolor, la osteoartritis, la diabetes, el trastorno de déficit de atención y en casos de hiperactividad, para la endometrosis, una enfermedad del sistema reproductivo femenino, para algunos síntomas de la menopausia, los periodos menstruales dolorosos, la disfunción eréctil y en caso de retinopatía, un trastorno ocular.

El picnogenol se usa para retardar el proceso de envejecimiento, para mantener la piel sana, para aumentar la resistencia deportiva y para mejorar la fertilidad masculina. Algunas personas usan cremas para la piel que contienen picnogenol para contrarrestar el envejecimiento.

Podemos encontrarlo también en la piel del cacahuete, la semilla de uva y de la corteza del avellano.

Adaptógenos y «antiaging»

Hoy en día los suplementos dietéticos naturales abarcan una gama muy amplia de productos, tanto los que en medicina naturista conocemos y usamos desde hace al menos un siglo (como el germen de trigo, el polen, o la levadura de cerveza o de remolacha) como los que han ido llegando en los últimos años. Los hay, por ejemplo, que contienen ácidos grasos esenciales (como los omega-3 y omega-6) y los hay con *Lactobacillus acidophilus,* esta bacteria beneficiosa que ayuda a la digestión de las proteínas.

Podemos encontrar suplementos dietéticos en la mayoría de tiendas de dietética y en bastantes farmacias e incluso supermercados; los suplementos se venden cada vez más y vale la pena reflexionar sobre su valor y su utilización. Vamos a fijarnos en algunos adaptógenos y nuevos suplementos, así como en el poder de algunos antiinflamatorios naturales.

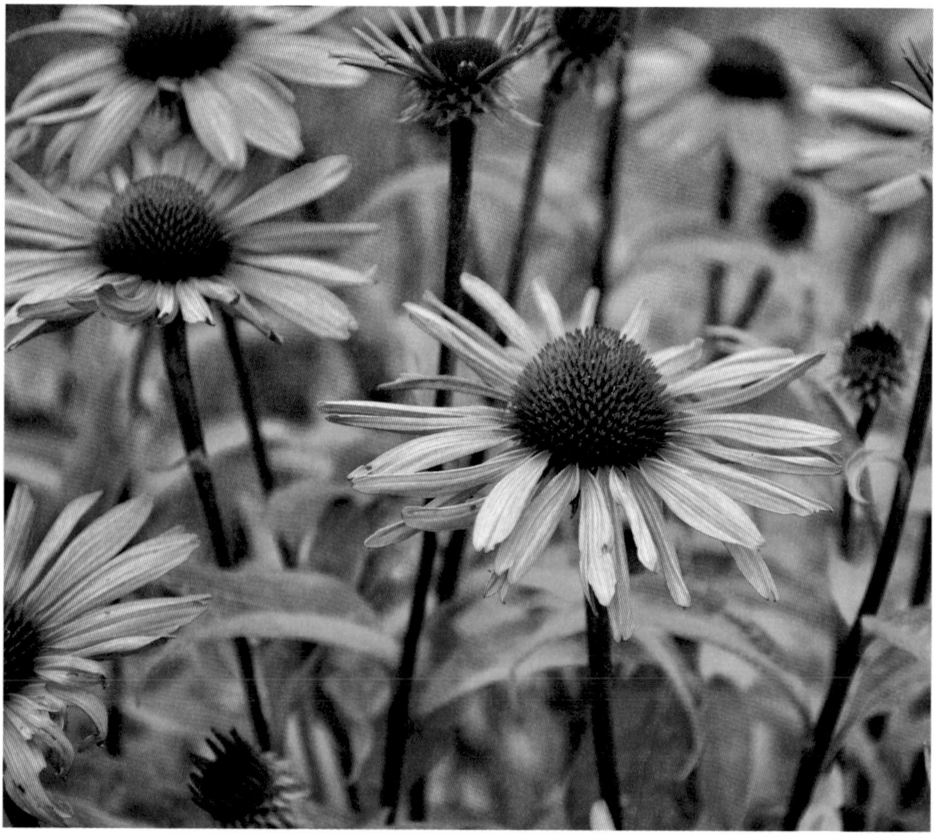

Suplementos sí o no. Diferentes aproximaciones

En general, los suplementos dietéticos se componen o derivan de alimentos útiles para la salud. En algunos casos, los beneficios que los fabricantes les atribuyen se basan en las propiedades curativas tradicionales; en otros, en resultados de investigaciones científicas recientes. Además, los hay que pueden ser ricos en un determinado tipo de nutriente, o contener ingredientes activos que ayudan a la salud (como en los procesos digestivos y metabólicos) o bien proporcionar una combinación de nutrientes e ingredientes activos.

En medicina naturista no existe unanimidad a favor de la suplementación, porque, aunque nadie niega sus beneficios incuestionables, algunos médicos naturistas defienden el valor del aporte íntegro, tal como nos lo ofrece la naturaleza, de los nutrientes que necesitamos. Y en este sentido, será pertinente su reflexión para que valoremos si hay de seguir comprando unas relucientes naranjas (la cera hace milagros) con poquísima vitamina C para luego tener que recurrir a unas pastillas para compensar.

¿Sólo si los investiga la industria?

Por eso resulta demasiado sospechoso que todavía hoy, muchos organismos oficiales, y basándose en los abusos de la publicidad de algunos productos (como por ejemplo, la mayoría de los que se anuncian para adelgazar, o los crecepelos), califiquen como poco fiables los suplementos dietéticos. Nos parece tendencioso porque muchos de ellos, y en especial los suplementos *naturales*, se han utilizado con excelentes resultados durante años y años. Y llama la atención que la comunidad médica sólo los apruebe cuando son «descubiertos» por «investigadores científicos» estrechamente vinculados a sus intereses, o a los de la industria farmacéutica.

Así, entre los *descubrimientos* más o menos recientes de la industria aparecen el ajo, el aloe vera, la fibra, los aceites de pescado y el salvado. Es decir, sustancias que se han utilizado durante siglos de forma natural.

Qué podemos esperar de los suplementos

Podemos encontrar suplementos en muchas presentaciones (tabletas, cápsulas, líquidos, jaleas, polvos, cremas, galletas, gránulos). Es algo que depende de la composición del suplemento; además, como están elaborados a base de alimentos perecederos o son derivados de alimentos, su potencia varía y puede verse afectada por la temperatura o por la cantidad de tiempo que permanezcan almacenados.

¿Qué plantas son adaptágenas?

En 1958 y en los años siguientes, el Dr. Brekhman y sus colaboradores presentaron el concepto de remedios adaptógenos, anticipado en 1947 por el Dr. Lazarev: «aquéllos que sirven para incrementar la resistencia no específica frente a influencias externas de muy diverso origen», sobrepasando el concepto clásico de «plantas tonificantes» vigente hasta entonces. Durante décadas, los adaptógenos formaron parte de las «fórmulas secretas» de los atletas olímpicos rusos y de países de la Europa del Este. Hoy en día se ha podido comprobar que inciden muy favorablemente en el sistema inmunitario, lo cual ha popularizado alguna de estas sustancias adaptógenas.
Hoy la sustancia adaptógena más conocida es la **equinácea** (*Echinacea purpurea*). Hasta ahora se sabe que poseen un poder adaptógeno quince plantas más, alguna de ella procedente de la medicina tradicional ayurvédica de la India, junto a decenas de otras plantas, menos conocidas, pero no por ello menos eficaces.

1. **Amalaki** (*Emblica Officinalis*)
2. **Anón** (*Annona squamosa*)
3. **Arándano negro** (*Vaccinium myrtillius*)
4. **Ashwagandha** (*Withania somnífera*). Withania o ginseng de la India
5. **Astrágalo** (*Astragalus membranaceous*)
6. **Eleuterococo** (*Eleutherococcus senticosus*). El ginseng siberiano
7. **Esquizandra** (*Schizandra chinensis*). Wuweizi
8. **Ginkgo** (*Ginkgo biloba*)
9. **Ginseng** (*Panx ginseng*)
10. **Gotu kola** (*Centella asiatica*)
11. **Maca** (*Lepidium peruvianum*). El ginseng del Perú
12. **Nim** (*Azadirachta indica*)
13. **Regaliz** (*Glycyrrhiza glabra*)
14. **Rodiola** (*Rhodiola roseo*)
15. **Suma** (*Pfaffia paniculata*). El ginseng del Amazonas

Otras plantas

- **De la India y el Tíbet:** boswellia (*Boswellia serrata*), gugul (*Commiphora gugul*), kang jang (*Andrographis paniculata*), melón amargo (*Momordica chirantia*), Picorhiza kurroa, Shatawari (*Asparagus racemosus*).
- **De la Medicina Tradicional China:** reishi (*Ganoderma lucidum*), fo ti (*Polygonum multiflorum*), poligonácea china (*Polygonum cuspidatum*), ma huang (*Ephedra sinica*),
- **Algunas plantas de la selva tropical:** abuta (*Cissampelos pareira*), cajueiro (*Anacardium occidentale*), chuchuasi (*Maytenus macrocarpa*), hercampuri (*Gentianella alborosea*), jatoba (*Hymenaea courbaril*), lapacho (*Tabebuia impetiginosa*), y "uña de gato" (*Uncaria tormentosa*).

Para muchas personas que nunca hayan utilizado un suplemento alimentario natural, la idea de tomar alguno puede resultar poco atractiva. Sin embargo, cuando se experimentan los beneficios del producto, suelen darse grandes entusiasmos. Recordemos que la utilización de suplementos es una elección personal en la que cuenta el valor de la autogestión de la propia salud: es mejor «ensuciar poco» que «limpiar mucho»; y es mejor no enfermar que abordar grandes remedios. En este sentido, los suplementos, acompañados de un estilo de vida en armonía con la naturaleza, son un buen recurso.

También nos suelen ofrecer un aporte extra de energía para el organismo; son interesantes como prevención y refuerzo, y, junto a otras medidas (actitud, alimentación, respiración, ejercicio), un elemento importante en las técnicas *antiaging* para retrasar el envejecimiento.

Nuevos suplementos dietéticos. Algunas sustancias adaptógenas

Alguna vez hemos abordado los asombrosos efectos de la equinácea, el adaptógeno más popular, así como algunos otros (bastantes proceden de la medicina ayurvédica de la India). También del uso que se hace de ellos en medicina sistémica. Ahora los tenemos más al alcance, tanto en las tiendas como a través de internet.

Como hemos comentado alguna vez, los adaptógenos son sustancias, generalmente procedentes de algunas plantas medicinales, pero también de determinados alimentos, que pueden ayudar al cuerpo a *adaptarse* mejor a circunstancias que requieran sobreesfuerzo. Tanto si se trata de reforzar las defensas del organismo, como de llevar a cabo una mayor actividad, física o intelectual, o realizar, por ejemplo, un fuerte entrenamiento deportivo o ejercicios extenuantes, los adaptógenos son una ayuda muy valiosa.

En situaciones de cambio estacional, cansancio, mala alimentación, estrés... un adaptógeno favorece o provoca unos cambios mínimos en las funciones fisiológicas del cuerpo, pero estos pequeños cambios son decisivos, ya que aumenta la resistencia del organismo a innumerables influencias adversas. Y esto lo hace posible no por acciones específicas, sino por un amplio abanico de acciones físicas, químicas y bioquímicas.

Los adaptógenos poseen además un efecto normalizador general de la salud, mejorando todo tipo de condiciones sin empeorar ninguna.

Dicho en otras palabras, puede actuar en bastantes situaciones como un antibiótico, pero sin ninguno de sus inconvenientes secundarios. Es el caso de la equinácea frente a la gripe, por ejemplo.

En contra de lo que suele creerse sobre alguna de estas plantas, los adaptógenos no son un dopaje natural, sino que promueven la salud corporal y favorecen el equilibrio que requiere nuestro organismo (horas de descanso, una buena alimentación, etc.) para recuperarse.

¿Cómo «saben» los adaptógenos las necesidades prioritarias del organismo de cada persona?

Las sustancias adaptógenas contribuyen a compensar los desequilibrios del organismo porque actúan en la sangre, sobre los glóbulos blancos y ejerciendo una suave regularización de las pulsaciones, la presión sanguínea y la temperatura corporal. Por razones que hasta el día de hoy se siguen investigando, los adaptógenos ante todo actúan favorablemente en el sistema inmunitario, un hecho que despierta la atención en todas partes, al existir hoy en día un mayor interés e inquietud por nuestras defensas. Tanto si es de forma protagonista o complementaria, son una ayuda magnífica para disfrutar de buena salud en general y, sobre todo, para retrasar el envejecimiento y para ayudar –a menudo decisivamente– a que el cuerpo sane de verdad.

A diferencia de los fármacos convencionales, los adaptógenos no enmascaran síntomas: ayudan a que el propio organismo, con la ayuda de la propia naturaleza, pueda curarse. Pueden ser una de las claves del vigor y la longevidad, pero conviene que valoremos bien su aportación poniendo también un poco de esfuerzo por nuestra parte. Por sí solos nos ayudarán alguna vez, pero no siempre: su uso continuado reduce su impresionante eficacia.

Para que una sustancia pueda considerarse como adaptógena ha de poseer efecto bidireccional; por ejemplo, ha de ayudar, un adaptógeno debe descubrir las necesidades en cada caso y ayudar al organismo a reducir la glucosa del suero cuando está alta, y elevarla con está baja.

Un adaptógeno debe ayudar al cuerpo a adaptarse a varios tipos de tensiones, clima caliente, frío, esfuerzo, trauma, falta de sueño, exposición tóxica, radiación, infección o estrés psicológico. No causa efectos secundarios nocivos; es útil en el tratamiento de una gran variedad de enfermedades.

El ejercicio regular probablemente es el ejemplo más claro de un tratamiento adaptogénico.

La acción de los adaptógenos es general y actúan a través del metabolismo. Poseen un efecto tónico, estabilizador y regulador, independientemente de los problemas de salud que se presenten. Carecen de efectos secundarios nocivos y no deben provocar alteraciones fisiológicas.

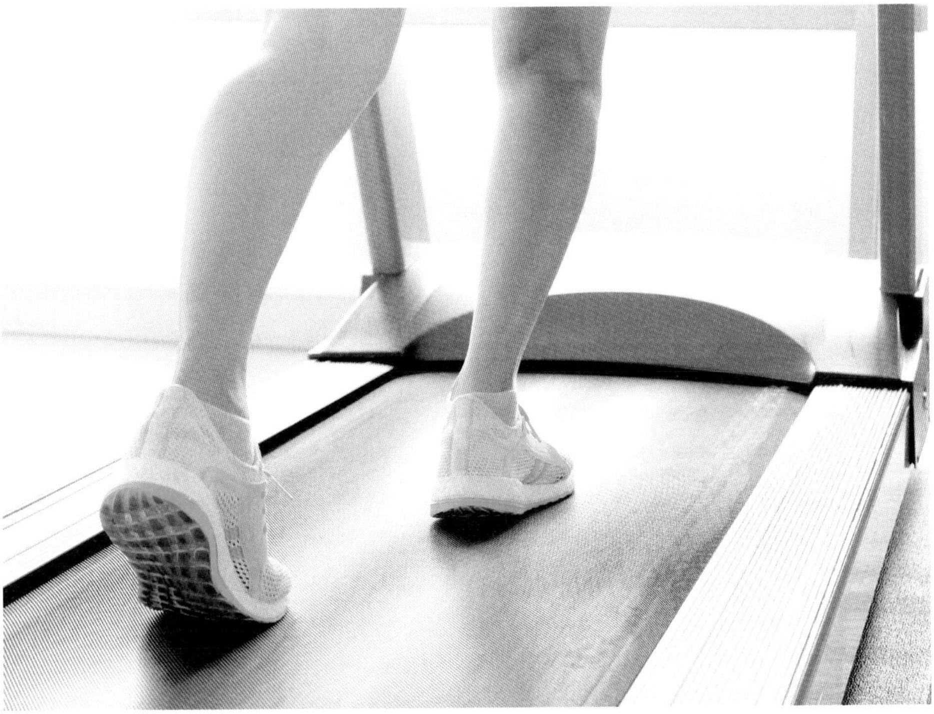

La llegada de nuevos suplementos

Constantemente nos llegan suplementos de lejanas tierras, que han de competir con nuestras plantas medicinales más populares (romero, tomillo, manzanillas...). ¿Tiene sentido, el desdeñar remedios tan potentes y cercanos como tenemos, para probar estos otros remedios? Una mirada ecologista nos diría que no, pero las cosas son más complejas. Cuando el organismo ya está acostumbrado a determinados tratamientos, el hecho de sorprenderle con algo nuevo puede estimular la propia *vis medicatrix natura*. Un médico naturista nos comentaba lo fácil que es prescribir tratamiento a alguien que va a seguir la medicina natural por vez primera: los resultados, normalmente, son espectaculares. Pero en cambio se lamentaba de lo difícil que resulta a veces dar un tratamiento a naturistas que ya siguen muchos de los posibles consejos y remedios naturales. Este podría ser uno de los argumentos a favor de remedios que puedan llegar de lejos. A veces los suplementos aparecen como ingrediente de otros beneficiosos recursos terapéuticos.

En Siberia

¿Cuál es el secreto de que los árboles y las plantas silvestres de Siberia tengan unas propiedades tan excepcionales? La ciencia nos dice que el cedro siberiano es uno de los árboles más ricos en componentes fitoterapéuticos activos que existen. En Siberia crece una vegetación muy rica y única en el mundo en su forma original y primitiva; para sobrevivir a la Edad de Hielo, los árboles y plantas silvestres han tenido que desarrollar un gran potencial.

Para adaptarse al riguroso frío y viento y sobrevivir en esas condiciones extremas, la vegetación que existe ha generado desde hace milenios grandes concentraciones de aceites esenciales y nutrientes, desarrollando unas propiedades terapéuticas excepcionales, que sus habitantes han aprovechado desde la Antigüedad para preservar su salud y mantener al máximo todo su potencial físico y espiritual.

Chaga, la seta de la longevidad

Este hongo medicinal conocido popularmente como «chaga» (*Inonotus Radiatus, Inon. Obliquus*) u «hongo del abedul», se ha usado durante siglos en la medicina popular de Siberia y el norte de Rusia. Se toma popularmente en forma de té o infusión o en tintura.

Su uso medicinal es tradicional en la cultura rusa y del Este de Europa. Se forma de manera irregular y tiene la apariencia de carbón quemado. El cuerpo fértil usualmente aparece después de que el árbol huésped esté muerto del todo. Normalmente crece en los bosques de abedul (en especial, abedul blanco) de Rusia, Este y Norte de Europa y Norteamérica, y en Corea.

Desde el siglo XVI se ha venido utilizando para tratar **tumores malignos, gastritis, úlceras y tuberculosis** de los huesos entre otras enfermedades, con la ventaja de que no producen **ningún efecto secundario tóxico**. Hoy los científicos nos dicen que el hongo chaga produce «un diverso rango de metabolitos secundarios (incluyendo compuestos fenólicos, melaninas, y triterpenoides tipo lanostane)». Se sabe que contiene **componentes activos antioxidantes y antitumorales y antivirales**; y por descontado, **ayuda a fortalecer el sistema inmunitario** en general.

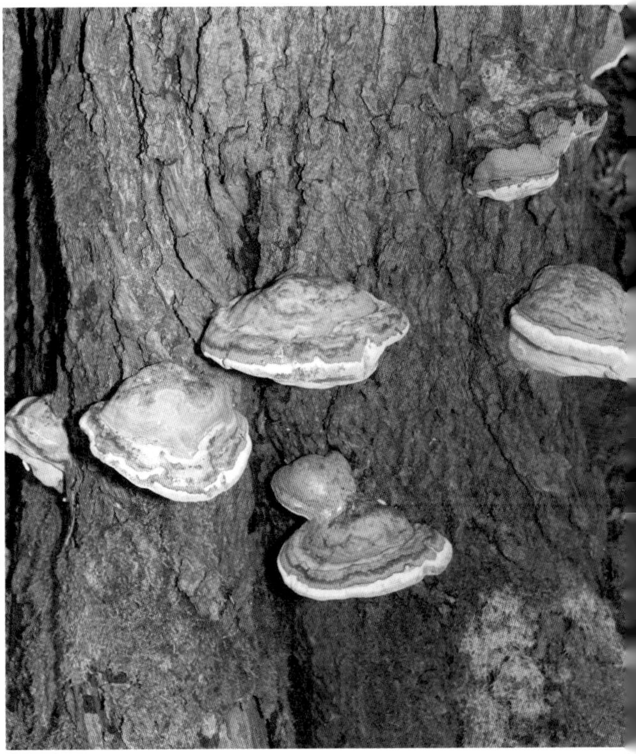

Se sabc también que, por ejemplo, produce efectos extraordinarios en caso de cánceres de seno, de hígado, gástricos y de útero, pero lamentablemente crece sólo en hábitats muy fríos y muy lentamente. En Japón y en Corea del Sur se producen extractos de hongo chaga y otros hongos de la familia Basidiomycota, que ahora ya se ofrecen como suplementos medicinales anticancerígenos.

- **Betaglucanos.** Las propiedades biológicas de preparaciones crudas de estos polisacáridos betaglucanos se vienen estudiando desde hace más de 50 años. Junto a su actividad anti tumoral, ayudan a prevenir un amplio rango de infecciones y enfermedades. Estimulan el organismo a producir células NK (natural killer) para combatir infecciones y el desarrollo de tumores, sin mostrar toxicidad directa en contra de los patógenos. Algunos herbalistas y fitoterapeutas aseguran que se trata del hongo medicinal anticancerígeno más potente que se conoce, si bien para uso medicinal es necesario un proceso de extracción.

• **Betulina y ácido betulínico.** Son compuestos que se encuentran naturalmente en el hongo chaga y los abedules y se están estudiando para uso en quimioterapia. Se trata de un potente antiséptico natural que posee la chaga en grandes cantidades, y que impide la aparición de procesos inflamatorios. En realidad, se trata de un parásito del abedul que causa la podredumbre de sus troncos. Es su cáncer: el hongo invade y destruye la albura de la madera, formando cavidades negras, tumores en la corteza que debilitan al árbol y acaba muriendo. La betulina encontrada en el abedul blanco es indigerible por los humanos, pero el hongo chaga la convierte en una forma que puede ser digerida oralmente. Además es capaz de reducir el colesterol nocivo LDL y la obesidad en general, mejora la resistencia a la insulina y es un excelente antiinflamatorio.

Mumijo, una tierra maravillosa

El mumijo o "shilajit" es conocido de hace más de 2.500 años en Asia como un extraordinario remedio curativo. Es una tierra mineral, soluble en agua, parecida a la resina, con un gusto amargo y ácido y un olor característico agradable. Es único en cuanto a su composición, que incluye hasta 90 minerales y oligoelementos distintos, hidratos de carbono, alcaloides, lípidos, esteroides, polifenoles, aceites esenciales, diferentes aminoácidos, vitaminas del grupo B y ácidos húmicos. Es muy valioso por sus compuestos complejos: un grupo de investigación estonio ha podido identificar en el mumijo 65 compuestos orgánicos, de entre ellos 24 ácidos grasos libres no documentados hasta la fecha.

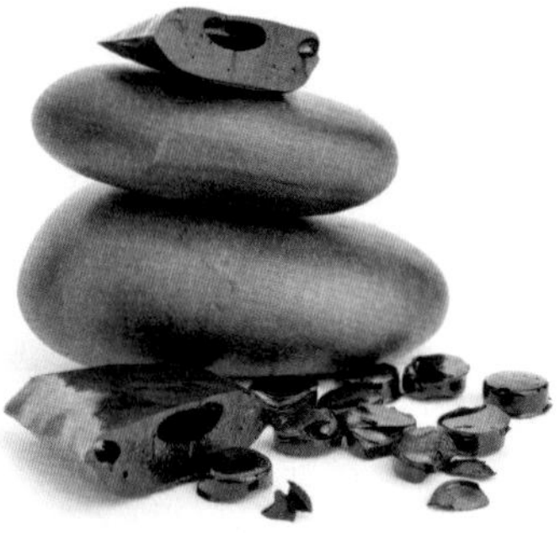

En Siberia, los aldeanos atesoran esta valiosa tierra mineral en condiciones extremas, a miles de metros de altura. La cuidadosa limpieza se lleva a cabo con agua de los manantiales de la montaña. Para obtener de 60 a 80 kg de tierra mineral suelta se precisan 1000 kilogramos de piedra mumijo.

Mumijo significa, traducido del griego antiguo: «proteger el cuerpo contra las enfermedades» o también «prevenir la enfermedad». Lo mencionan los médicos de la Antigüedad –Hipócrates, Avicena– y se ha llegado a denominar «piedra milagrosa» (en sánscrito se conoce como *shilajit*, que significa «roca invencible»). Conocido desde hace muy poco en Occidente, los científicos están investigando los secretos de sus virtudes curativas únicas.

El mumijo fortalece el sistema nervioso, mejora el sistema circulatorio y el corazón y resulta especialmente eficaz en tratamientos del sistema digestivo y el estómago; además favorece la digestión y es extraordinario en caso de hemorroides. También es especialmente efectivo para a la desinflamación y curación de traumatismos y fracturas óseas. Se utiliza como remedio curativo para la regeneración en general, contra las infecciones e intoxicaciones.

Los aldeanos de Siberia hacen de vez en cuando una cura de mumijo para la regeneración física y el aumento del rendimiento en general.

Reishi, príncipe de los adaptógenos

Desde hace por lo menos 2.000 años, el hongo reishi (*Ganoderma lucidum*) o Ling Zhi, era uno de los secretos de la longevidad en la cultura tradicional china, y su uso era altamente valorado por los Emperadores: se dice que el imperio contaba con más buscadores de setas reishi en los bosques que para proteger el país.

Tras muchos intentos infructuosos, en 1972 se logró cultivar por primera vez y enseguida comenzó su comercialización allí. El reishi es considerado como «el príncipe de los adaptógenos» y en la década de 1980 se comenzaron a estudiar en China y Japón sus propiedades medicinales, tomado con más o menos regularidad: antioxidante, insomnio, ansiedad, estrés... y muy especialmente, la fatiga crónica.

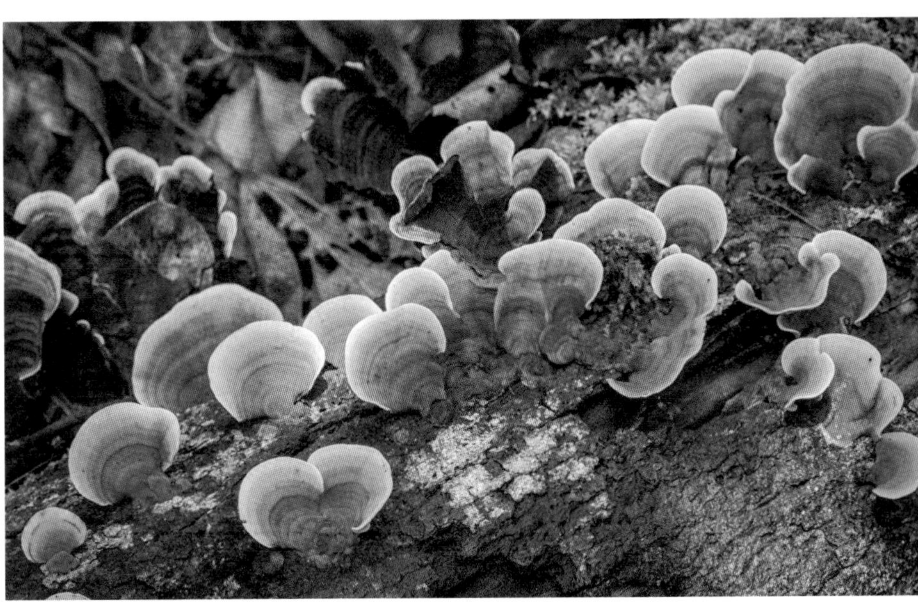

Entre lo más interesante está su uso medicinal para restaurar el cuerpo a su estado natural, permitiendo a todos los órganos funcionen normalmente.

La variante japonesa del reishi (rokkaku), tiene forma de cuerno de ciervo, sin el sombrero que caracteriza la especie silvestre. Esa variante, para desarrollarse, requiere determinadas condiciones de humedad y luz solar.

En los cultivos de rokkaku se podan las setas antes de que los sombreros se abran y, con ello, se evita la pérdida de esporas. De ese modo todas las propiedades beneficiosas de dichas esporas se conservan.

¿Cuáles son esas propiedades beneficiosas? El reishi suele ser un ingrediente muy importante en las formulas herbales tradicionales chinas para casos de fatiga crónica y siempre que necesitemos aumentar el sistema inmunológico. Su acción antioxidante (es rico polisacáridos y germanio) lo convierten un buen aliado en la lucha contra el envejecimiento y los radicales libres.

Es útil en caso de múltiples trastornos, desde alergias, estrés y ansiedad hasta diabetes y mejora del flujo sanguíneo. También es rico en calcio, posee actividad antitumoral y se usa en inflamaciones osteoarticulares y como antialérgico.

Fórmula personal

Uno de los defensores más conocidos del reishi es el escritor Fernando Sánchez-Dragó. A sus 75 años fue padre por cuarta vez, lleva varios bypass de corazón y mantiene una notable actividad. No todos los 70 compuestos que forman parte de su «elixir de la eterna juventud» son de origen natural, pero asegura que le funcionan muy bien. Entre ellos están: un **yogur**, una cucharada de **polen**, otra de **lecitina de soja, ginseng rojo, jalea real fresca, multivitamínico** reforzado con **antioxidantes** (como la astaxantina, un carotenoide), **espirulina**, aceite de **onagra**, dos dientes de **ajo**, una cucharada de **sirope de arce**, una pastilla de **selenio** y una cápsula de **coenzima Q10**, tres cápsulas de **«uña de gato»** (*Uncaria tormentosa*), otras tres de **ginkgo biloba**, **equinácea** (*Echinacea purpurea*), **palmeto** (*Serenoa repens*) para la próstata, **cordyceps** del Tíbet, productos **nutracéuticos**, **melatonina**, **resveratrol**…

Sánchez-Dragó comenzó a elegir los ingredientes de su «fórmula» en la década de 1980; la ha ido «perfeccionando» con los años, al seleccionar los pequeños y grandes descubrimientos que iba haciendo en sus viajes por todo el mundo. El más destacado de sus hallazgos es el **reishi** y la **enzima superóxido dismutasa** (SOD), sobre la que existe un gran interés científico, pero aún se conocen poco sus efectos como suplemento dietético.

■ En la cocina

El caldo vegetal

Las propiedades nutritivas y curativas del caldo vegetal lo convierten en uno de los pocos alimentos cocidos que, según la medicina naturista, se puede tomar siempre, incluso en caso de enfermedad o de fiebre ligera. Forma parte también de los líquidos que suelen tomarse en caso de practicar algunos tipos de ayuno o semiayuno.

Es siempre un recurso muy útil para tomar cada día; en caso de trastornos intestinales o de afección hepática, en convalecencias o para iniciar a los bebés lactantes a la alimentación suave de papillas y sopas. Lo puede tomar cualquier persona y sus posibilidades y variantes son inacabables.

Receta de base para el caldo vegetal

Los ingredientes básicos son verduras y hortalizas como: apio, zanahoria, cebolla, nabo, lechuga o escarola, tomate, ajo; una cucharada de arroz integral, sal y aceite de oliva.

1. Hervimos todos los ingredientes durante 40-60 minutos y los colamos. Conviene que la cocción sea a fuego muy lento, teniendo en cuenta que las hortalizas no soportan bien los grandes hervores, ya que en este caso enseguida aparecen sus sabores y aromas más ásperos. Por eso llevaremos el caldo a un hervor suave; tapamos y lo mantenemos así, reduciendo al mínimo la intensidad de la llama.
2. Una vez cocido colamos las hortalizas y las estrujamos para que desprendan sus últimos jugos.
3. Se toma tal cual. Si sobra, o bien si no se usa de inmediato, debe dejarse destapado hasta que se enfríe. Luego lo guardamos bien protegido en el frigorífico, siempre a mano para hacer una buena sopa.

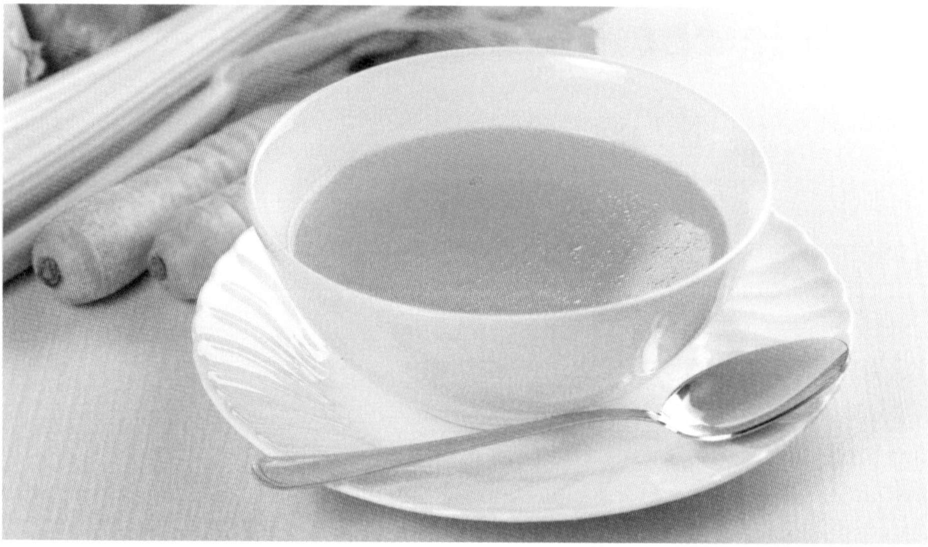

Aromatizar el caldo

Se suele añadir un chorrito de aceite de oliva y, para acentuar los sabores, hierbas aromáticas al gusto: tomillo, mejorana, laurel, perejil, etc.

La sal es lo que más a menudo puede faltar en el caldo, de todas formas recordemos que siempre se puede añadir... pero no quitar. Si la añadimos al principio podremos comprobar luego los sabores y, si sabe demasiado dulce, se le puede dar un ligero toque picante o ácido con pimienta, ajo prensado o incluso con zumo de limón. Unas gotas de salsa de soja tamari también aromatizarán el sabor del caldo.

En caso de fiebre, o de caldo destinado al ayuno, hay que olvidarse del aceite y de la sal. El caldo ideal para ayunar se hace a base de zanahorias, puerro, apio y un poco de perejil.

Caldo de transición hacia una dieta sin carne

Para los que estén eliminando la carne de su dieta poco a poco, proponemos un caldo vegetal especialmente denso, con más sabor y aún más nutritivo que la receta de base de caldo vegetal (ver pág. 99). Se prepara con los mismos ingredientes, pero añadiéndole unas lentejas, guisantes y un sofrito de tomate, cebolla y ajo. Se cuela, y si se desea más espeso, se pueden pasar los vegetales por la batidora para obtener un sabroso puré de verduras.

Para los momentos más ansiosos de carne durante la etapa de transición, también existe el recurso de utilizar unas tiras o tropezones de seitán.

Cereales en la cocina

Cómo elaborar seitán en casa

Hacer seitán en casa es muy fácil. Se elabora a partir de harina integral de trigo, o también con espelta, con la que se forma una bola de pasta. Luego se elimina el almidón, lavando la pasta bajo el grifo; el gluten que queda, una vez cocido, es lo que nos proporcionará el seitán.

Receta para 6 raciones
Tiempo: 60 minutos más tiempo de cocción y de reposo
Ingredientes:

- 1 y 1/2 kg de harina de trigo integral, o de espelta
- de 8 a 9 tazas de agua.

Para el caldo:

- salsa de soja tamari
- alga kombu

1. Colocamos la harina integral en un recipiente grande y añadimos agua hasta obtener una consistencia parecida a la masa para el pan (1).
2. Amasamos hasta que quede elástica, entre 5 y 7 minutos (2) y la dejamos reposar cubierta con agua entre 30 y 60 minutos (3).
3. Amasamos de nuevo dentro del agua durante un minuto, hasta que el agua adquiera un tono lechoso, signo de que suelta el almidón (4). Quitamos el agua.
4. Colocamos la masa pegajosa en un colador grande y sumergimos el colador en un recipiente grande lleno de agua. Amasamos dentro del colador.
5. Repetimos el proceso hasta que se haya eliminado todo el salvado y el almidón, es decir, hasta que el agua salga limpia. Los dedos deben sentir una masa gomosa parecida a un «chicle»: esto es el gluten del trigo.
6. Al lavar la masa alternaremos agua fría y caliente, aunque el último lavado debe ser con agua fría para contraer el gluten. Dejamos reposar media hora más.
7. Para cocinarlo (5) prepararemos un caldo vegetal con agua, salsa de soja tamari, alga kombu y otras hierbas o especias (ajo, jengibre, laurel...), que le darán un gran sabor.
8. Dejamos hervir una hora a fuego lento, procurando que al principio no se pegue en el fondo. Al hervir, el gluten gana volumen y adquiere una mayor consistencia. Lo dejamos enfriar y podemos cortarlo en rodajas o al gusto.

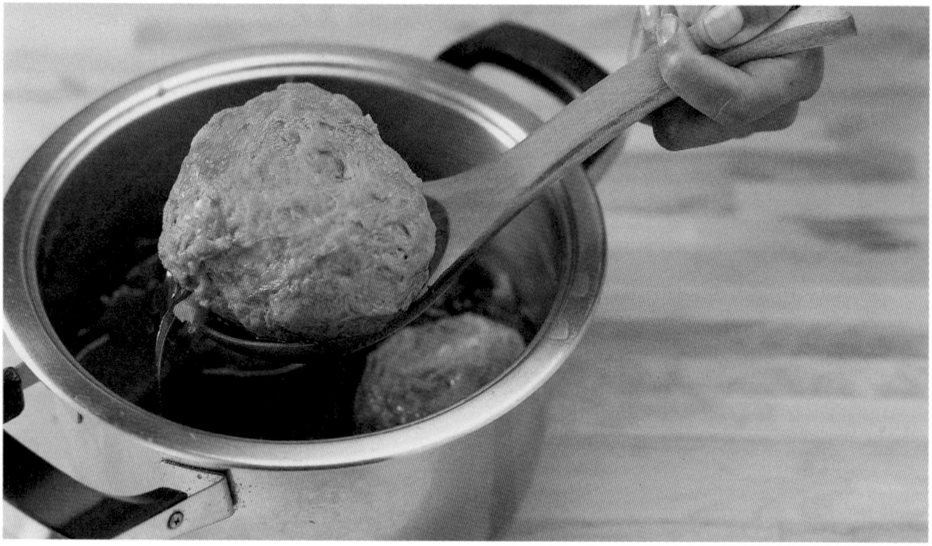

Con un poco de práctica se podrá preparar en una sola tarde suficiente cantidad de seitán para todo el mes. Incluso se puede congelar hasta que se necesite, o guardarlo en el frigorífico durante una semana.

Podemos guardar el agua de remojo, ya que es ideal para el cutis, para espesar salsas como la bechamel y otras, para hacer pan, postres, o como agua para la sopa.

Mueslis y granolas

Descartaremos todos los mueslis del mercado que contengan azúcar. Siempre que sea posible, los prepararemos nosotros mismos con cereales biológicos a granel, obtenidos en proveedores de confianza y con la proporción de cada ingrediente según las preferencias personales: copos de avena y de otros cereales (centeno), frutos secos troceados, semillas (chia, lino, girasol…), pasas y orejones o fruta desecada, etc.

Las barritas de cereales

Las barritas de cereales son un buen tentempié y un recurso si no se ha desayunado bien, o vamos a estar bastante tiempo fuera de casa. No pesan demasiado y caben en cualquier bolsillo, lo que las convierte en un interesante alimento energético a condición de que sean sanas, es decir, sin exceso de azúcar o endulzantes industriales, ni con aditivos y grasas poco aconsejables. Por eso vale la pena hacerlas en casa; es facilísimo, una experiencia estupenda, y siempre vamos a poder hacerlas diferentes, variando ligeramente los sabores.

Barritas caseras de cereales y granola

Para 15 unidades (según el tamaño).

Tiempo: 30 minutos

- 100 g de mantequilla bio o margarina no hidrogenada
- 100 g de azúcar integral de caña
- 40 g de miel
- 200 g de copos de avena
- 50 g de granola
- 3 cucharadas de salvado de trigo
- 4 cucharadas de germen de trigo
- 30 g de pasas de Corinto
- 1 naranja bio
- aceite de oliva virgen extra

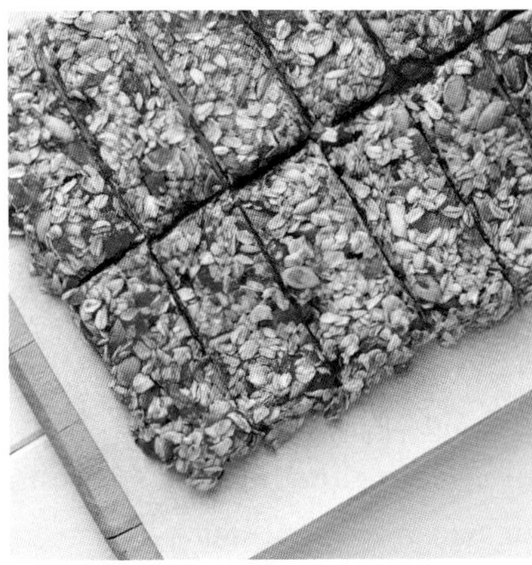

1. Pelamos bien la naranja, reservando la cáscara para cortarla luego en tiras bien finas. Dividimos la naranja en gajos, quitamos el hoyuelo, la parte blanca y las semillas, la picamos bien fina y la cocinamos un poco en una cacerola. Agregamos la cáscara cortada, mezclamos bien y reservamos.

2. En otra cacerola colocamos la miel, la mantequilla y el azúcar integral. Lo llevamos a fuego lento y, cuando rompa el hervor, cocinamos durante 1 minuto.

3. Añadimos los copos de avena, la granola, el salvado, el germen de trigo, las pasas y los trocitos de naranja cocinados con la ralladura. A medida que se van añadiendo los ingredientes, se mezclan bien y se cocinan durante 3 minutos más.

4. Forramos una placa de horno con papel de aluminio y la rociamos con un poco de aceite. Vertemos la preparación en la placa, igualando y alisando bien la superficie. La ponemos en un horno precalentado a 180 °C durante 15 minutos.

5. Se retira del horno, se deja entibiar un poco y con un cuchillo se marcan las barras de cereal al tamaño deseado. Dejamos que se enfríe por completo y luego cortamos las barritas. Se conservan perfectamente en una caja hermética dos o tres días. Para animar a los niños a cocinar ¡esta es una buena primera receta! Permite muchísimas variedades y todo tipo de cereales y rellenos al gusto (frutos secos, pepitas de chocolate...).

Barritas de semillas y frutos secos

15 unidades (según el tamaño). Tiempo: 25 minutos

- 4 cucharadas de semillas de calabaza
- 4 cucharadas de semillas de girasol
- 4 cucharadas de semillas de sésamo
- 1/2 taza de almendras o avellanas tostadas, peladas y troceadas
- 3 cucharadas de miel de arroz o melaza de cebada y maíz
- 1 cucharada de pasas
- 2 cucharadas de coco rallado
- aceite de oliva virgen extra

1. Lavamos y tostamos las semillas por separado en una sartén sin aceite, sin dejar de remover para que no se quemen.
2. Calentamos la melaza (sin agua) en una cazuela ancha y baja. Añadimos enseguida todos los ingredientes, mezclándolos bien hasta obtener una masa compacta y amalgamada por la melaza caliente. No hay que añadir nada de agua.
3. Untamos un molde de vidrio con unas gotas de aceite. Vertemos la masa caliente y pegajosa, y la aplastamos bien con una espátula de madera o con la mano húmeda. Dejamos que se enfríe por completo.
4. Una vez frío, cortamos a la medida deseada y servimos. También se pueden añadir unas galletas de arroz desmenuzadas.

Salsas y aderezos

Salsa de almendras

Ingredientes:

- 2 cucharadas de almendras molidas
- 6 cucharadas de agua
- 1 cucharada de zumo de limón
- 2 dientes de ajo
- una pizca de tomillo y orégano

1. Mezclamos las almendras y el agua poco a poco. Añadimos el resto de ingredientes.

Salsa de yogur y menta

Ingredientes:

- 1 vasito de yogur natural
- 1 cucharada de zumo de limón
- 1 cucharadita de menta picada

1. Mezclamos bien todos los ingredientes y ya está lista para servir.

Variante: salsa de yogur y nueces. Mezclamos 1 yogur cremoso, 1 o 2 cucharadas de zumo de limón, las nueces o avellanas picadas, y un poco de perejil picado en lugar de menta.

El vinagre o el limón

En los últimos años los nutricionistas y médicos naturistas han desmentido al Dr. Paul Carton acerca de los supuestos beneficios para la salud si se evita el vinagre. En todo caso siempre podemos sustituirlo por unas gotas de limón y hay quien lo prefiere así, sea por motivos de sabor o porque notan que les sienta mejor. Hoy se conocen bien los beneficios del vinagre de sidra para la flora intestinal; lo elegiremos en vez del vinagre de vino siempre que sea posible.

Mayonesa humus de zanahoria

Para 3-4 personas.

Tiempo: unos 20 minutos

Ingredientes:

- 1/2 de l de bebida de soja
- 2 zanahorias cocidas y peladas
- 3 dientes de ajo
- 3 tazas de aceite de oliva
- el zumo de 1 limón
- sal al gusto

1. Ponemos en la batidora los ajos, las zanahorias troceadas, la bebida de soja y el aceite; batimos. Añadimos el zumo del limón y la sal y volvemos a batir. Si lo queremos más espeso le pondremos más aceite y si lo queremos más suave, más leche de soja.

Tofunesa

Para 3-4 personas. Tiempo: unos 30 minutos

Ingredientes:

- 150 g de tofu fresco
- 200 ml de aceite de girasol
- sal marina no refinada
- 2 dientes de ajo
- 200 ml de leche de soja

1. Cortamos el tofu en dados y los cocemos en agua durante 10 minutos.
2. Licuamos el tofu con el aceite de girasol, la sal y el ajo. Añadimos a hilo fino la leche de soja. Reservamos.

Para beber...

El té mu y la larga vida

El té mu, que tanto aprecian los seguidores de la alimentación macrobiótica (y una gran mayoría de quienes lo prueban), proviene de Japón y fue desarrollado por George Ohsawa. Ohsawa, fundador de la macrobiótica, se basó en varias bebidas herbarias medicinales tradicionales de China y Japón.

El té mu es una bebida sin la teína (teofilina) de los tés convencionales y posee un efecto tónico-activador que resulta excelente en caso de obesidad, mala circulación y apatía general.

Además purifica la sangre, es un buen diurético y es beneficioso en caso de problemas respiratorios, enfermedades del aparato genital femenino, debilidad, cansancio y alteraciones del sistema nervioso central.

Es, asimismo, digestivo y recomendable cuando se tiene el estómago débil.

• **Ingredientes.** Se trata de una combinación de ingredientes yin y yang. La tisana, obtenida por infusión, es de efecto muy yang y tiene un marcado sabor a regaliz, que es uno de sus beneficiosos componentes junto con diversas plantas medicinales: raíz de peonia, raíz de perejil, canela, jengibre, raíz de ginseng, renania, cáscara de naranja, clavo de olor (opcional), coptis (*Coptis japonica*), juncia, cártamo, koelen, angélica, bardana, ciprés, manzanilla (opcional) y hueso de melocotón.

Esta sabia combinación de plantas varía según quien lo prepare, ya que en Occidente no siempre tenemos a mano todos los ingredientes para elaborarlo.

• **Preparación.** Se hierven 1-2 cucharadas (una bolsita) durante 2-3 minutos en 1 litro de agua y se toma en vez de agua u otras bebidas.

Se puede volver a hervir 10 minutos con la mitad de agua que la primera vez.

Se toma durante unos días o semanas, pero no es una bebida de uso cotidiano, como el té de tres años (Bancha o Kukicha), sino de uso ocasional.

Batidos de frutas

Vale la pena beber zumos, jugos y «smoothies» o batidos de frutas y verduras más a menudo: es otra manera de que los niños tomen más fruta en vez de postres o alimentos industriales cargados de azúcar. Hidratan la piel y el organismo, y contribuyen a prevenir y combatir todo tipo de trastornos, desde el estreñimiento hasta enfermedades cardiovasculares, diabetes, osteoporosis e, incluso, como en el caso de la terapia del Dr. Gerson, algunos tipos de cáncer.

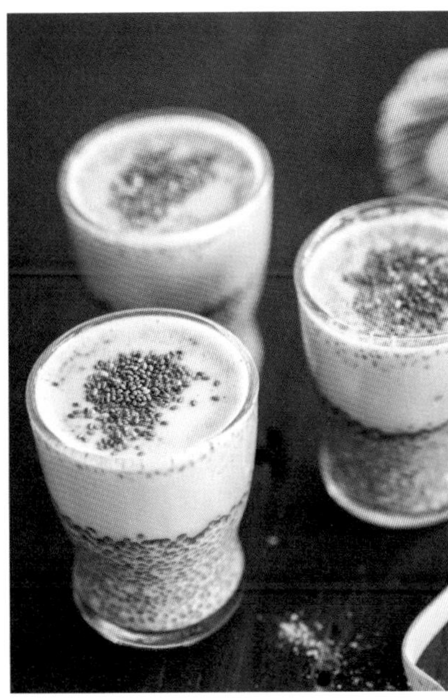

Los smoothies están emparentados con los zumos y jugos que solemos preparar en casa. Y, como estos, recién hechos son incomparables. Se trata, pues, de una bebida muy suave (de ahí su nombre) y tamizada. Dulce, fría o helada, está elaborada a base de una ligera mezcla de frutas frescas o, incluso, congeladas. Suele ser más espesa que los batidos tradicionales porque contiene la fruta completa, con toda la pulpa.

Algunos smoothies incluyen hortalizas (zanahoria, aguacate, etc.), o bien yogur o leche (o licuados vegetales), pero todos se diferencian claramente de los batidos con leche, los populares «milkshakes», en que son más espesos y no se preparan con bolas de helado. Los verdaderos smoothies son muy nutritivos y ricos en antioxidantes, vitaminas, minerales y fibra. Si nos acostumbramos a prepararlos en casa nosotros mismos (el equipo es sencillo: exprimidor, batidora y licuadora), la recompensa será incomparable.

Variedad en la cocina

Platos ligeros combinados para comer bien en casa en pocos minutos

¿Alguien piensa que la cocina vegetariana es monótona, difícil de preparar y de lenta elaboración? Con imaginación (y un poco de método y antelación) se pueden preparar platos sencillos, saludables y realmente deliciosos en poco más de diez minutos (unos veinte minutos de promedio).

Eso nos permite romper el modelo anglosajón de horarios que reducen la comida del mediodía a un bocadillo. Si dejamos preparado alguno de los ingredientes (un poquito de arroz, unas legumbres), podremos comer bien en casa, con toda la calma y tranquilidad que permitan nuestros horarios. Este es un ejemplo de plato ligero, nutritivo, sabroso, equilibrado y saludable.

Plato ligero combinado

Para lograr una buena organización de nuestros menús, procuraremos tener pensados los detalles del plato un día antes. Prepararemos si es posible alguno de los ingredientes.

Ya en casa, mientras se calienta (preferiblemente en horno de aire) parte de nuestra comida, prepararemos una buena ensalada verde, sencilla y completa.

- Algunos alimentos que no deberían faltar en nuestra despensa: pan de cereales integrales hecho con levadura madre, algas marinas, frutos secos, germen de trigo, proteínas vegetales (seitán, tempeh, tofu, legumbres), col fermentada, aguacate, purés de legumbres o de frutos secos, aceite de oliva virgen de primera presión, miso, salsa de soja tamari...
- En general es aconsejable combinar alimentos crudos (un poco de ensalada) con algo de proteína, un carbohidrato (pasta, arroz), algo de verdura cocida y un puñadito de frutos secos.
- No es recomendable guardar más de dos días los cereales y legumbres cocidos, o más de un día para platos que contengan ajo o cebolla; para las patatas han de comerse siempre al momento de cocinarlas.
- Las frutas, como la manzana, pueden tomarse mejor al inicio de la comida, por ejemplo añadida a la ensalada. La fruta fresca es mejor tomarla entre las comidas.

Con estas premisas es muy fácil (¡y rápido!) preparar buen un plato combinado, como éste de la fotografía, a base de:

Maki sushis vegetales

Los makis son esos rollitos japoneses tan famosos que, tradicionalmente, llevan pescado en su interior, pero también algas y arroz, dos ingredientes que podemos combinar muy bien. Aquí hemos escogido unos makis vegetarianos y coloridos. ¡No es tan difícil como parece!

24 piezas. Dificultad media

- 30 minutos (más tiempo de enfriado)
- 250 g de arroz semiintegral
- 350 ml de agua
- 3 hojas de alga nori
- 1 aguacate cortado en tiras
- 1 zanahoria cortada en tiritas escaldadas
- 1 pepino sin piel ni semillas, cortado en tirit
- 1 pimiento cortado en tiritas
- 1 bol de lechuga cortada en juliana
- mayonesa sin huevo
- salsa de soja

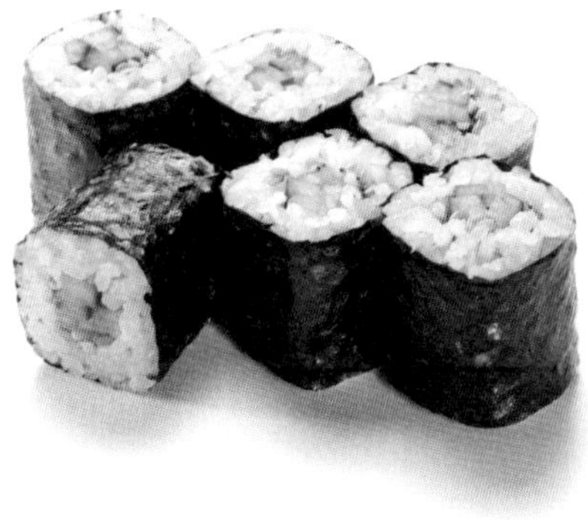

Para el condimento: 40 ml de vinagre de arroz (o de manzana); 1/2 cucharada de azúcar integral de caña; 1/2 de cucharadita de sal marina; 1 cucharada de mirin (opcional)

1. Para cuidar la esterilla y que no se ensucie con granos que se puedan escapar de los rollitos, es aconsejable forrarla con papel film por ambos lados.
2. Lavamos el arroz hasta que el agua salga clara y lo escurrimos bien. Se pone a cocer en el agua y, cuando alcance el punto de hervor, bajamos la llama al mínimo, tapamos y dejamos cocer hasta que esté tierno (12-15 minutos).
3. Mientras tanto, preparamos el condimento. Mezclamos en un bol el vinagre, el azúcar, la sal y el mirin.
4. Una vez el arroz esté cocido, lo vertemos en un recipiente con buena capacidad y, al tiempo que vamos abriendo «caminos» en el arroz con una cuchara o espátula de madera para evitar que se peguen los granos, vamos incorporando el condimento y mezclándolo con el arroz. Dejamos que se enfríe un poco, pero no totalmente, porque corremos el riesgo de que se endurezca. Los japoneses suelen refrescar el arroz abanicándolo.

5. Colocamos una hoja de alga nori, con la parte rugosa hacia arriba, sobre la esterilla forrada y extendemos un poco de arroz (hacer esta operación con las manos humedecidas), de manera que abarque aproximadamente la mitad de la hoja, y dejando un margen en el extremo próximo a nosotros de unos 1,5 cm. Hay que procurar llegar hasta el extremo de los laterales con el arroz.
6. Untamos un poco de mayonesa sobre el arroz y, seguidamente, colocamos tiritas de lechuga y de verduras. Para tener variedad de color a la hora de presentarlos, es preferible hacer diferentes combinaciones.
7. Con los dedos pulgar e índice de ambas manos levantamos la esterilla, mientras sostenemos firmemente el relleno con los otros dedos.
8. Enrollamos ejerciendo un poco de presión.
9. Levantamos la esterilla con una de las manos y tiramos de ella hasta el final.
10. Retiramos la esterilla y obtenemos el rollito. Repetimos la operación con el resto de hojas y de arroz.
11. Humedecemos ligeramente un cuchillo bien afilado y cortamos los rollos por la mitad; luego, estas mitades en cuatro partes, de modo que de cada rollo obtengamos 8 piezas (limpiar el cuchillo entre cada corte).
12. Servimos con un cuenco de salsa de soja. Si queremos hacer rollitos más gruesos, extenderemos arroz sobre toda la hoja de nori, recordando dejar un margen de 1,5 cm en los extremos inferior y superior.

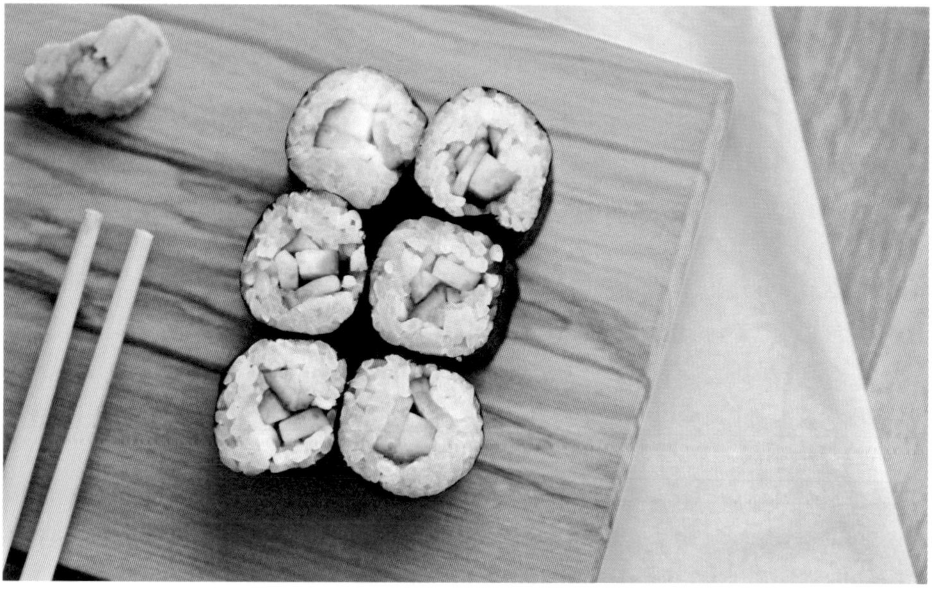

Quesos sin leche

¿Podemos hacer en casa quesos veganos, sin leche, y de forma fácil?

¡Claro que sí! Y con todas las características de los quesos tradicionales: frescos tipo requesón, tiernos, curados... Hemos seleccionado quesos muy diferentes, con sabores, fermentos y formas de prepararlos muy diferentes. Los hay que se pueden consumir de inmediato, otros que requieren un poco de paciencia como para esperar unos días antes de poder saborearlos. Lo que está garantizado es que son ¡una delicia!

Diferentes formas de cuajar

Hay una diferencia entre los quesos veganos y los quesos elaborados con productos lácteos. La leche se transforma en queso a través de un proceso de fermentación iniciado por diversas bacterias y enzimas que cuajan las proteínas lácteas, separando los sólidos del suero. A continuación, el queso se deja madurar durante semanas, incluso hasta varios meses. Entonces es cuando desarrolla su carácter y su sabor distintivos, y el resultado final será diferente según el tipo de enzimas y bacterias utilizadas, y eso por no hablar de los mohos y los quesos azules.

El proceso de elaboración de los quesos veganos es un poco distinto. Las proteínas de la leche de soja y las leches derivadas de frutos secos reaccionan de forma diferente a los cultivos lácteos y no tienden a cuajar hasta el punto de separar el requesón; por lo tanto, deben procesarse y madurarse utilizando métodos ligeramente diferentes.

Sabores

La mayoría de quesos veganos que hay actualmente en el mercado no se maduran ni cultivan (no se fermentan). El sabor a queso se consigue por la adición de un agente saborizante que normalmente es un ingrediente agrio, como el zumo de limón.

En cambio, los quesos que presenta Miyoko en su libro (*Quesos caseros sin lácteos*, Ed. Sirio) obtienen sus cualidades similares a las de los quesos de origen animal gracias al cultivo y a los diversos grados de maduración, y no por la adición de ingredientes agrios. Esto contribuye a crear un toque de acidez, un sabor más profundo, complejo, extremadamente agradable y sabroso: *umami*, que es el quinto sabor básico.

Para conseguir dicha complejidad, hay que dejar que el proceso evolucione de forma natural y evitar las prisas. Controlar la temperatura ambiente, la humedad y otras condiciones que pueden afectar a la rapidez del cultivo y la maduración del queso, o bien ocasionar que se eche a perder. Pero la recompensa ¡vale la pena!

Aquí hemos elegido esta vez unas recetas de quesos que se preparan en un momento y que podremos comer al cabo de unas pocas horas…

Una vez elaborados, los quesos pueden guardarse en el refrigerador (y en la mayoría de casos, también en el congelador) para tenerlos siempre a mano.

Si eres vegano desde hace mucho tiempo y has olvidado cómo cocinar con queso, verás enseguida la enorme cantidad de recetas deliciosas (aperitivos, entrantes, postres…) que se pueden preparar.

Un cultivo

Para preparar muchos de estos quesos sin leche se puede utilizar algún tipo de probiótico, con bacterias beneficiosas para el organismo que ayudan a convertir el ingrediente base en queso, o al menos contribuyen a darle sabor. Se pueden utilizar probióticos en polvo, aunque tienden a ser bastante caros y no siempre son veganos. Pero la gracia es poder hacerlos también con un cultivo de rejuvelac o de yogur no lácteo. Hemos publicado la receta de rejuvelac un par de veces, esta vez la repetimos redactada de forma diferente. Por lo demás, sólo nos queda animaros a probar, porque vale la pena. Recordad que el **rejuvelac** es una bebida fermentada saludable (ver pág. 104), que además puede servirnos de base para preparar bastantes de las recetas de quesos sin lácteos.

• **Sal.** Utilizaremos sal no yodada para elaborar el queso y también para revestir la parte exterior de las variedades que deben secarse al aire. La sal yodada puede destruir o demorar los cultivos de ácido láctico, lo que contribuye a que se genere moho y a que el queso se estropee.

Queso de anacardos básico

Receta para un queso de unos 450 g

Ingredientes:

• 2 tazas de anacardos crudos remojados en agua de 3 a 8 horas y escurridos
una pizca de sal
• de 1/4 a 1/2 taza de rejuvelac

1. Procesar los ingredientes. Echa los anacardos y la sal en una batidora. Pon la batidora en marcha y vierte la cantidad suficiente de rejuvelac para triturar los

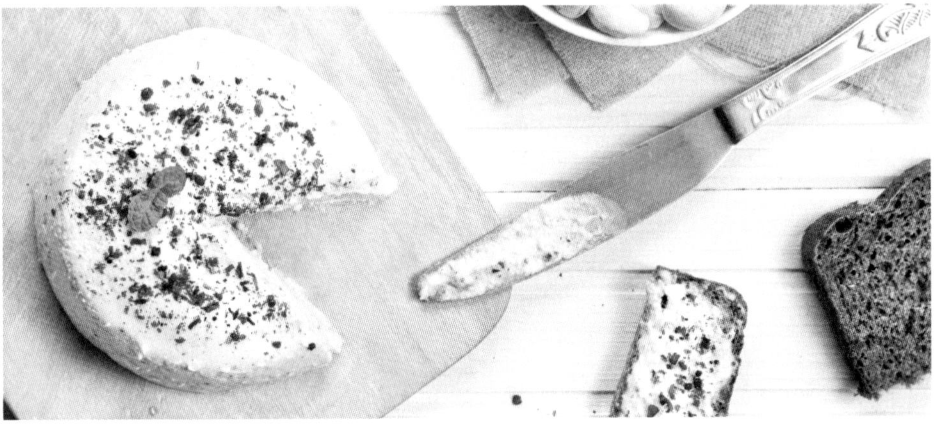

anacardos. Cuanto más tiempo hayan estado en remojo, menos líquido se necesita. También hay que destacar que una batidora potente puede batirlos con una cantidad menor de líquido añadido.

2. Bate hasta que la textura sea suave y cremosa, deteniendo la batidora de tanto en tanto para remover lo que haya en el fondo, de manera que la mezcla no se apelmace entre las cuchillas.

3. Fermentar el queso. Pasa la mezcla a un recipiente de vidrio limpio, cúbrela y déjala reposar a temperatura ambiente entre 8 y 16 horas, dependiendo de lo intenso que desees que sea el sabor del queso y también de la temperatura ambiente (la fermentación se produce más rápidamente cuan do la temperatura es cálida). El queso se pondrá más espeso a medida que fermente.

4. Darle forma al queso Si tu idea es utilizar el queso como base para otra receta, sólo tienes que taparlo y guardarlo en el refrigerador durante dos semanas como máximo. También puedes colocarlo en un molde de metal no reactivo o de vidrio. Alisa la superficie superior. Cubre el queso y déjalo enfriar durante al menos 6 horas, hasta que su textura sea firme.

• **Notas.** Para guardarlo. Este queso de anacardos básico se conservará en el frigorífico durante unas dos semanas, envuelto en film transparente y en una bolsa con cierre. Si se guarda durante más tiempo, seguirá madurando y su sabor será cada vez más ácido e intenso. Muchas personas optan por consumirlo en poco tiempo, sin embargo, una vez que alcanza el sabor deseado, se puede guardar en el congelador hasta 4 meses.

Además, en muchas recetas se utiliza el queso de anacardos básico como ingrediente base.

Minipizzas crujientes con queso vegano

Esta receta es realmente sencilla, pero me pareció muy curioso utilizar panes de pita en lugar de la típica masa para pizza. Las rellené de queso vegano casero, ¡que fue todo un descubrimiento!, pero otras veces las hago con pesto de tofu, que también está para chuparse los dedos.

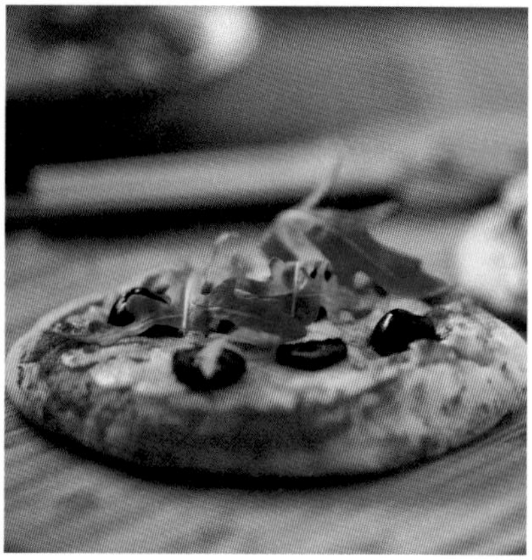

Para 2 personas

Ingredientes:

- 2 panes de pita.
- tomate frito (si es triturado está igual de bueno, pero como tiene más agua no quedarán tan crujientes).
- queso vegano (cremoso)
- 200 g de champiñones (mejor si son naturales)
- media cebolla
- pimienta negra recién molida

Para el queso vegano:

- 1/4 de taza de levadura de cerveza
- 2 cucharadas de harina de maíz
- 1 cucharada de harina de trigo
- 1/2 cucharada de ajo en polvo
- 1/4 de cucharada de sal
- 1 cucharadita de zumo de limón
- 1 taza de agua
- Aparte reserva una cucharada de agua más y una cucharada de aceite para el final.

1. Para preparar el queso, mezcla todos los ingredientes y ponlos a calentar en un cazo, cuando empiecen a hervir remuévelos durante 30 segundos y retíralos del fuego, finalmente añade la cucharada de agua y la cucharada de aceite y remueve.

2. Puedes dejar enfriar la mezcla o utilizarla directamente, la textura es cremosa y realmente está buenísimo.

3. Aparte, sofríe la cebolla y los champiñones en una sartén con un chorrito de aceite.

4. Para montar las mini pizzas divide los panes de pita a la mitad y colócalos sobre una bandeja de horno, extiende sobre ellos el tomate, el queso, los champiñones y, si te gusta, un poquito de pimienta negra recién molida.
5. Introduce las mini pizzas en el horno precalentado a 180ºC durante 10 minutos...y ¡ya está! Puedes decorarlas con un poco de rúcula, que también les dará un sabor muy especial.

Queso de garbanzos

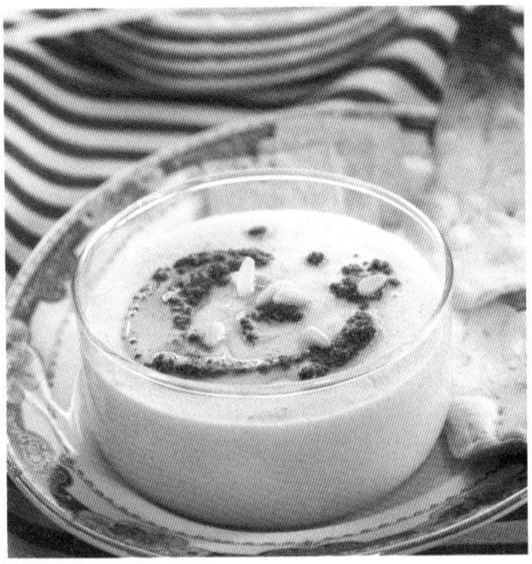

Para 8 personas aproximadamente
Tiempo elaboración: 20 minutos, más tiempo de cocción

Ingredientes:
350 g de garbanzos
150 g de arroz integral
50 g de piñones
100 g de almendras
50 g de anacardos
5 cucharadas de agar agar en copos
1 litro de agua
450 ml de leche de castaña (o sustituir por leche de arroz sin edulcorar)
3 cucharadas de postre de Ras el Hanout* (especias marroquíes)

*el Ras el Hanout lo puedes encontrar en tiendas asiáticas, en algunos herbolarios o en la sección de alimentos internacionales de grandes supermercados.

1. Se cuecen los garbanzos y el arroz al vapor después de haber estado toda la noche en remojo. La sugerencia de cocerlos al vapor es para que su sabor sea más intenso, pero se pueden cocer a la manera tradicional y escurrirlos muy bien.
2. Se echan los garbanzos, el arroz cocido y la leche vegetal (la de castaña es ideal con el garbanzo) en una batidora o robot de cocina y se baten fuertemente para que quede una masa homogénea.
Se añaden los frutos secos y las especias y se vuelve a batir. Se deja reposar.
3. En un cazo grande se disuelve el agar agar en el agua y se lleva a ebullición. Bajamos el fuego y dejamos cocer 4 ó 5 minutos.

Fideos y espirales de verduras

Un espiralizador es la herramienta ideal para mejorar la alimentación de los niños y la salud de todos, ya que puede ayudar a reducir la ingesta de carbohidratos refinados, como la pasta o el arroz, al reemplazarlos por verdura espiralizada.

Se trata de un utensilio para cortar fácil de usar y muy asequible (los hay manuales y eléctricos). Dispone de una selección de cuchillas para crear gran variedad de tallarines y cintas de verduras (y alguna fruta, como las manzanas).

Los beneficios de espiralizar

Un espiralizador anima a incluir más vegetales en las comidas, y puede ser una tabla de salvación para los que siguen dietas –como las bajas en carbohidratos–, de alimentos sin gluten o crudos.

Espiralizar algunos ingredientes se suele hacer de forma rápida y fácil. También reduce los intervalos de cocción, porque así las frutas y verduras se pueden comer crudas o cocinadas ligeramente, manteniendo así todas sus propiedades.

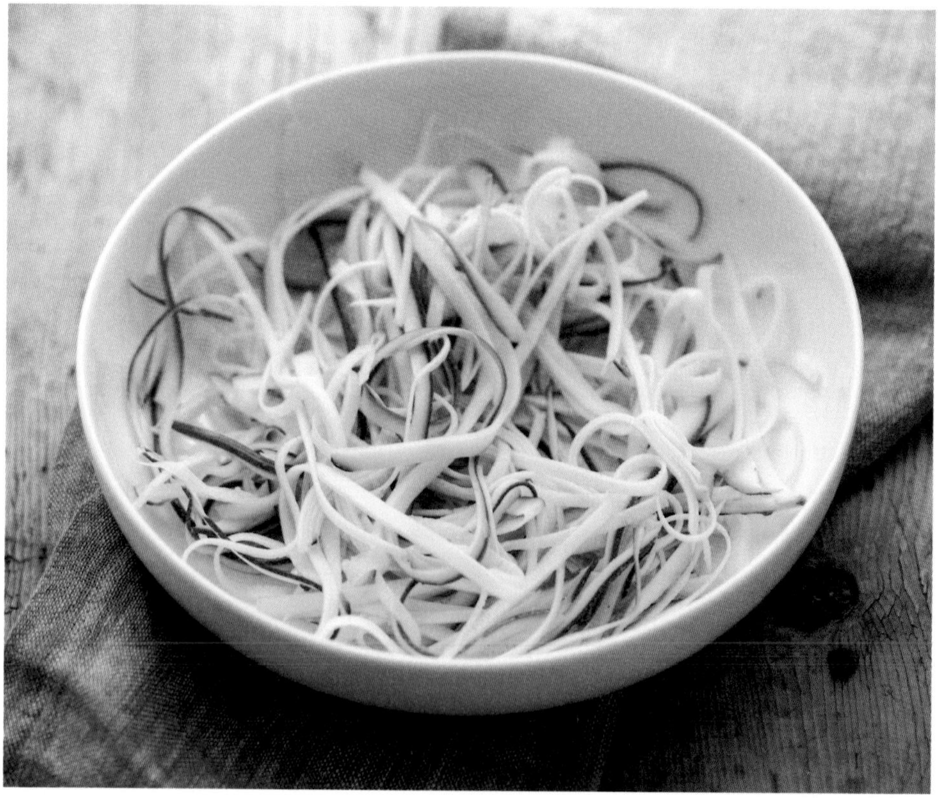

Elegir un espiralizador

Además del clásico «Spiralli» manual de Gefu, ahora ya hay muchas marcas en el mercado, que en esencia funcionan de la misma manera. Los más grandes, orientados horizontal y verticalmente, son mejores para las verduras de raíz más pesadas y para el uso diario. Los portátiles, más pequeños, son ideales si cocinas para una persona o si lo utilizas de vez en cuando o como decoración de los platos. También es un recurso de algunos robots de cocina, pero si vas a hacer fideos vegetales a menudo, lo mejor es tener un buen espiralizador.

Cómo utilizar un espiralizador horizontal

• Asegura el aparato a la superficie de trabajo por medio de las ventosas o de la palanca que hay en la base. Inserta la cuchilla que vayas a utilizar.
• Prepara la fruta o verdura según cada la receta, pélala (si hace falta), rebana los extremos con un cuchillo para igualarlos y, en caso de ser necesario, córtala por la mitad a lo ancho.
• Coloca uno de los extremos de la fruta o verdura ya preparada pegado a la cuchilla y, a continuación, fija el otro extremo en el soporte de púas que hay en la manivela.
• Para crear espirales, haz fuerza con la empuñadura y gira la manivela, a la vez que aplicas una ligera presión en la pieza de fruta o de verdura encajada entre ella y la cuchilla.
• Retira el corazón alargado y el disco más grande que se forma en la base tras espiralizar.

Algunos consejos

• Elige frutas y verduras firmes, sin hueso, semillas o centros huecos: las únicas excepciones son la calabaza (utiliza únicamente las partes no bulbosas) y la papaya verde.
• Procura que las verduras y las frutas no estén blandas o suelten mucho zumo. La piña, el melón o la berenjena se romperán al espiralizarlos.
• Escoge las verduras más rectas. De vez en cuando puede que tengas que volver a centrarlas para evitar formas de media luna.
• Asegúrate de que los extremos de las frutas y las verduras sean lo más planos posible cortando una pequeña porción de cada uno. Si son irregulares resultará difícil fijarlos en el espiralizador, lo que puede provocar que se muevan.
• Cuando veas que una fruta o una verdura no se espiraliza bien, quizá se deba a que la superficie de apoyo no es lo suficientemente grande para que el espiralizador

la sujete. Si quieres obtener mejores resultados, la longitud de la pieza no debe ser superior a 12 cm, con un diámetro de unos 3,5 cm. Corta en mitades, a lo ancho, cualquier verdura que sea demasiado grande.

• Después del proceso de espiralización quedará un resto largo con una base más grande y redonda. Puedes reutilizarlo para hacer sopas o tentempiés. También puedes emplear el jugo que liberan los calabacines (o zanahorias, pepinos, manzanas, peras...) en tus caldos, sopas o salsas.

¿Qué frutas y verduras pueden espiralizarse?

Se pueden emplear la mayoría de frutas y verduras, pero para evitar desperdicios, esta es una breve lista con algunas de las que funcionan mejor. Recuerda que lo ideal es espiralizar los alimentos antes de utilizarlos.

• **Aguaturmas.** Elígelas grandes. Aunque están llenas de protuberancias, no hace falta pelarlas; todo lo que tienes que hacer es lavarlas. Si una vez espiralizadas no las vas a utilizar inmediatamente, sumérgelas en un cuenco con agua y un poco de zumo de limón para evitar que pierdan el color.

• **Apio nabo.** La mejor forma de preparar esta raíz es quitarle las protuberancias con un cuchillo afilado antes de pelarlo. A continuación, córtalo por la mitad a lo ancho e iguala los extremos. El apio nabo espiralizado queda muy bien al gratén, en sopas o en salsas como la rémoulade.

• **Brócoli.** No tires los tallos del brócoli porque se espiralizan muy bien. Para obtener mejores resultados, saltéalos o cocínalos al vapor.

• **Calabacines.** Olvídate de la pasta tradicional. Los calabacines espiralizados son unos espaguetis perfectos. Se pueden comer crudos o al vapor, hervidos o salteados.

• **Calabaza.** Para evitar las semillas, deberías utilizar únicamente la parte no bulbosa. Si obtienes cintas muy largas, las puedes cortar con unas tijeras y así serán más fáciles de comer.

• **Cebollas.** Se pueden espiralizar enteras. Lo único que tienes que hacer es cortar los extremos antes de empezar. Son una buena alternativa a las que aparecen cortadas en muchos platos. También puedes utilizarlas para hacer bhajís o espirales crujientes.

• **Chirivías.** Elígelas grandes y gruesas para obtener mejores resultados. Incorpóralas a un rostí de patata o elabora deliciosos crujientes con ellas.

• **Colinabos.** Pélalos y córtalos en trozos grandes, con los extremos planos para poder sujetarlos al espiralizador. Se pueden utilizar en rostís, buñuelos o mezclados con patatas para las coberturas.
• **Manzanas.** No es necesario pelarlas o que les quites el corazón, simplemente corta los extremos y espiraliza el resto; el corazón se quedará en el aparato. Son perfectas para usar en ensaladas, platos salados o postres. Para evitar que se oxide, utilízala de inmediato o rocíala con unas gotas de zumo de limón.
• **Papaya verde.** La puedes encontrar en los supermercados asiáticos. A pesar de ser hueca, se adapta bien al espiralizador. Es perfecta para tomarla cruda en ensaladas.
• **Patatas y boniatos.** Primero frota la piel para quitarles los restos de tierra o pélalos; después, iguala los extremos y, en caso de que sean muy grandes, córtalos por la mitad a lo ancho.
• **Pepinos.** Una vez espiralizados sólo tienes que eliminar el exceso de líquido antes de utilizarlos. Del pepino se obtienen unas cintas muy bonitas para ensaladas.
• **Peras.** Escoge las más firmes porque si no, añadirán demasiada humedad a ciertas recetas de postres.
• **Rábanos daikon y nabos.** Espiralizados son una gran alternativa a los noodles de arroz.
• **Remolacha.** No hace falta pelarla, basta con lavar la piel y cortar los extremos antes de espiralizarla entera. Se puede comer cruda en ensalada u hornearla hasta que quede crujiente y deliciosa.
• **Zanahorias.** Elígelas grandes.

Cocinar y almacenar verduras espiralizadas

Las verduras espiralizadas se pueden comer crudas o cocinadas de forma muy rápida. Si elegís cocinar, los mejores métodos son: al vapor, salteadas o cocidas a fuego lento. Las patatas, las chirivías, las remolachas y las calabazas, se pueden hornear o asar en la mitad de tiempo que si se cocinan en trozos grandes. Es fácil pasarse con el punto de estos «espaguetis» de verduras, así que hay que prestar atención mientras los cocinas para que no se rompan.

La mayoría de las verduras espiralizadas se pueden guardar hasta 4 días en el frigorífico, así que puedes prepararlas con antelación o espiralizar una cantidad extra y reservarla para otras recetas. Las excepciones son los pepinos (por el exceso de agua), y las manzanas, peras y patatas, que se oxidan con mucha rapidez.

Bhajis crujientes de cebolla

Para 12 unidades

Preparación: 10 minutos, más 10 minutos de cocción

Ingredientes:

- 2 cebollas, los extremos igualados
- 100 g de harina de garbanzos
- 1/2 cucharada de levadura
- 1 guindilla verde, cortada finamente
- 2 cucharadas de cilantro fresco picado
- 1 cucharadita de sal
- 1 cucharadita de comino molido ó cucharadita de cúrcuma molida
- 1 cucharada de aceite de girasol
- 1 cucharadita de zumo de limón
- 5-6 cucharadas de agua
- 1 litro de aceite de girasol o vegetal, para freír
- salsa raita de pepino y menta, para acompañar

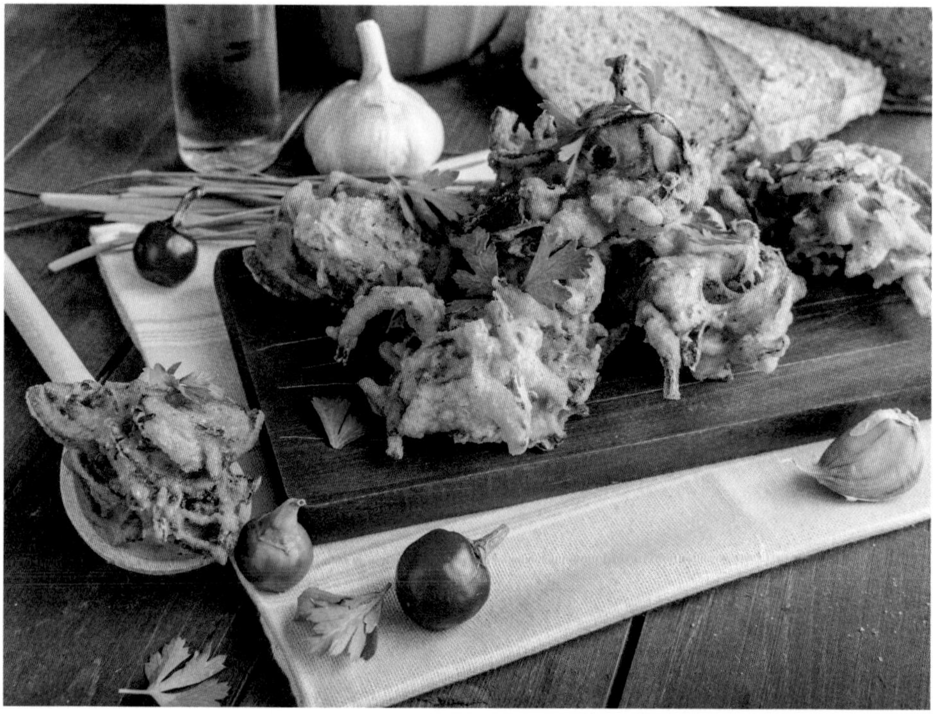

1 Espiraliza las cebollas con la cuchilla para tallarines de 6 mm.
2 Mezcla la harina, la levadura, la guindilla, el cilantro, la sal, el comino y la cúrcuma en un cuenco grande. Añade 1 cucharada de aceite de girasol, el zumo de limón y el agua, y bate hasta obtener una masa espesa. Incorpora las cebollas espiralizadas y remueve para que las espirales queden completamente recubiertas por la masa.
3 Calienta el aceite de girasol o vegetal en un wok o en una sartén honda y de base pesada a 180-190 °C.
4 Con cuidado, vierte cuatro cucharadas de la mezcla en el aceite caliente y fríe durante 2-3 minutos, hasta conseguir unos bhajis dorados.
5 Retíralos de la sartén con una espumadera, ponlos sobre papel de cocina para que absorba el exceso de aceite y mantenlos calientes mientras fríes el resto.
Sírvelos acompañados de salsa raita de pepino y menta.

Ensalada asiática picante

Para 4-6 personas - Preparación: 10 minutos

Ingredientes:
- 1 pepino, los extremos igualados y cortado en 3 trozos a lo ancho
- 1 zanahoria grande, pelada, con los extremos planos y cortada en 3 trozos a lo ancho
- 1 nabo, de unos 250 g, pelado, los extremos igualados y cortado por la mitad a lo ancho

Opcional: 1 remolacha (como el nabo), o 1 calabacín (como el pepino); 4 cucharadas de cilantro fresco picado; 2 cucharadas de semillas de sésamo, ligeramente tostadas

Para el aliño
- la ralladura y el zumo de 2 limas ecológicas (sin tratar)
- 1 cucharada de vinagre de vino de arroz
- 2 cucharaditas de jengibre fresco rallado
- 1 guindilla roja pequeña, sin semillas y picada
- 1 cucharadita de azúcar moreno o de palma
- 1 cucharadita de aceite de sésamo

1. Espiraliza el pepino con la cuchilla para espaguetis de 3 mm y sécalo con papel de cocina. Con la misma cuchilla, espiraliza la zanahoria y el nabo.

2. Para hacer el aliño, bate la ralladura y el zumo de lima, el vinagre, el jengibre, la guindilla, el azúcar y el aceite de sésamo en un cuenco pequeño hasta que se haya disuelto el azúcar.
3. Pon el pepino, la zanahoria y el nabo espiralizados en un cuenco grande y añade el cilantro y las semillas de sésamo. Riega con el aliño y mezcla con cuidado para que impregne todos los ingredientes. Enfría la ensalada en la nevera hasta que llegue la hora de servirla.

Sopa de miso con noodles vegetales

Para 4 personas - Preparación: 5 minutos **- Cocción:** 10 minutos

Ingredientes:

- 900 ml de caldo de verduras caliente
- 2 cucharadas de pasta de miso blanco
- 2 cucharaditas de jengibre fresco rallado
- 2 zanahorias, peladas, los extremos uniformes y cortadas por la mitad a lo ancho
- 2 calabacines, los extremos igualados y cortados por la mitad a lo ancho
- 150 g de semillas de edamame, frescas o congeladas
- 2 cucharadas de cilantro fresco picado

1. Vierte el caldo de verduras, la pasta de miso y el jengibre á una cazuela y lleva a ebullición. Después, baja el fuego y deja que cueza durante 3-4 minutos.
2. Mientras, con la cuchilla para espaguetis de 3 mm, espiraliza las zanahorias y los calabacines.
3. Incorpora las verduras espiralizadas y las semillas de edamame a la sopa y cocina a fuego lento durante 3-4 minutos más, hasta que estas estén tiernas. Agrega el cilantro y sirve inmediatamente.

Rosti de verduras de raíz espiralizadas

Para 4 personas - Preparación: 10 minutos, más 30-40 minutos de cocción

Ingredientes:

- 300 g de patatas harinosas, peladas y con los extremos uniformes
- 150 g de zanahorias, peladas, con los extremos igualados y cortadas por la mitad a lo ancho

• 150 g de chirivías, peladas, con los extremos planos y cortadas por la mitad a lo ancho
• 1 cebolla, los extremos cortados
• 1 cucharada de aceite de girasol
• 2 cucharaditas de hojas de tomillo picadas
• sal y pimienta negra recién molida

1. Esta receta es una buena manera de aprovechar las verduras de raíz. Espiraliza todas las verduras con la cuchilla para espaguetis de 3 mm, separando la cebolla del resto.
2. Introduce las patatas, las zanahorias y las chirivías espiralizadas en una vaporera colocada sobre una olla con agua hirviendo. Cuécelas al vapor durante 5 minutos o hasta que las patatas estén pegajosas y las zanahorias y las chirivías estén tiernas.
3. Mientras, calienta el aceite en una sartén antiadherente de 23 cm de diámetro y sofríe la cebolla espiralizada a fuego medio durante 2-3 minutos, hasta que se ablande.
4. Añade a la sartén las verduras cocinadas al vapor. Incorpora el tomillo y sazona con sal y pimienta. Mezcla y cocina durante 4-5 minutos, sin remover, hasta que la basede las verduras comience a estar crujiente. Dales la vuelta, aplástalas con cuidado y deja que se cocinen durante 4-5 minutos más.
5. Repite el proceso otras dos veces, hasta que el rosti esté crujiente y bien hecho. Córtalo en porciones y sírvelo.

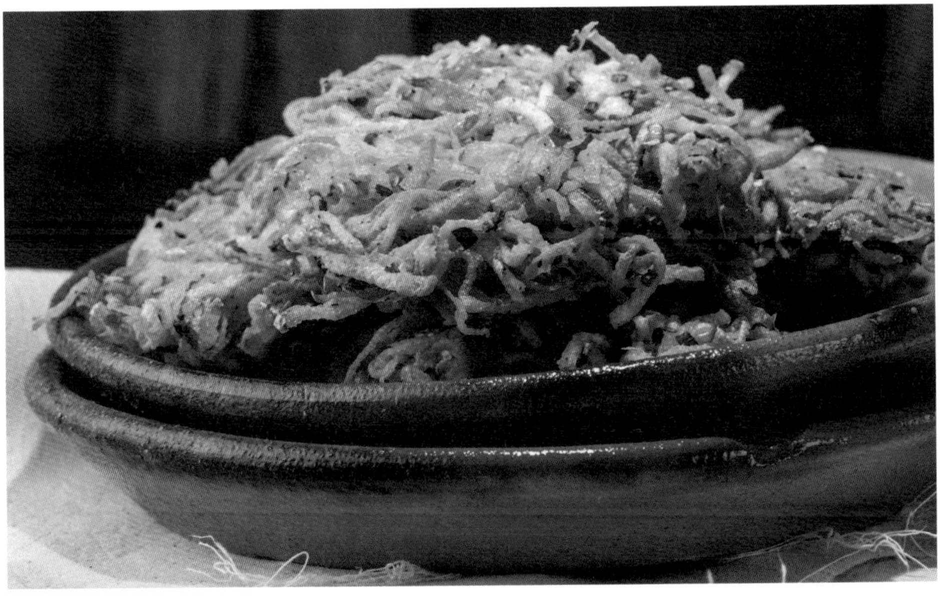

La fermentación de algunos alimentos, fuente de salud

Fermentos y encurtidos

El consumo de encurtidos y fermentos ha sido utilizado desde tiempos inmemoriales, en las diferentes tradiciones culturales, como una forma de conservación de las verduras y una fuente de probióticos (recordemos: microorganismos vivos con efectos orgánicos saludables). Hoy en día es importante aprender a elaborarlos en casa porque es una tarea sencilla y evitamos los alimentos industrializados. Por otra parte, los probióticos que aparecen en líquidos se conservarán bien hasta su llegada al intestino, pero los que añaden a barritas de cereales, pan o cualquier producto sometido a horneado o a un gran calor pierde casi todo su potencial benéfico.

Nos acercaremos a la sencillez de la fabricación casera: los encurtidos o pickles son verduras fermentadas que al ser consumidas habitualmente mejoran la nutrición, el equilibrio de la mucosa y la flora intestinal. Tienen una acción desintoxicante, favorecen la digestión, ayudan a evitar gases, preparan la vesícula biliar para la digestión de las grasas (estimulan la producción de bilis), refuerzan la inmunidad y tienen un aporte elevado de vitamina C, ácido fólico, ácido láctico y enzimas digestivas.

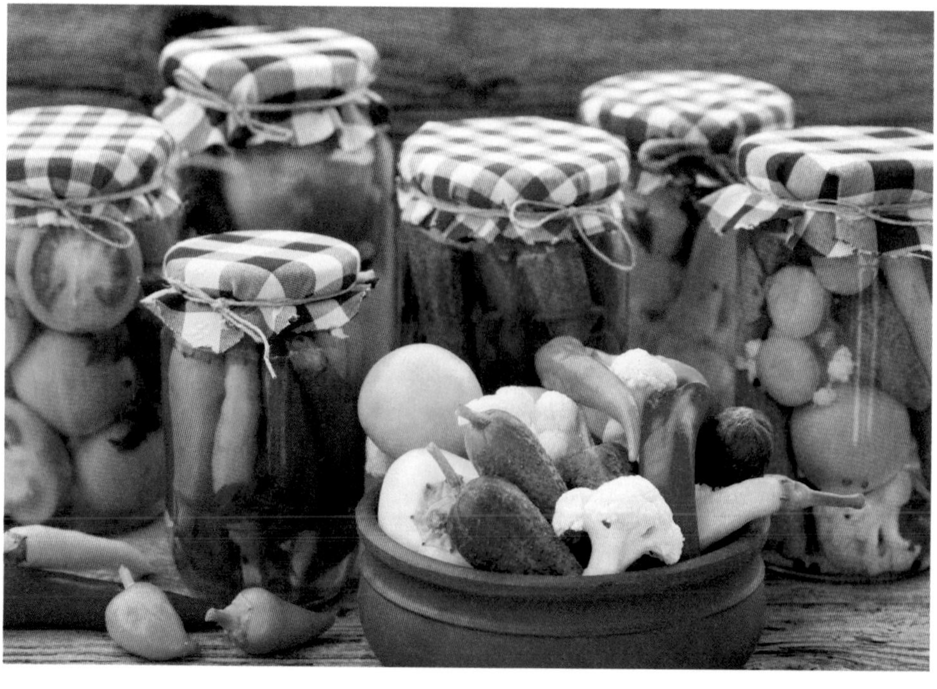

Pickles

Consumir encurtidos o pickles activa el metabolismo, estimula el apetito, ayuda a combatir el estreñimiento y la diarrea, las flatulencias o la hinchazón abdominal, neutraliza el deseo de tomar azúcar o alimentos dulces entre comidas.

El consumo habitual de pickles ayuda a reforzar el sistema inmunológico, crea una barrera determinante en el control de los microorganismos patógenos, responsables de infecciones y trastornos gastrointestinales. Ante los evidentes beneficios orgánicos de los pickles se aconseja su consumo, en particular, entre los niños y ancianos o cualquier persona que esté tomando antibióticos, dado que estos combaten todo tipo de bacterias, incluidas las bacterias beneficiosas del intestino (bífidus y lactobacilus).

Los pickles son una fuente original de lactobacilus, restablecen los microbios de la flora intestinal porque proveen de microorganismos benefactores como los del género lactobacilus («acidophilus», «bífidus», «plantarum», «leichmanii», «fermentum»).

En la mayor parte de Asia no se consumen productos derivados de la leche de vaca, ya que el ganado vacuno no es común en estas regiones, sin embargo han conservado una salud mejor que la occidental y en parte se debe al consumo de productos fermentados que producen los probióticos, como el shoyu (salsa de soja), o la col fermentada (repollo) conocida con el nombre de «suan cai» y que en Europa se conoce como «sauerkraut» (Alemania) y «chucrut» (Francia y España). Y así podríamos enumerar diferentes encurtidos o diferentes formas de encurtir en todas las culturas. De uso medicinal:

- **Umeboshi:** ciruela de origen japonés, altamente alcalinizante, antibiótica, antiséptica. Protege contra resfriados, gripes, infecciones y condiciones producidas por acidez en la sangre. Es un alimento medicinal. Se obtiene a partir de las ciruelas no maduras encurtidas en sal marina completa y hojas de shisho, responsables del color rojizo.

Las umeboshi tienen la cualidad de frenar los fluidos que salen sin control del cuerpo, vómitos, diarreas, mucosidades. Las ciruelas tomadas junto con kuzu y shoyu elevan la vitalidad y reconstituyen, eliminan el cansancio y la resaca por su rápida acción de alcalinizar.

- **Takuan:** de origen chino y japonés, es un nabo largo blanco (daikon). Se encurte en sal y salvado de arroz, muy útil en intestinos débiles y estómago dilatado. También beneficioso en enfermedad de Crohn y colon irritable entre otros.
- **Miso:** También de origen japonés. Fermento a partir de las habas de soja, y sal marina completa, algunas veces mezclado con koji de arroz o koji de cebada.

Los japoneses dicen que el miso es un regalo de los dioses y en verdad tiene tantos beneficios para la salud que es incomparable con cualquier otro fermento. Además de todas las propiedades de cualquier otro pickle, el miso genera vitalidad, ayuda a eliminar radiación del cuerpo, fortalece la sangre, quita el cansancio, favorece la concentración, embellece el cabello, enriquece el sabor de cualquier comida.

• **Kimchi:** Fermento de origen milenario se dice que hace más de 3000 años, se hizo muy popular en Corea, aunque no es exclusivamente coreano. Es un fermento que utiliza nabo, pepino, col china, sal, ajo, jengibre y chiles.

• **Tamari:** Es el líquido que rebosa el miso, es decir, es el fermento a partir de las habas de soja y sal. Tiene más o menos las mismas propiedades del miso siempre que haya sido obtenido por medios orgánicos no pasteurizados.

El shoyu o salsa de soja se obtiene al fermentar las habas de soja con granos de trigo. Tiene cualidades parecidas a las del tamari, pero este último está más diluido. Tanto tamari y shoyu han de usarse comedidamente y agregarse hacia el último momento de las cocciones, no debiéndose usar en crudo.

• **Tempeh:** de origen indonesio. Es otro derivado de la soja fermentada con Rhizopus. Ha ganado gran popularidad debido a su poder nutritivo, y tiene una buena cantidad de vitamina B12, siempre que haya sido fermentado por medios artesanales naturales.

• **Chucrut o sauerkraut:** es de origen alemán, y resulta ideal para acompañar el consumo de harinas. Nos ayuda a digerir mejor panes y harinas en general. Es de fácil elaboración, así como los pickles cortos y los prensados rápidos.

Preparación de la col fermentada o chucrut

Ingredientes:

• col repollo de origen ecológico
• sal marina
• un bote de cristal

1. Cortar la col muy fina, como si la estuvieras afeitando.
2. Añadir un poco de sal marina al fondo del bote de cristal.
3. Poner una capa de col y prensarla con las manos o con un suricoy.
4. Añadir otro poco de sal marina y volver a prensar.
5. Repetir capa a capa primero sal y luego col hasta llegar al tope del bote. Cerrarlo herméticamente y dejarlo en lugar oscuro y seco durante 10 ó 15 días.

Pickles en salmuera

Ingredientes:

- agua de manantial y sal marina (el resultado debería ser como el agua de mar. Puede añadirse ciruelas de umeboshi, ajos, semillas, alga kombu, shoyu o miso.
- un bote de cristal
- zanahorias cortadas muy finas tipo juliana
- brócoli cortado en flores
- cebollas cortadas en medias lunas

1. Prensar las cebollas, las zanahorias y el brócoli dentro del bote de cristal. Añadir el agua con la sal marina hasta recubrir las verduras.
2. Tapar y dejar macerar en un lugar oscuro y seco.

En invierno, a las 4 semanas estarán listos; en primavera y verano, a las 2 semanas.

Ensaladas prensadas o pickles rápidos

Mucho más rápidas se pueden prensar desde media hora hasta 2 horas.
1. Cortar rábanos, zanahorias cortadas finas, cebollas a media luna, col repollo muy fina.
2. Añadir una cucharadita de sal, mezclar bien con las manos la verdura y la sal colocar en un prensa-pickles o con un peso (piedra o botella y un plato).

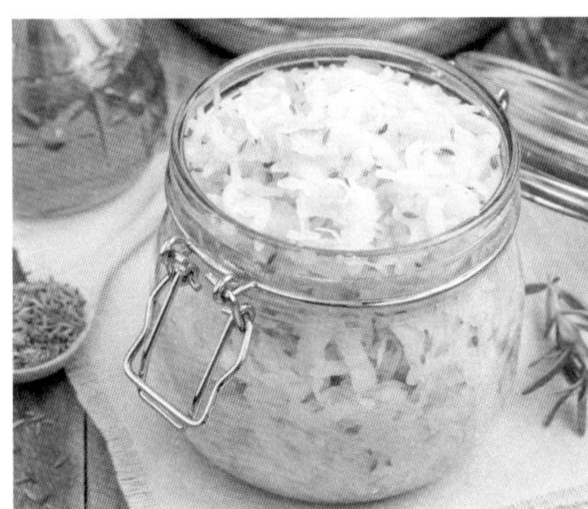

El sabor común de todos los pickles después del proceso de fermentación es avinagrado hay que estar muy atento para no comprar pickles hechos en vinagre.

Si al finalizar la fermentación se quedan muy salados se pueden lavar y no pierden sus propiedades.

Ahora que se acercan las fiestas navideñas puede ser un regalo bonito y ecológico preparar pickles para los amigos en un bote de cristal decorado a tu gusto.

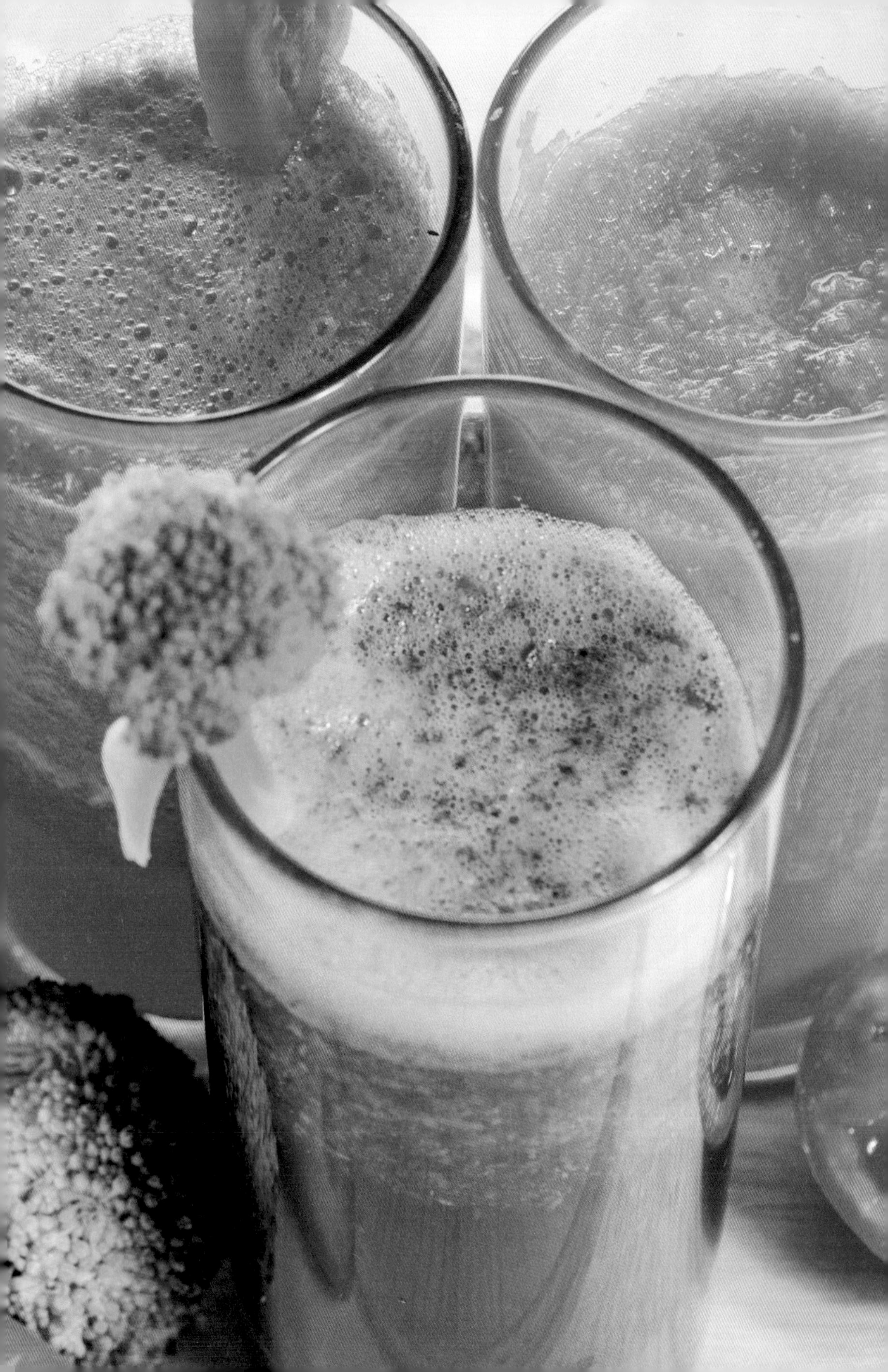

Términos equivalentes en España y Latinoamérica

A

Aguacate: palta, panudo, sute.
Alcachofas: alcauciles.
Albaricoque: chabacano, damasco, prisco.
Aliño: adobo, condimento.
Alubia: judía blanca, habichuela, poroto.
Asadura: achuras.
Azafrán: camotillo, cúrcuma, yuquillo.

B

Bechamel: besamel, salsa blanca.
Berro: balsamita, mastuerzo.
Bizcocho: biscote, bizcochuelo.
Bocadillo: emparedado, sandwich.
Brécol: brecolera, brócul, brócoli.
Brochetas: pinchitos, pinchos.

C

Cacao: cocoa.
Calabacín: calabacita, hoco, zapallito.
Calabaza: zapallo.
Cilantro: culantro, coriandro.
Ciruelas pasas: ciruelas secas.
Clavo de especias: clavo de olor.
Cogollo: corazón.
Col: repollo.
Col lombarda: col morada.
Coles de Bruselas: repollitos de Bruselas.
Condimento: adobo, aliño.
Confitura: dulce, mermelada.
Crepe: crepa, panqueque.
Cúrcuma: azafrán, camotillo, yuquillo.
Curry: carry.
Cuscús: alcuzcuz.
Champiñón: callampa, hongo.

E

Empanada: empanadilla.
Endibia: alcohela, escarola.
Enebro: junípero, grojo, cada.
Escalibados: asados, a la brasa.
Escarola: alcohela, endibia.
Espaguetis: fideos largos, tallarines.
Estragón: dragoncillo.

F

Fresa: amiésgado, fraga, frutilla, metra.

G

Guisante: arveja, chícharo.
Canela en polvo: canela molida.

H

Habas: fabas.
Hamburguesas: doiches.
Harina: harina de trigo.
Harina de maíz: fécula de maíz.
Hierbabuena: menta fresca, yerbabuena.
Higo: breva, tuna.
Hinojo: finojo, finoquio.

J

Jengibre: cojatillo.
Judías verdes: chauchas, peronas, porotos verdes.
Judía blanca: alubia, habichuela, poroto.
Jugo: zumo.

L

Levadura en polvo: polvo de hornear.

M

Macarrones: amaretis, mostachones.
Maicena: harina de maíz.
Maíz: abatí, guate, mijo.
Maíz tierno: choclo, elote.
Mandarina: clementina.
Mazorca: panocha.
Melocotón: durazno.
Menta fresca: yerbabuena, hierbabuena.
Mermelada: confitura, dulce.
Mijo: abatí, guate, maíz.

N

Nabo: coyocho, naba.
Natilla: chunio.
Nuez moscada: macis.

O

Oliva: aceituna.
Olla: cocido, puchero.

P

Pan integral: pan negro.
Patata: papa.
Pepino: cohombro.
Perifollo: cerafolio.
Pimentón: color, paprika.
Pimiento: ají.
Piña: ananá.
Plátano: banano.
Polenta: chuchoca, sémola de maíz.
Puerro: ajo puerro, porro, poro.

R

Rábano: rabanito.
Ravioles: raviolis.
Remolacha: beterraga, betabel.

S

Sémola de maíz: chuchoca, polenta.
Soja: soya.

T

Tarta: torta.
Tartaletas: tortitas, tortas pequeñas.
Taza de café: pocillo de café.
Tomate: jitomate.
Tomillo: ajedrea, hisopillo.

U

Uva pasa: pasita.

Z

Zumo: jugo.

Para saber más

Libros

Axe, Dr. Josh. *Todo está en tu digestión*. Ed. Paidós.
Barnard, Dr. Neil. *Alimentos que combaten el dolor*. Ed. Paidós.
Blasco, Mercedes. *Ayuno con zumos*. Ed. Océano.
Blasco, Mercedes. *Cocina vegetariana para las cuatro estaciones*. Ed. Océano.
Boutenko, Victoria. *La revolución verde*. Ed. Gaia.
Bradford, Montse. *La nueva cocina energética*. Ed. Océano Ámbar.
Bradford, Montse. *Las proteínas vegetales*. Ed. Océano Ámbar.
Bromm, Dra. Silke. *Tabla de alimentos bajos en grasas*. Ed. Hispano Europea
Brucker, Dr. M.O. *La salud por la alimentación*. Ed. Integral.
Carper, Jean. *Los alimentos: medicina milagrosa*. Ed. Amat.
Curto, Loli. Disfruta de la macrobiótica. Ed. Océano.
Dahlke, Ruediger. *Alimentación vegana*. Ed. RBA.
Dulin, Juan Esteve. *Alimentación racional humana*. Ed. Cultura Humana, Bs. Aires.
Herp, Blanca. *La cura de uvas*. Ed. Robin Book.
Herp, Blanca. *Dietas detox*. Ed. Robin Book.
Herp, Blanca. *Superfoods*. Ed. Robin Book.
Holford, Patrick. *La biblia de la nutrición óptima*. Ed. Robin Book.
Kardinal, S. Y Veganpower, Laura. *Mi pequeña carnicería vegana*. Ed. Beta.
Lützner, Dr. Hellmut. *Renacer a través del ayuno*. Ed. Hispano Europea.
Manheim, Jason. *Beber verde, la dieta saludable*. Ed. Gaia.
Medvedovsky, Javier. *Espiritual Chef*. Ed. Urano.
Meltzer, Dr. Barnet. *La alimentación equilibrada*. Ed. Océano Ámbar
Moore Lappé, Frances. *Dietas para la salud*. Ed. Bruguera.
Peleteiro, Dr. Joaquín. *Alimentación y salud*. Ed. Integral.
Remartínez, R. *Vitalidad y alimentación racional*. Ed. Cymys.

Roura, Núria. *Detox Sen*. Ed. Urano.
Safran Foer, Jonathan. *Comer animales*. Ed. Seix Barral.
Vasey, Christopher. *Curación y vitalidad por el equilibrio ácido-básico*. Ed. Urano.
Vasey, Christopher. *La importancia del equilibrio ácido-básico*. Ed. Edaf.
Vv.Aa. *El libro de la cocina natural*. Ed. Integral.
Weihofen, Dr. Jürgen. *La dieta de cereales para siete días*. Ed. Obelisco.
Weil, Dr. Andrew. *¿Sabemos comer?* Ed. Urano.
Zaplana, Carla. *Superfoods*. Ed. Planeta.

Agradecimientos

Dr. Pedro Ródenas (médico naturista), Dr. Frederic Vinyes (médico naturista), Dr. Ramon Roselló (médico y acupuntor), Patricia Restrepo (Instituto macrobiótico de España), Blanca Herp y Laura Torres.

Más información y direcciones:

www.dr.weil.com (Alimentación flexitariana racional)
www.vegansociety.com (Alimentación vegetariana)
www.euroveg.eu/lang/es (Alimentación vegetariana
www.magiquecuisine.com (Alimentación crudívora)
www.espiritualchef.com (Alimentación crudívora)
www.montsebradford.es (Nueva cocina energética)

Títulos publicados en la colección MASTERS/SALUD:

Aunque tenga miedo, hágalo igual - *Susan Jeffers*

Visualización curativa - *Gerald Epstein*

Venza sus obsesiones - *Edna B. Foa y Reid Wilson*

Mandalas - *Ruediger Dahlke*

Terapia con mandalas - *Ruediger Dahlke*

La enfermedad como símbolo - *Ruediger Dahlke*

El mensaje curativo del alma - *Ruediger Dahlke*

La práctica del Reiki esencial - *Diane Stein*

Reiki esencial - *Diane Stein*

Diccionario de homeopatía - *Dr. Jacques Boulet*

Curarse con la homeopatía - *Dr. Jacques Boulet*

El poder curativo de los alimentos - *Annemarie Colbin*

1001 remedios de medicina china - *Lihua Wang, L. Ac.*

El yoga terapéutico - *Pierre Jacquemart y Saïda Elkefi*

Venza sus temores - *Reneau Z. Peurifoy*

Guía práctica de Kundalini Yoga - *Siri Datta*

Guía práctica de medicina china - *Yves Réquéna y Marie Borrel*

Manual de Kundalini Yoga - *Satya Singh*

Nutrición óptima para la mente - *Patrick Holford*

Guía práctica de los Chakras - *Anodea Judith y Selene Vega*

Nuevo Manual de Reflexología - *Alicia López Blanco*

La nutrición ortomolecular - *Cala H. Cervera*

El nuevo manual de la curación por las flores de Bach - *Dr. Götz Blome*

El yoga terapéutico de las articulaciones - *Pierre Jacquemart y Saïda Elkefi*

Cómo prolongar la juventud - *Dr. Nicholas Perricone*

La gimnasia de la eterna juventud - *Yves Réquéna*

La dieta del grupo sanguíneo - *Dr. Jörg Zittlau*

Brain Gym - *Dr. Paul E. Dennison y Gail E. Dennison*

Manual práctico de plantas medicinales - *Jaume Rosselló y Janice Armitt*

Guía práctica de la curación por las flores de Bach - *Dr. Götz Blome*